KB261991

발반사학
테크닉

정현모 저

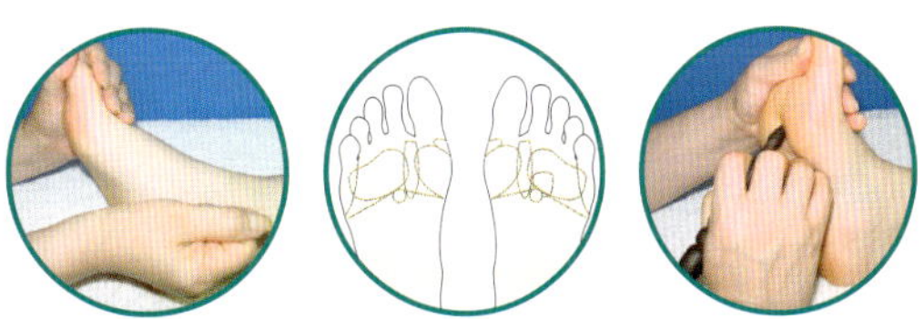

Foot Reflexology

일진사

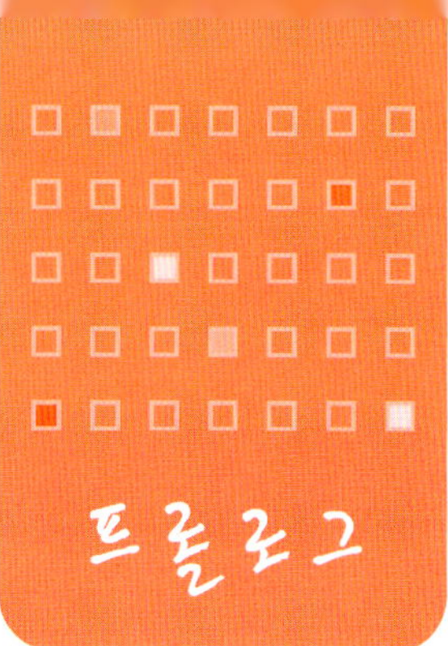

웰빙 시대를 살아가고 있는 현대인의 의식주는 아름답고 건강하게 살기 위한 노력과 욕망으로부터 이루어지고 있다.

물질 만능의 풍요로움 속에서도 미와 건강을 추구하는 인간은 항상 새로운 방식, 더 나은 것, 더 큰 가치를 삶의 궁극적 목표로 삼고 살아간다.

미와 건강이 융합된 뷰티헬스케어 산업은 이러한 국민의 의식과 사고가 기본이 되어 동력을 잃지 않고 부단한 변화와 함께 미래 지향적 발전을 할 수 있었다.

발반사학은 학문으로서의 영역만이 아닌 실용적 경쟁력을 함께 가진 교과목으로 미용과 건강, 대체요법 등의 분야에서 폭넓은 연구가 이루어져 왔고 수요 또한 계속 증가되고 있는 추세이다.

이와 때를 맞추어 교육적 경험과 연구 결과를 토대로 정리된 자료를 중심으로 발반사학의 교육 체계와 커리큘럼을 정립하여 새로운 경향의 발반사학 교재를 출간하게 되었다.

이 책은 발반사학에서 가장 난이도가 컸던 반사구 투영법을 바르고 쉽게 이해하도록 체계화, 표준화하였고, 테크닉의 다양성을 수용함으로써 실무적 응용 능력 향상을 꾀하였다. 또한 학습자의 이해와 실습 능력을 높이기 위하여 반사구의 해부학적 설명과 작용 기전을 매우 상세하게 기술하였다.

이 책은 뷰티헬스케어 분야 전공자들에게는 훌륭한 교재가 되고 발반사학에 체계적으로 입문하고자 하는 초보자들에게는 좋은 지침서가 될 수 있을 것이다. 『발반사학』 출간을 위해 애써주신 일진사 관계자 여러분과 모델(이례희, 정진미)에게도 감사를 드린다.

한 국 발 관 리 협 회
회 장 정 현 모

Foot
Reflexology

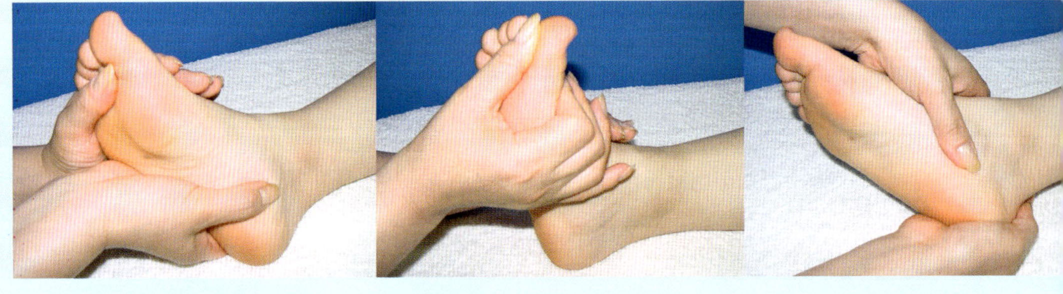

CONTENTS

Chapter

01 발반사요법의 이론

CONTENTS

Chapter

02 발반사요법 테크닉

CONTENTS

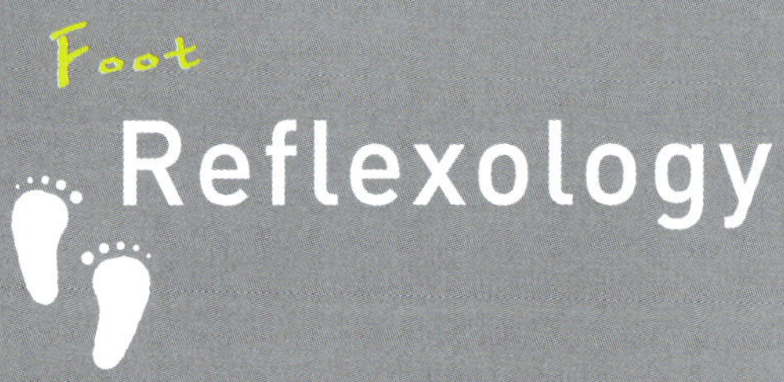
Foot
Reflexology

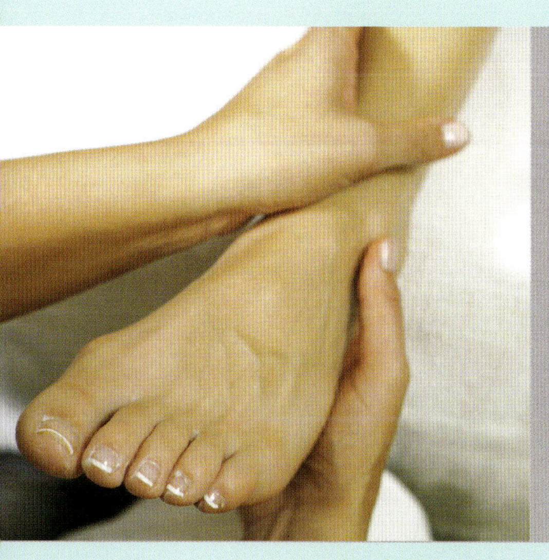

Chapter 01

발반사요법의 이론

1 발반사요법의 역사

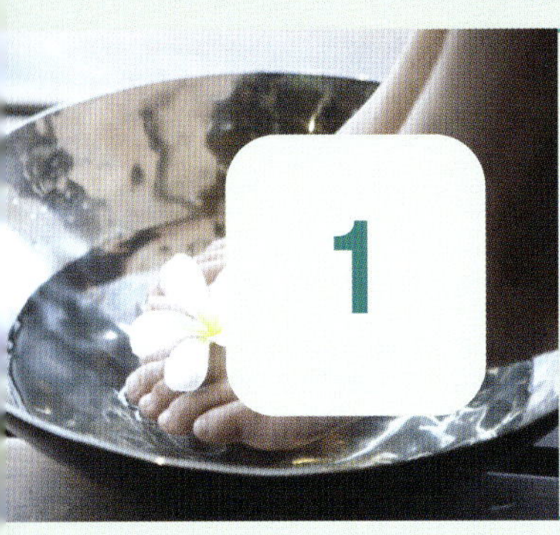

발반사요법의 기원은 건강을 보호하고 병을 치료하던 지압 치료를 의학으로 받아들였던 고대로 거슬러 올라간다. 정확히 언제 어떻게 발반사요법이 시작되었는지는 확실하지 않지만 다양한 문화와 역사를 거쳐 온 것은 부인할 수 없다.

1 발에 관하여

발의 역사는 화려하고도 흥미진진하다. 인류학자들은 인간의 신체 진화 과정을 가장 잘 나타내는 곳이 바로 발이라고 하였다. 네 발로 기어다니던 유인원이 직립을 하게 된 시기는 대략 5000만 년 전으로 거슬러 올라간다. 당시는 발 하나가 체중의 4분의 1만 지탱하면 되었으나 직립을 하면서 두 발은 각각 체중의 반씩을 지탱해야만 했다. 척추도 원래는 앞발과 뒷발 사이에서 아치를 이루며 굽어 있는 형상이었다. 엄지발가락은 나머지 발가락과 길이가 같아졌으며 발꿈치는 몸무게를 효율적으로 지탱하기 위해 지면과 맞닿게 되었다. 이런 과정을 거쳐 마침내 현대인처럼 완전한 직립을 하게 된 것이다.

레오나르도 다빈치는 인간의 발을 일컬어 설계의 걸작이자 예술에 가깝다고 하였다. 발의 크기는 지탱해야 할 몸무게에 비례하여 정해지는 것으로 발이 작다고 해서 특별히 다른 점은 없다.

▨ 문화별로 살펴본 발의 역사

발에 관한 신화 중에 가장 많이 알려진 것이 아킬레스의 건이다. 아킬레스는 결국 이 발 때문에 죽음에 이르게 되었고 "아킬레스건"이란 말이 오늘날에 이르러 사람의 약점을 통칭하는 용어로 바뀌게 된 것이다.

그리스에서도 발이란 원래 둘째발가락이 길었던 여신을 칭했던 말이다. 신화에서는 둘째발가락이 남성의 힘을 상징한다.

그래서 처녀인 여신은 항상 자신의 발을 가리고 다녔는데 그때부터 발은 절대로 남에게 보이면 안 되는 부분으로, 발을 내보이는 것은 음탕한 행동으로 취급받았다.

아시아에서는 발에 키스를 하는 것이 성인에 대한 복종과 충성을 나타내는 의미를 지닌다. 불교나 힌두교, 이슬람교의 성전 같은 신성한 장소에서는 신발을 벗는 것이 예의이다. 이런 것은 성경에서도 나타나는데 하느님이 모세에게 이르되 "신발을 벗으라. 지금 서 있는 곳이 내가 너희에게 주는 신성한 땅이니라." 고 하였다.

중국에서는 여성의 발이 성적인 상징이었다. 발을 매력적으로 보이게 하기 위해 억지로 조여서 모양을 만들었다. 이렇게 하면 발 뼈가 정상적으로 자라지 못하게 된다. 다행히 이처럼 불편하고 무자비한 관습이 현재까지 이어지지는 않았다.

2 발반사요법의 기원

발반사요법은 5000여 년 전 중국에서 시작되었다는 설이 널리 받아들여지고 있다. 구체적으로 증명할 만한 자료가 있는 것은 아님에도 저명한 발반사요법 전문가 중에는 이 설을 인정하는 경우가 많다. 하지만 중국 문명보다 먼저 이집트와 바빌로니아 문명에서 시작되었다는 역사적 증거물을 찾을 수 있다.

발반사요법을 설명한 가장 오래된 문헌이 이집트에서 발견되었다. 상형문자로 쓰여진 이 기록의 추정 연대는 대략 기원전 2500년에서 2330년 사이로, 이집트인 의사인 앙크마호의 무덤(사카라 소재)에서 발견되었다. 무덤에 남겨진 기록에 따르면 당시 앙크마호는 왕 다음으로 가장 유명한 사람이었다.

▧ 미국 원주민 체로키족

또 다른 이론으로 반사 치료술이 잉카족에 의해 미국 원주민에게 전수되었다는 설이 있다. 이 역시 확실한 증거가 있는 것은 아니다. 하지만 치료술로서 발에 있는 반사 지압

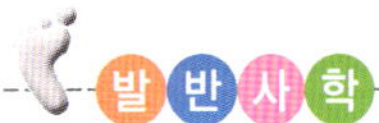

점을 이용하는 것은 북미 원주민들 사이에서 오랜 세월을 거쳐 전수되어 온 방법이다.

수세기를 거치면서 노스 캐롤라이나의 체로키족은 육체적, 정신적 균형 상태를 유지하기 위해서 발이 얼마나 중요한 역할을 하는지 체득하고 있었던 것이다.

체로키 부족의 일원이었던 제니 왈레스(Jenny Wallace)는 오늘날로 말하자면 발 마사지 전문가로, 종족 내에서 "달의 여인"으로 이름이 나 있었다. 왈레스는 "우리 종족은 발을 치료하는 것을 매우 중요시하며 일종의 신성한 의식으로 행한다. 발을 치료하는 의식은 전혀 고통스러운 일이 아니다. 우리는 발을 이용해서 바닥을 걸어다니며 또 우리 영혼은 발을 통해서 우주와 연결되어 있다. 우리의 발은 우리가 살고 있는 지구와 그리고 또 그 지구를 관통하는 에너지로 연결되는 통로이다."라고 하였다.

이러한 발반사 치료 지식은 19세기 말에서 20세기 초에 시작된 의학 정신 연구가 아니었다면 그냥 사장되어 버릴 뻔했었다. 이때부터 사람들이 발반사 치료 개념에 흥미를 느끼고 발반사요법 연구에 관심을 갖기 시작했다.

유럽인들이 선두에 서서 발반사요법에 관한 연구를 진행하고 진취적인 미국인들이 오늘날의 발반사요법 연구 재단을 설립하기에 이른 것이다.

3 구역 치료법(zone therapy)의 발전

유럽에서 발반사요법 형식의 치료 기술이 알려지게 된 시기는 14세기로 거슬러 올라간다. 해리 본드 브레슬러(Harry Bond Bressler)가 쓴 『구역 치료법』에 의하면 지압은 중세 유럽에서 널리 쓰이던 치료법으로 일반 노동계급 뿐만 아니라 왕족이나 상류층에서도 지압을 이용한 것으로 나타나 있다.

아다무스(Adamus) 박사와 아타티스(A' tatis) 박사는 구역 치료법에 관한 책을 저술하여 1582년 출간하기도 하였다. 반사학 연구의 과학적 기조는 1890년대 런던 시장이던 헨리 경(Sir Henry)의 신경학 연구에서 출발하였다.

1898년 헨리 경은 피부에 일정한 구역이 있어서 이것과 신경으로 연결되어 있는 인체 기관이 병에 걸리면 지압에 과민하게 반응한다는 사실을 발견하였다. 수년간의 임상 실험을 거친 결과 헨리 경은 "통각과민 구역" 혹은 "헨리 경의 구역"이라고 알려진 분야를 확립하였다.

⊠ 러시아에서의 연구 성과

러시아에서는 정신과적인 관점에서 반사학 연구가 시작되었다. 러시아의 생리학자인 이반 세체노프는 1870년에 자신의 논문,『정신과적인 질환을 치료해야 할 사람은 누구이며 어떻게 해야 하는가?』를 발표하였다.

성 페테르스부르그 뇌 연구소 설립자인 블라디미르 베크테레프 문하에 있던 정신분석학자들은 이 명제를 채택하여 반사학을 통한 연구를 진행했다.

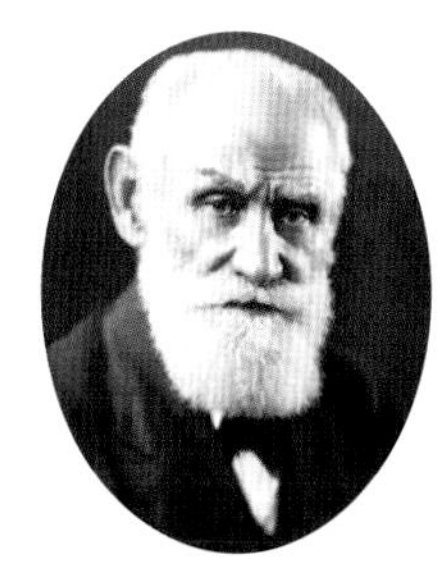

이반 파블로프는 1870년 조건반사 이론을 발견했다.

같은 시기 이반 파블로프(1849~1936)는 세체노프의 논문을 읽고 그의 중요한 이론적 영감을 담고 있는 책이라 평했다. 파블로프는 조건반사 이론을 발전시킨 인물이다. 조건반사 이론이란 말 그대로 자극과 반응 사이에는 단순하고 직접적인 연관관계가 있다는 이론이다.

파블로프는 어떠한 자극이든지 실제로 작용할 때는 상응하는 조건반사를 일으키는 조건부 자극임을 발견하였다.

⊠ 독일의 기술 발전

오늘날 러시아에서는 발반사요법을 정신과적 관점에서 뿐 아니라 생리학적 측면에서의 연구까지 병행하고 있다. 이들은 과학적인 접근 방식으로 각종 질환에 걸린 환자들을 대상으로 반사 치료법의 효능을 검토해 본 결과 발반사요법이 전통 의학을 보완해 준다는 결론을 내릴 수 있었다.

이와 동시에 독일 학자들은 마사지로 병을 치료하는 방법을 검토했다. 1890년대 말과 1900년대 초반에는 마사지 기술이 독일에서 개발되어 "반사 마사지"라 불리기도 했다. 마사지 기술이 반사 행동 측면에서 인정받기 시작한 것이 이 즈음이다.

알폰 코넬리우스 박사는 마사지 기술을 "반사 구역"에 처음으로 적용한 사람이다. 1893년에 코넬리우스가 병에 걸려 고생하고 있을 때였다. 그의 병세가 회복기에 접어들어 매일 마사지를 받게 되었다. 그는 온천욕을 하면서 의료인이 해 주는 마사지가 매우 효과적임을 알게 되었다.

그 사람은 박사가 통증을 느끼고 있는 부위를 오랫동안 마사지해 주었다. 이 점이 코넬리우스에게 자극이 된 것이다. 코넬리우스 스스로 테스트를 해 본 후 안마사에게 아픈 곳만 마사지하도록 지시했다. 그러자 통증이 금세 사라졌을 뿐 아니라 4주 후에는 완전히 회복될 수 있었다.

그는 자신이 가지고 있던 임상 경험에 덧붙여 지압의 효용을 연구하기 시작했다. 그리고 마침내 1902년『지압점, 그 기원과 중요성』이라는 논문을 발표하기에 이른다.

계속해서 유럽인들도 앞에 열거했던 학자들의 연구를 확대 발전시키고 있었다. 하지만 현대 발반사요법이 신뢰할 만한 치료 기술로 발전할 수 있었던 것은 미국인들의 노력 때문이었다고 해도 과언이 아니다.

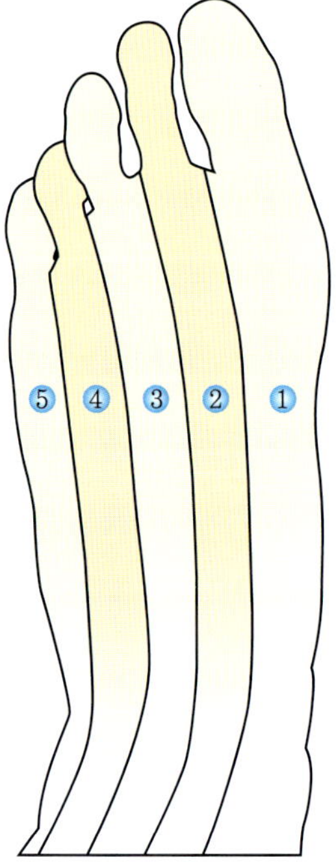
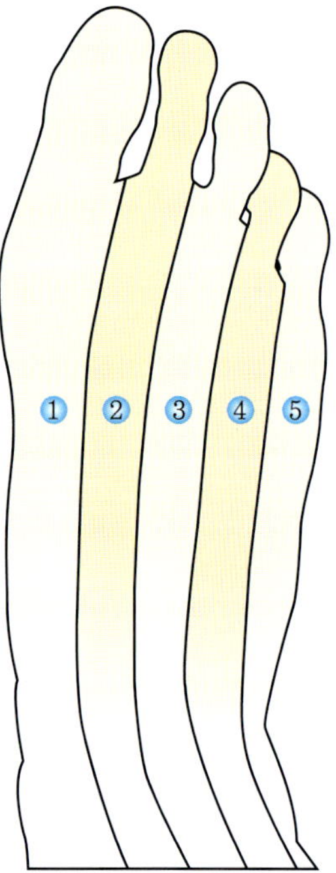

▧ 미국인의 영향력

월리엄 피츠제럴드 박사는 구역 치료법의 창시자로 알려져 있는 인물이다. 그는 1872년 코네티컷주에서 태어났다. 1895년 버몬트 의대를 졸업하고 비엔나와 런던에 있는 병원에서 수련의로 있었던 적이 있었다.

그는 비엔나 병원에 있을 때 브레슬러 박사의 지압점 관련 연구 논문을 접하게 되었다. 또한 유럽의 병원에서 습득한 지식과 자신의 임상 경험을 바탕으로 손가락에 지압을 가하면 손과 팔, 어깨, 턱, 얼굴, 귀, 그리고 코까지 부분적인 마취 효과를 나타낸다는 사실을 발견하였다. 그는 각 손가락 중간 부분에 꼭 죄는 탄력 밴드를 감아 압박을 가하거나 손가락 끝에 소형 집게를 물려 보았다. 그 결과 이 지압 기술만을 사용해서 경미한 외과 수술을 할 수 있었다.

피츠제럴드 박사는 인체를 구역으로 나누어서 마취에 응용하였다. 인체의 어느 부분이 영향을 받을지 예측하기 위해서 구체적으로 나누어 직접 지압을 가해 본 결과 머리 끝에서 손가락 끝과 발가락 끝으로 이어지는 세로의 10구역이 나누어졌다. 손가락과 발가락이 10개씩이기 때문이었다.

각각의 손가락과 발가락은 한 구역에 속한다. 인체를 일정한 구역으로 나눌 수 있다는 생각은 구역 내에서 에너지의 순환이 이루어지며 따라서 인체의 부분이 서로 영향을 끼치고 있다는 이론과도 연관이 있다.

피츠제럴드는 자신의 저서 『구역 치료법』에서 어떤 경로로 구역 치료법의 개념을 체득하게 되었는지 설명하고 있다.

"우연한 기회에 소독솜을 감은 탐침으로 코 끝의 피부점막을 누르면 코카인을 처방한 것과 같은 마취 효과가 있다는 사실을 알게 되었다. 코, 입, 혀이 양쪽 등 같은 결과가 나타나는 지점이 매우 많으며 이 지점을 강하게 누르면 특정 부위의 감각이 사라진다.

마찬가지로 우리 몸속에 돌출되어 있는 지점, 즉 손, 발, 관절 윗면 등을 누르면 통증을 경감시키는 효과가 있다. 또한 통증이 줄어들면서 통증을 유발하던 상황도 많이 개선된다는 사실을 발견했다.

이들 결과로부터 인체를 여러 부분으로 나누고 그 연계성을 밝힌 나의 설계도가 탄생된 것이다. 이런 치료 과학을 일컬어 구역 치료법이라 명명하고자 한다."

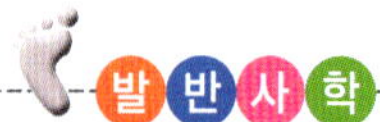

몸의 중심에서 양측으로 다섯 개의 구역을 만들어 선을 그린다고 생각해 보라. 엄지손가락과 엄지발가락은 1번 구역이고 새끼손가락과 새끼발가락은 5번 구역에 속한다. 이들 구역은 동일한 폭으로 인체를 앞에서 뒤로 정확히 관통한다.

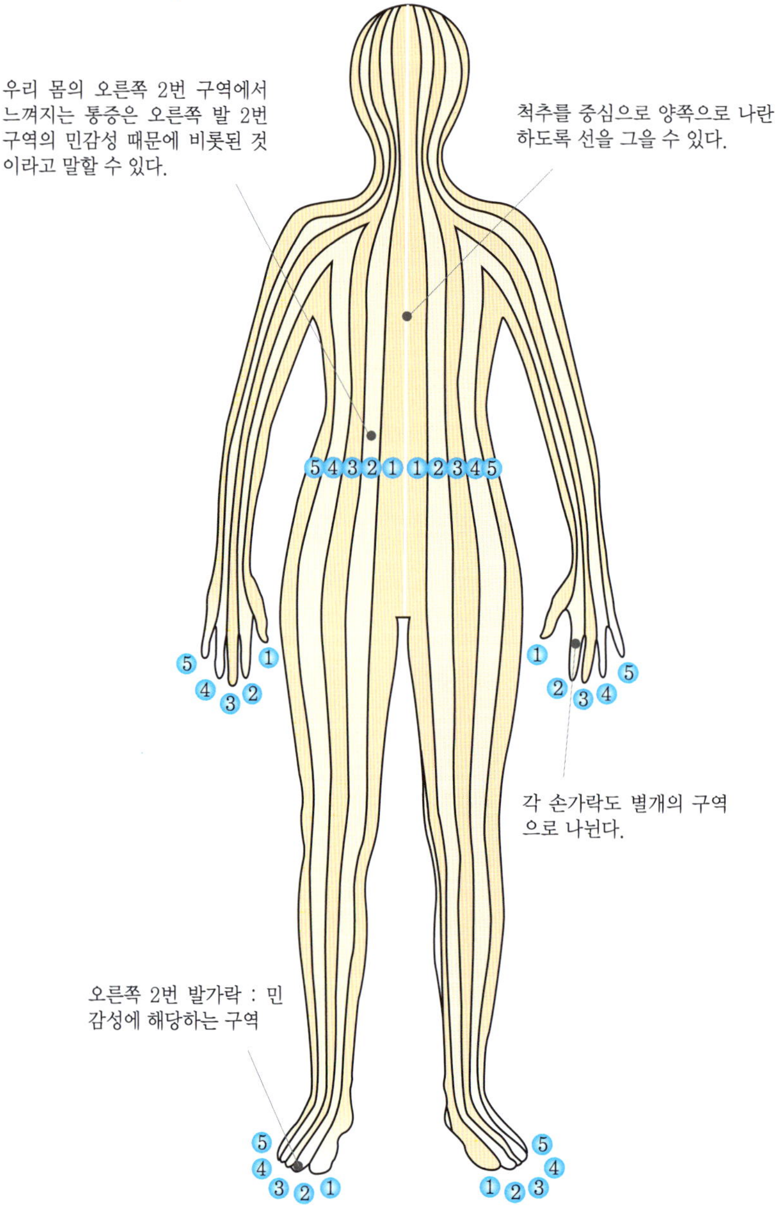

❈ 이론의 증명

피츠제럴드와 그의 동료 의사 바우어스는 구역 이론의 효능을 다른 의사들에게 입증해 보이기 위해 많은 노력을 기울였다. 이 이론을 의심하는 사람의 손을 누른 후 해당하는 얼굴 부위를 핀으로 찔러 마취 효과를 입증해 보이기도 했다. 이 모습을 목격한 사람들은 이들의 이론을 믿을 수 있었다. 1915년 바우어스는 이 치료법을 서술한 공식 논문을 발표하고 구역 치료법이라고 불렀다. 이 논문은 『치통을 멎게 하고 싶으면 발가락을 꼭 누르세요』라는 제목으로 잡지에 실리기도 했다.

❈ 논문 발표

구역 이론은 많은 관심과 논쟁을 불러일으켰다. 피츠제럴드 박사는 자신의 이론을 증명해 보이기 위해 여기저기 불려다녔다. 한 번은 1934년 4월 29일자 신문에서 "구역 치료법 설명에 얽힌 의문점"이란 머리글이 실린 적이 있다. 이 기사는 피츠제럴드 박사가 참석했던 한 파티에 대한 이야기였는데 당시 유명한 여가수도 그 자리에 있었다.

일전에 그녀는 자신이 고음을 내는 데 문제가 생겼다고 발표한 적이 있었다. 목 전문의에게 보여도 원인을 알 수 없었는데 그날 피츠제럴드 박사가 손가락과 발가락을 보여 달라고 하더니 고음을 내지 못하게 된 원인은 바로 오른쪽 엄지발가락의 가골(假骨) 때문이라고 말했다는 것이다.

몇 분 동안 대응 부위를 눌러 주었더니 엄지발가락의 통증이 사라졌다. 기사의 표현을 그대로 인용하면 다음과 같다. "의사가 가수에게 고음을 내 보라고 하자 이전에 자신이 냈던 음역보다 두 톤이나 높은 음을 낼 수 있었다."

1917년 피츠제럴드 박사와 비우어스 박사기 공동 작업 끝에 『구역 치료법』을 출간하게 되었다. 이 책의 초판에는 발을 구역으로 나눈 그림과 이에 상응하는 10군데의 인체 구역이 실려 있다. 하지만 발에 있는 반사 구역이 현대 발반사요법에서는 매우 중요한 부분임에도 발표 당시 피츠제럴드 자신을 제외하고는 이 부분에 그다지 주목하는 사람이 없었다.

피츠제럴드와 그의 이론이 당시 직업 의사들 사이에서 열렬한 환영을 받은 것은 아니었지만, 내과의인 조셉 셀리 릴리만이 수년 동안 이 방법을 사용했다. 릴리는 피츠제럴드의 방법을 발전시켜 발에 있는 반사점을 보다 세밀한 그림으로 나타냈다. 그는 기존

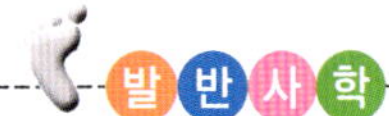

의 세로 구분에 더해 8개의 가로 부분으로 구분했다. 릴리 박사는 자신의 첫 번째 저서인 『구역 치료법 개괄』을 1919년 발표하였다. 이후 구역 치료법에 관한 저서를 4권 더 발표했다.

✖ 유니스 잉햄

피츠제럴드, 바우어스, 릴리 박사 이들 모두는 구역 치료 이론을 개발하고 발전시킨 사람들이다. 하지만 현대 발반사요법에 가장 지대한 공헌을 한 사람이라면 아마 릴리 박사의 조교로 있던 유니스 잉햄을 빠뜨릴 수 없을 것이다. 그녀는 발반사요법을 구역 치료법에서 떼어내 차별화하는 연구를 했다.

유니스 잉햄(1897~1974)은 현대 발반사요법의 어머니로 통한다. 그녀는 자신의 연구에 구역 치료법을 원용하기는 했으나 발은 고도로 민감한 특성을 가지고 있기 때문에 치료를 위해서는 보다 구체적인 지점으로 나눌 필요가 있다고 생각하였다.

우선 발을 구역별로 나눈 뒤 나머지 신체 기관에 미치는 영향을 기준으로 구분을 하였다. 그리고 마침내 발만으로 몸 전체를 표시하는 "지도"를 작성할 수 있었다.

그녀는 자신의 조카인 드와이트 바이어스를 실험 대상으로 삼곤 했다. 이에 대해 바이어스는 다음과 같이 회고하고 있다. "맨 처음 실험은 1935년에 했어요. 여름이었는데 이모는 코네서스 호수에 살고 있었어요. 뉴욕주에서 제일 큰 호수이지요. 이모는 당시 마을 주민들 모두를 치료하면서 연구를 했어요. 저는 그 해 이모가 사람들을 치료하시던 모습이 특히 기억에 남아요. 왜냐하면 제게 늘 되풀이되던 천식과 건초열 증상이 줄어들었기 때문이죠. 이모는 자기 이론을 열심히 제 발에 실험해 보곤 했어요. 그러면서 이모가 하고 있는 연구에 대해 설명하시곤 했죠. 솔직히 말해서 저는 어린 꼬마였기 때문에 이론에는 별로 관심이 없었어요. 그저 이모가 절 아프지 않게 해 주는 게 고마웠을 따름이죠. 하지만 이모는 저를 치료하시면서 경미한 증상인 경우 일주일에 단 몇 번의 치료만으로도 완치할 수 있다는 확신을 하게 되셨던 겁니다."

✖ 이론 강의

유니스 잉햄은 자신의 연구를 의학과 상관없는 분야로 대중화시키고 싶었다. 그래야 사람들이 정확한 발반사요법 기술을 배워 스스로 치료를 하거나 가족, 친구들에게도 적용할 수 있을 것이라고 생각했기 때문이다. 그녀는 각종 강연회 연설을 통해 발 치료 전문의와 전문 마사지시술사, 물리치료사, 자연요법 전문의, 정형외과 의사 등과 지식 공유를 추진했다.

　그녀는 두 권의 책을 썼는데, 『발이 우리에게 하는 이야기(1938)』와 『발이 듣고 있는 이야기(1963)』가 그것이다. 그녀의 조카인 드와이트 바이어스가 이끌고 있는 성 페테르스부르그 발반사요법 학회를 통해 유니스 잉햄의 전설은 오늘날까지도 계승되고 있다.

　구역 이론은 현대 발반사요법의 기초가 되었으며, 대다수 발반사요법 전문가들도 자신의 연구에 구역 이론을 요긴하게 응용하고 있는 것이 사실이다.

　하지만 이제는 발반사요법 단계에서 한 걸음 더 나아가 기존의 이론을 고대 중국의 경락(meridian) 치료 지식에 결합시켜야 하는 시기가 되었다.

4 발반사요법과 중국 사상

　발반사요법과 침술은 밀접한 연관관계가 있다. 이 두 가지 기술은 발과 손이 인체 각 부분으로 이어지는 에너지선을 따라 연결되어 있다는 유사한 이론적 기반에서 출발한 것이다. 그래서 반사점에 침을 놓거나 마사지를 함으로써 몸 전체가 치유될 수 있다고 주장한다. 침술은 동양에서 시작된 것이지만 어떤 이유에서인지 최근까지 서양에서는 거의 잊혀진 치료 기술이었다.

　중국 의학에서는 대략 기원전 2500년경부터 인체를 경락을 기준으로 세로로 분할하는 방식을 채택하고 있었다. 반면 서양에서는 비슷한 생각의 구역방식이 1900년대에 등장하였다. 침술이 동양에서는 대중의 호응을 얻고 있지만 1883년 네덜란드인 의사 텐 사인의 책이 발표되기 전까지 서양에서는 거의 알려지지 않은 치료 기술이었다.

⊠ 침술

　발반사요법이 침술이나 지압과 관련이 있음은 확실하다. 침술에서는 12쌍의 경락과 두 개의 특수 경락(독맥과 임맥)이 있다고 정의한다. 이들 경락이 모여 우리 몸의 에너지 조직을 이루고 각 기관의 건강을 유지하는 것이다. 이 경락은 신체 조직을 관통하여 우주 에너지가 순환하는 경로가 된다. 생명 에너지는 순환을 해야 우주와 인체를 완벽

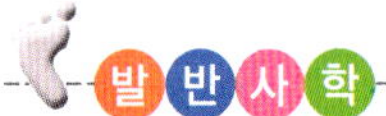

하게 조화로운 상태로 이끌 수 있다.

침술 전문가의 견해를 따르자면 에너지가 순환하는 경로 중에서 어느 한 부분이 막히거나 인체의 균형이 깨지게 되면 병이나 통증이 생긴다고 한다. 중국에서는 침을 이용해 막힌 경로를 뚫어주는 기술이 발전하였다. 일본의 침술에서는 엄지손가락이나 다른 손가락으로 이들 경락에 지압을 가하는 기술이 발전하여 비슷한 효과를 얻고 있다.

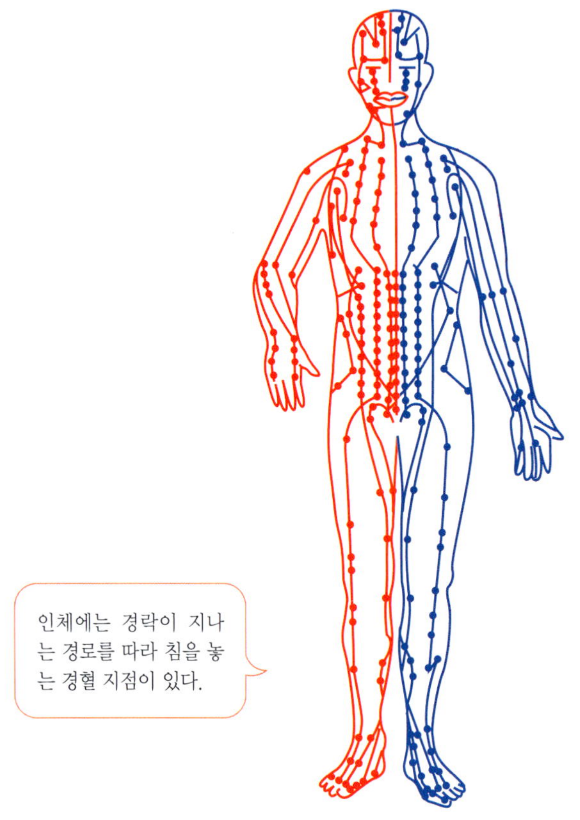

🕸 경락

발반사요법 시술자도 침술이나 지압을 사용한다. 단지 우리는 발에 하는 것이 다를 뿐이다. 발에 침을 놓을 때도 경락처럼 신체 각 부분에 해당하는 지점에 놓는다. 경락에 대한 관심이 날로 증가하고 있는 시점이다. 발반사요법을 더 효율적으로 시행하기 위해서는 인체를 통과하는 병의 경로를 신중히 살피고 가장 적합한 진단 방법을 택해야 할 것이다.

중국인들은 병을 치료하는 데 발이 얼마나 중요한 부분인지 잘 알고 있다. 서기 1017년에 왕유일은 청동을 사용해서 인체 형상을 만들고 침을 놓는 주요 부위를 표시했다. 이것이 실제로 응용되면서 의사는 환자의 발바닥 안쪽과 바깥쪽에 있는 정확한 지압점을 찾아 침을 놓은 후 엄지발가락에 집중적으로 지압을 가하는 방식을 선택하게 되었다. 중국인이 발에 침을 놓는 이유는 발이 바로 에너지가 지나가는 경로이기 때문이다. 왕유일은 발이 우리 몸 중에서 가장 민감한 부분이며 막대한 양의 에너지를 품고 있는 기관이라고 하였다.

▨ 발은 에너지가 지나가는 경로

이상의 사실은 더 이상의 논쟁이 필요없는 명백한 사실이긴 하지만 그럼에도 불구하고 우리 육안으로는 몸속을 돌아다니고 있는 에너지를 확인할 방법이 없었다. 그러던 중 러시아의 생리학자들은 뢴트겐이 이용한 뇌 촬영, 심전계, X-레이 등의 기술을 응용한 연구를 하게 되었다. 전통 침술을 피부에 적용했을 때 전기 자극을 측정하는 식으로 연구를 진행한 결과 침술의 효능을 인증함과 동시에 그로 인한 반사 효과까지도 증명할 수 있었다.

오늘날 대다수의 발반사요법 시술자들은 피츠제럴드 박사가 주장했던 에너지 구역 이론을 기조로 삼고 있다. 그의 이론이 현대 반사 치료 기술에 지대한 공헌을 한 것은 분명하지만 개인적으로는 지나치게 이에 의존할 필요는 없다는 생각을 가지고 있다. 물론 발을 마사지함으로써 주요 경락 여섯 군데를 자극하는 효과가 있다. 피츠제럴드 박사는 발과 다른 신체 부위에 존재하는 에너지 상관관계를 밝힌 사람이고 그의 이론이 없었디면 현대의 발반사요법이 이처럼 발전하지도 못했을 것이다. 하지만 당시만 해도 동양의 경락 개념이 서양에 전해지기 이전이었을 뿐 이미 동양 의학에서는 인체 기관을 연결해 주는 통로가 바로 발이라는 사실이 널리 인정받고 있었다.

침술과 발반사요법은 모두 인체의 잠재 치유 능력을 일깨우고 건강을 회복시키는 에너지 순환을 중시한다는 공통점을 갖고 있다. 즉 보다 포괄적이고 효율적인 치유 프로그램을 위해서는 경락 개념과 발반사요법을 결합한 방법을 선택하는 것이 합리적이란 뜻이다.

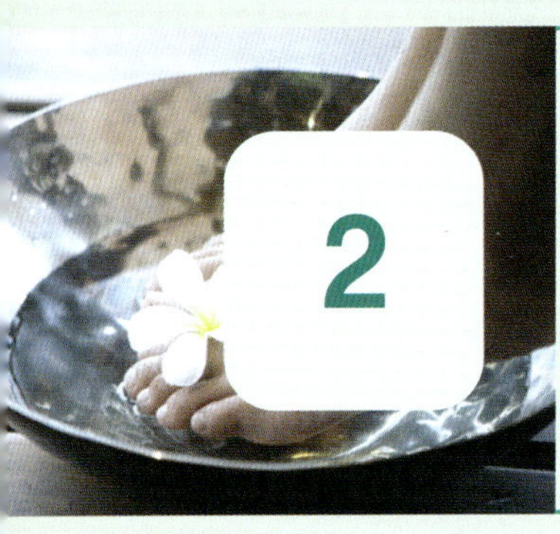

2 건강과 발반사요법

1 건강을 위해 필요한 발반사요법

발반사요법은 병의 근본 원인을 찾으려고 노력을 한다는 점에서 우리 인간의 몸 전체를 다루는 대체요법이다. 최선의 결과를 얻기 위해서는 치유받을 사람의 적극적인 협력이 필수적이다. 궁극적으로 보아 발반사요법 시술자가 건강을 책임지는 것은 아니다.

전체론적인 대체요법의 견해에서는 오히려 건강 상태에 중심을 둔다. 서양 의학에서는 의사에게 모든 책임을 지우고 그 의사가 병을 치료하도록 기대하는 경향이 있다.

"병"은 그 병에 걸린 사람의 생각과 행동으로 인해 직접적으로 나타난 결과이다. 사람의 마음이 건강하다면 신체의 모든 세포까지도 그 영향을 받게 되어 있다. 이로 인해 화학적 변화가 발생한다. 현대 사회에 만연되어 있는 걱정이나 슬픔, 두려움, 근심 따위의 정서는 부정적인 결과를 가져온다.

현대 발반사요법의 체계를 확립한 유니스 잉햄(Eunice Ingham)에 의하면, "부정적인 사고방식을 가지고 있으면 몸에도 좋지 않은 영향을 미친다"고 하였다. 정말 정확한 지적이 아닐 수 없다. 부정적인 생활 태도로는 절대로 병을 치유할 수 없다. 건강한 몸과 정신을 유지하고자 한다면 긍정적인 생활 태도를 지녀야 한다.

환자가 병에서 벗어나기 위해서는 치유 과정에 능동적으로 참여하는 태도를 지니는 것이 필수적이다. 발반사요법 시술자가 열정을 지니고 신중한 태도로 건강을 위해 헌신을 다한다고 해서 어느 누구나 나아질 것이라고 확신할 수는 없다. 스스로 병을 떨쳐 버리고 건강을 되찾고 싶다는 열망을 가지는 것이 시술 과정에서 가장 중요한 요소가 된다.

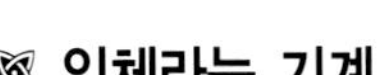 인체라는 기계

건강보조요법을 찾는 사람들이 명심해야 할 점은 바로 즉각적인 효과를 기대해서는 안 된다는 점이다. 이 역시 치유의 한 과정이기 때문이다. 대부분의 병은 병세를 진단하는 과정에 시간이 필요하며 완전히 근절시키는 데에도 시간이 걸린다.

인체는 놀랄 만큼의 회복력을 가지고 있다. 대개의 경우 병의 증세가 명확히 파악되기 전에 많은 양의 약을 남용하는 것이 일반적이지만 증세에 알맞게 처치되었다면 인체는 그에 맞게 적응하게 되어 있다.

인체를 기계에 비유하기도 하지만 사실 인체는 매우 위대한 것이다. 인체는 수천 개에 달하는 부분이 어우러져 가장 최적의 상태로 기능할 수 있게끔 유지가 되고 있다. 부정적인 감정 상태, 태도, 스트레스, 생활 습관, 식이 요법 등은 우리 몸의 균형을 깨뜨려서 역기능을 하게 만든다. 인체의 어느 한 부분이 제 기능을 하지 못한다면 몸 전체가 고통을 받으며, 나중에는 경미한 통증이나 일상적인 피로까지도 더 심각한 증세로 나타나기 시작한다.

종종 인체를 자동차에 비유하는 이유도 여기에 있다. 자동차가 제대로 작동하기 위해서는 늘 정비를 해 두어야 할 필요가 있다. 어느 한 부분이라도 제대로 작동하지 않는 경우는 자동차 전체가 말썽을 일으켜 결국 정비공장에 가서 고치든지 아니면 새 차로 바꾸어야 한다.

발반사요법을 자동차에 비유하자면 정비와 마찬가지라고 할 수 있다. 인간의 몸을 제대로 정비하는 것이다. 자기 몸을 새것으로 바꿀 수 있는 사람은 어디에도 없다. 따라서 자기 자신의 몸에 관심을 가지고 제대로 관리할 필요가 있다.

인체 기관의 균형 유지

발반사요법 시술자는 치료(cure)하는 것이 아니다. 치유하는 주체는 바로 우리의 몸이다. 발반사요법 시술자는 단지 활동성이 떨어지는 부분에 자극을 가하고 지나치게 많이 사용 되고 있는 부분에는 안정을 찾아 줌으로써 인체 기관의 균형을 유지할 수 있도록 도움을 주는 존재에 불과하다.

이들 기관의 기능을 바로잡아 주는 것이 인체에 해를 끼칠 리는 전혀 없다. 우리 몸의 모든 기관은 상호 밀접하게 연관되어 있기 때문에 어느 한 부분에 영향을 끼칠 수 있는 요소라면 결국 몸 전체에 그 영향이 미치게 된다. 수년간의 학습과 수련을 마친 시술자들이 내린 결론에 의하면 발반사요법이 육체적, 정신적으로 그리고 영혼에까지 3단계로 특화된 장점을 지닌 것으로 나타났다.

2 긍정적이고 균형잡힌 생활 습관을 유지하려면

사람들은 자신이 건강한 것을 당연시하면서 여러 가지 방법으로 스스로의 건강에 해를 입히는 경우가 있다. 우리는 수천 년의 세월이 흐르는 동안 병이 우리 몸의 내부에서 비롯된 것이라는 생각에서 벗어나지 못하였다. 이후 의학의 접근 방식을 따라 세균 이론이 지지를 받기 시작했다. 이 이론은 프랑스의 화학자이자 생물학자인 루이 파스퇴르에 의해 발전하기 시작했고 후일 세균학의 기초가 되었다. 세균학은 현대 의학에서 가장 중심이 되는 분야이다.

경미한 병의 상당 부분이 미생물로 인한 예가 많은 것은 사실이지만 미생물이 있다는 사실만으로 병에 걸렸다고 할 수는 없다. 우리들 주변 환경은 병을 일으키는 많은 미생물로 둘러싸여 있다. 하지만 그 중 일부의 사람들만이 이런 미생물에 감염된다. 예를 들어서 만일 세 명의 사람들이 동시에 같은 장소에서 같은 세균을 흡입하였다고 하자. 이 중 한 명은 폐렴에 걸릴 수도 있지만 다른 한 명은 감기만 걸릴 수도 있으며, 나머지 한 명은 세균이 있는 것조차 인식하지 못할 수도 있다.

▩ 정신적 상태

병의 발병은 인체 내부와 외부 환경 모두에 기인한다. 전체론적인 치료법에서 추구하는 궁극적 목적이라면 사람들로 하여금 병에 쉽게 걸리게끔 만드는 생활 환경을 바꿀 수 있도록 도움을 주자는 데 있다. 병을 일으키는 요소는 수없이 많이 있다. 그 중에서 가장 중요한 요인이 바로 정신적 상태이다.

인간의 정신은 그 영향력이 매우 강력한 것이므로 정신과 육체의 관계를 무시해서는 절대로 안 된다. 그 이유는 모든 생명의 기초가 되는 것은 에너지이기 때문이다. 우리는 육체 내의 에너지가 조화를 이루어 작용하는 상태를 일컬어서 건강하다고 말한다. 그런데 부정적인 사고방식과 정서는 이러한 에너지의 자유로운 흐름을 방해한다.

이 상태를 바로잡지 못하면 결국 병에 걸리게 되는 것이다. 요즘에 이르러서는 긍정적인 생활 태도가 건강한 신체를 갖기 위한 첫걸음이라는 인식이 널리 호응을 얻고 있다. 랜돌프 스톤(Randolph Stone) 박사는 이 이론을 아주 잘 표현하고 있다. "여러분이 스스로에 대해 생각하고 있는 상태가 바로 여러분의 모습입니다."

모든 생각과 정서는 몸에 있는 세포 하나하나를 통해 육체로 구현된다. 예를 들어 화가 치밀고 혼란스러운 상태에 있는 사람의 정서 상태는 호르몬의 균형을 바꾸기도 하고 혈액을 불충분하게 공급하거나 혈압을 떨어뜨리기도 한다. 또한 소화를 방해하고 체온을 변화시키기도 하며, 지속적인 정서적 스트레스 상태에 놓이게 되어 병에 이르게 된다.

우리의 인체 내에서 어떤 일이 일어나고 있는지는 병을 통해 자연스럽게 나타난다. 그 병의 원인은 우리가 증세를 발견하고 진단을 내린 부분이 아닌 전혀 다른 부분에서 기인한 것일 수 있기 때문이다.

✖ "새로운" 인체의 창조

인간의 몸은 대략 1조에 달하는 세포로 이루어져 있으며 이 모든 세포가 하는 역할은 공통적으로 건강한 몸을 유지하는 데에 있다. 그리고 이 모든 세포는 끊임없이 생성된다. 우리 몸과 두뇌를 이루는 물질이 주기적으로 새것으로 교체되고 있다는 말이다. 몸 안에 있는 단백질은 매 6개월마다 교체되고 간 같은 조직의 단백질은 교체 주기가 더 빨라진다.

우리 몸은 5일마다(위벽 세포의 심층부는 음식이 소화되는 대로 분 간격으로 교환되고 있다.) 새로운 위벽으로 교체된다. 피부는 5주에 한 번씩 새로운 피부로 바뀐다. 골격의 경우는 3개월에 한 번씩 완전히 새것으로 교체된다. 매년 우리 몸을 이루고 있는 세포의 98%가 새것으로 교체된다. 그리고 만 7년마다 우리 몸의 모든 세포가 교체된다. 노쇠한 세포가 죽고 난 후에는 여전히 부정적인 사고방식으로 프로그램되어 있는 세포로 그 자리를 채울 것이 아니라 긍정적이면서도 풍부한 영양을 함유한 "새로운" 세포로 교체시켜야 할 것이다. 이건 절대 불가능한 일이 아니다. 단지 건강을 바라는 진지한 열망과 헌신적인 노력만 뒷받침되면 가능한 일이다.

사람은 누구나 완전한 건강을 누릴 만한 잠재력을 가지고 있다. 이 일은 노력과 헌신을 요하는 일일지도 모른다. 하지만 그 보답은 어마어마하다. 랜돌프 스톤 박사는 진정한 "건강"의 상태를 발반사요법과 기타 모든 전체론적인 치료법이 목표로 삼아야 할 것을 다음과 같이 적고 있다.

즉 "건강이란 단지 육체에만 국한되는 것이 아니다. 육체와 정신과 영혼이 한몸이라는 뜻이다. 진정한 건강이란 마음의 평화와 행복을 유지하는 것을 말한다. 건강이란 신체적 운동만을 가리키는 것이 아니라 한 사람의 영혼이 그의 정신과 몸을 통해 표현해 내는 결과를 말한다. 이런 사람에게서는 평화와 행복이 자연스럽게 넘쳐 주변의 모든 사람까지도 행복과 안정을 느낄 수가 있다."

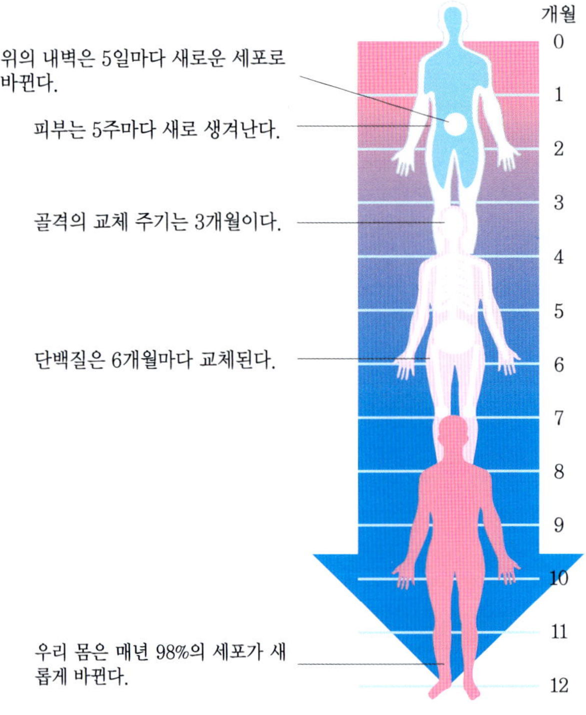

세포의 생성주기

3 스트레스

현대인의 바쁜 생활 양식에서는 긴장과 근심, 두려움을 연속적으로 접하게 마련이다. 하지만 스트레스란 우리 몸 안에서 생겨나는 것이지 외부에서 오는 것이 아니다.

발반사요법은 우리의 몸과 마음을 이완시켜 줌으로써 과도한 스트레스에서 벗어나게 해 준다.

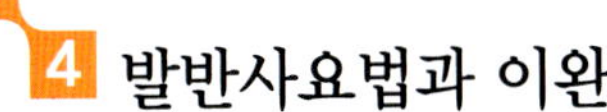

4 발반사요법과 이완

발반사요법의 가장 좋은 점이라고 한다면 스트레스를 감소시킨다는 점이다. 병의 발병 이유 중의 70% 이상이 스트레스와 신경과민에 의한 것이다. 반사요법을 이용하면 몸의 긴장이 풀어지기 때문에 다른 신체 기능에까지 영향이 미치게 되어 있다. 인체의 각 부분은 모두 척추와 신경으로 연결되어 있다.

비정상적으로 긴장되면 척추의 근육이 경직되고 이로 인해 신경이 영향을 받으며, 그 결과로 통증이 뒤따른다. 이때 긴장을 풀어 주면 근육이 경직된 상태에서 벗어나며, 혈관도 이완되어 혈액순환이 원활해진다.

그 결과 모든 체조직과 신체 기관이 필요로 하는 산소와 영양분의 이동이 용이해지며, 결국 이 모든 과정이 우리 몸의 독소와 불순물을 정제하는 데 도움을 주는 것이다.

스트레스에서 벗어나는 일은 쉽지 않다. 현대인의 생활에서 아무리 떼어 내려고 해도 절대로 떨어지지 않는 부분이 바로 스트레스이다. 스트레스 증후군이 전문 경영인의 계층에만 나타나던 시대도 이미 지난 지 오래다. 요즘에는 어린 아이, 여성, 남성, 노인층에 이르기까지 다양한 종류의 스트레스에 노출되어 있다. 급박한 현대사회에서 살아 남아야 한다는 것 자체가 이미 스트레스이다.

현대의 기술력과 급박한 변화 속도로 인해 우리의 몸과 정신은 제 기능을 다하지 못하고 있다. 교통 상황, 텔레비전, 소음, 업무로 인한 스트레스, 가족 문제, 전쟁, 기근, 병, 환경 문제, 전파, 스모그, 경제적 문제, 세계적 현안 문제, 공해 등등 스트레스를 일으키는 요인들을 일일이 나열할 수도 없다.

심장 계통의 병과 고혈압을 앓고 있는 사람들이 급격히 늘고 있는 것도 스트레스 때문이다. 다른 증세들 역시 치명적이긴 마찬가지이다. 끊임없이 스트레스에 노출되어 있는 경우 나타나는 만성적인 증상으로 피로, 근심, 우울증 등을 들 수 있다. 이렇게 되면 신경 조직이 메마르고 소모되어 면역 체계가 파괴되므로 면역 결핍성 질환에 걸리기 쉽게 된다.

스트레스라고 해서 모두 다 부정적인 영향만 가져오는 것은 아니다. 스트레스도 어느 순간에는 자극이 될 수 있다. 인간의 몸은 잠깐 동안의 스트레스에는 대처할 만한 준비를 하고 있다. 하지만 지속적이고 장기적으로 스트레스에 노출되면 우리의 몸도 황폐해지게 마련이다.

스트레스는 사람마다 각기 다른 방식으로 정도를 달리 해서 영향을 끼친다. 심장 혈관 계통에 문제가 있는 사람은 소화불량, 식욕부진, 심계 항진, 발한, 두통 등 증세가 나타날 수 있다. 심장 혈관 계통과 소화기관이야말로 스트레스의 공격을 가장 쉽게 받는 부분이다. 스트레스는 면역 계통과도 깊은 관련이 있다. 우리 몸에 남아 있는 스트레스와 싸우다 보면 인체 내로 침투하는 세균에 대항할 힘이 없어지기 때문이다.

발반사요법은 깊은 휴식을 취할 수 있도록 함으로써 스트레스가 감소한다. 이로 인해 신경 조직이 제 기능을 찾고 인체는 스스로 항상성을 회복하게 된다. 발반사요법이야말로 강력한 스트레스 해독제인 것이다. 긴장에서 벗어난 인체는 스스로 치유를 하고 생리적 균형을 찾도록 해 준다. 발반사요법을 받았을 경우 나타나는 반응이 모두 다르다.

궁극적으로는 활력과 건강을 찾는 것이 목적이지만 전반적인 신선한 느낌이 정신과 잠재의식까지 전달되는 것이다. 발반사요법을 받는 것은 그동안 정신을 옭아매고 있던 것에서 벗어나 스스로 병과 싸우겠다는 긍정적인 생각을 갖게 되는 첫걸음을 의미한다.

5 스트레스의 작용 원리

스트레스에 대해 취하는 반응은 외부의 위협이나 위기에 처했을 때 보이는 원초적 반응과 다르지 않다. 이것은 오랜 세월 동안 인류가 존속할 수 있었던 이유라고도 할 수 있다. 우리 인간은 수천년 동안의 진화를 거듭한 결과 만들어졌다.

우리 인간이 생존할 수 있었던 원인은 각종 위기에 재빠르게 대응할 수 있었던 신체 반응의 결과에 있다. 스트레스에 대한 반응을 한마디로 표현하자면 "싸움을 하든지, 도망을 가든지"라는 말로 요약할 수 있다.

원시 시대에는 생사를 건 싸움을 하거나 위험에서 피하는 등의 신체적 활동을 통해 에너지가 발산될 수 있었다. 하지만 오늘날은 이런 종류의 행동 반응이 어울리지 않는다. 당신에게 스트레스를 준다는 이유로 사장이나 판매원에게 대들다가는 법적인 소송에 휘말리게 된다. 갑갑한 회의가 싫다고 피하기만 한다면 당장 정신 상태에 이상이 있는 사람으로 몰릴 것이다.

스트레스에 대한 반응론

최근까지만 해도 모든 스트레스는 외부의 압력으로 인한 것이라는 생각이 지배적이었다. 하지만 이 이론은 비슷한 상황에 처했을 경우 이 사람은 침착하게 대응을 하는데 왜 저 사람은 황폐해지는지에 대한 이유가 설명되지 않는다. 근래 새롭게 대두된 이론에서는 스트레스에 대한 반응이 그 당사자와 그 사람이 처한 환경 간의 상호 작용에 달려 있다는 점을 강조하고 있다. 즉, 스트레스의 강도는 위기를 헤쳐나가는 당사자의 느낌에 의해 결정된다.

스트레스로 인해 나타나는 생리적 영향은 정확하게 무엇일까? 우리는 위협적인 상황에 처하게 되면 자신 스스로와 그 상황에 대한 생각을 두 갈래의 중앙 신경 조직(교감신경계와 부교감신경계)으로 전달한다.

교감신경계에서는 우리 몸의 모든 주요 기관을 움직이게 만드는 무조건반사를 촉발한다. 첫 번째로 나타나는 반응은 호르몬의 분비이다. 위험을 인식하면 시상하부에서 뇌하수체 호르몬을 분비한다. 이 호르몬이 부신을 자극해서 아드레날린 분비량을 늘리고 노르아드레날린을 혈관으로 방류한다. 이 두 가지 호르몬은 인체 내의 수많은 신경 조직을 자극한다는 점에서 역할이 비슷하다고 할 수 있다. 스트레스의 종류가 아무리 다양하더라도 부신 피질에서 취하는 반응은 마찬가지이다.

⊠ 생리적 반응

스트레스로 인해 생겨난 화학물질은 생리적 변화를 일으킨다. 두뇌로 공급되는 혈액량이 증가하면 처음에는 판단력과 의사 결정 능력이 향상된다.

심박수가 빨라지고 글루코스와 지방, 혹은 혈당 등에서 분리된 에너지가 혈관으로 분비되어 추가로 에너지를 만들어 내며, 더 많은 양의 혈액이 근육으로 보내져서 즉각적인 행동을 취할 수 있다. 기도를 느슨하게 해 주면 호흡률과 호흡 기능이 더욱 개선된다.

자극에 대한 감각이 생겨나며 혈압이 올라간다. "위급한" 상황에서는 소화라든가 배설이 그다지 중요한 문제가 아니기 때문에 아드레날린이 혈관의 수축을 일으켜 위와 장으로 가는 혈류가 줄어든다. 혈관은 어떤 부분에서는 팽창하기도 하고 어떤 부분에서는 수축하기도 한다. 예를 들어 근육에서 혈액을 필요로 하는 경우에는 피부로 가는 혈액이 줄어들게 되어 있다.

우리 몸이 "싸우든지, 도망가든지"를 결정할 때는 활동성이 고조되어 있다는 것을 의미한다. 현대사회에서는 스트레스를 일으키는 요인이 무수히 많기 때문에 이런 반응이 있을 수 있다. 하지만 이와 같이 단시간에 분출시켜야 하는 활동성에 익숙한 사람은 거의 없다. 때로 스트레스가 끊이지 않아서 이에 대한 반응 작용을 준 경계 상태로 유지하고 있을 수도 있지만 이렇게 억압받는 상황이 언제까지나 이어질 수는 없는 일이다. 스트레스는 결국 신체 내로 침투해서 인체의 균형을 깨뜨리고 육체적 · 정신적인 탈진 상태로 이끌 것이다.

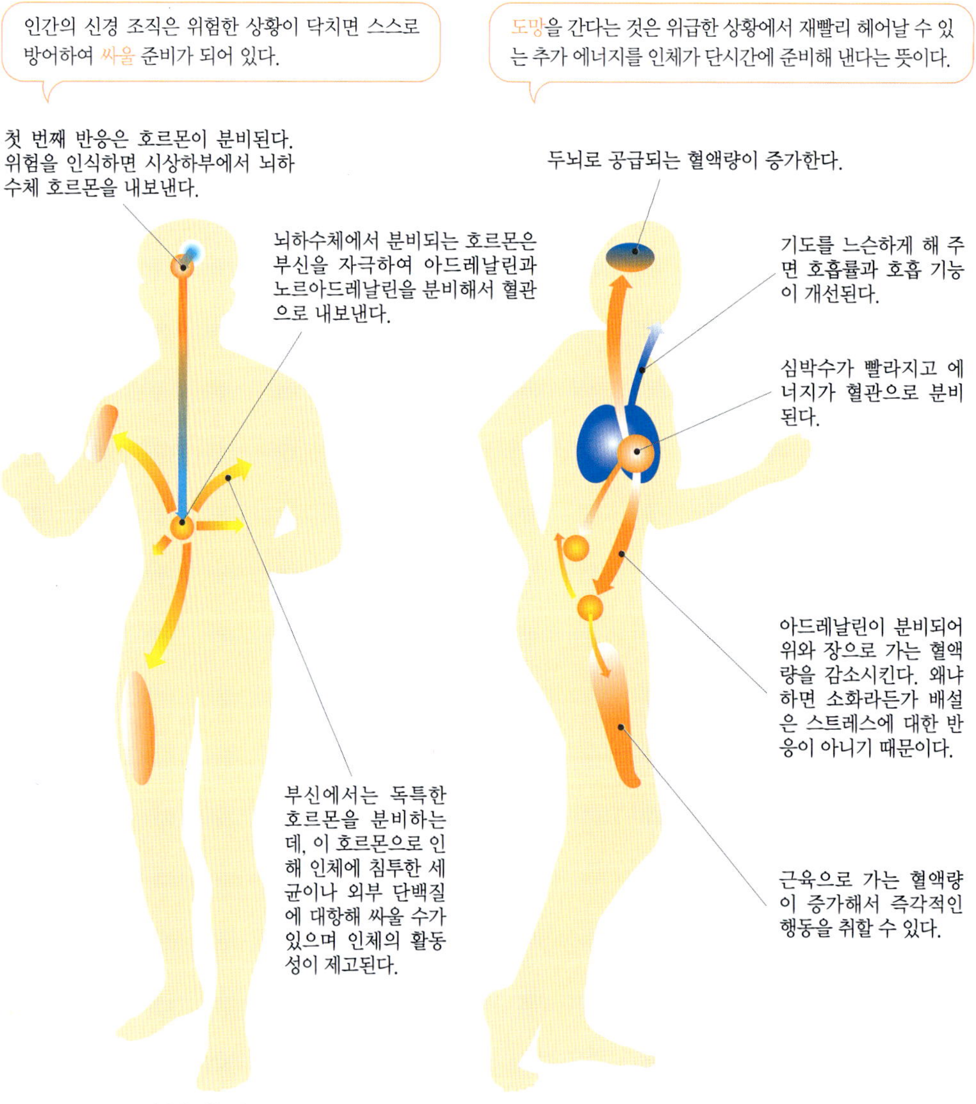

싸움을 할 때　　　　도망을 가려고 할 때

▧ 계속되는 스트레스에 대한 반응

부교감신경 조직이 하는 일은 스트레스에 접했을 때 인체의 긴장을 완화시키는 것이다. 하지만 만일 어떤 한 사람이 끊임없는 스트레스로 시달리고 있다면 부교감신경이 반응하도록 만드는 것은 쉽지 않은 일이다. 그리고 만일 그 스트레스의 강도가 전혀 줄어들지 않는다면 인체는 스스로 기력을 잃고 주변에 만연되어 있는 병에 걸리기 쉬운 상태가 되어 버린다. 에너지의 방출 없이 아드레날린 자극이 장기간 이어지면 중요한 미네랄과 비타민이 소실된다.

예를 들어 비타민 B와 비타민 C는 면역체계가 제 기능을 하는 데에 필수적인 요소이다. 그 결과 저항력이 떨어져 면역체계 관련 병에 걸릴 위험성이 높아진다.

장기간에 걸쳐 아드레날린이 축적되면 혈압에 영향을 미치고 혈관벽에 지방질이 쌓일 뿐 아니라 소화기능이 저하된다. 우리의 체조직이 지속적인 스트레스에 접하게 되면 이에 대한 반응 역시 만성 상태에 처하게 되어 인체의 저항력이 떨어지고 기력이 쇠해진다. 이런 만성 신체 상태가 직접적인 원인이 되는 병도 있다. 하지만 무엇보다 중요한 것은 감염에 대항할 힘, 또 암에 저항할 힘을 빼앗기는 데에 있다.

사람은 누구나 항상 스트레스로 가득찬 상황에서 살아간다. 정서 상태가 필요 이상으로 긴장되어 있으면 스트레스의 영향을 받기 쉬워진다. 정신적인 고민이야말로 저항력을 떨어뜨리는 원인이다. 일군의 건강 문제 전문가들이 주장하는 견해를 따르면 이외에도 몇 가지 중요한 스트레스 요인으로 출생, 사망, 결혼, 급증하는 이혼 문제 등과 같은 인생의 커다란 변화를 든다.

하지만 이들 사건이 어느 정도로까지 건강을 악화시키게 되는지는 그 사람이 당면한 스트레스에 어떻게 대처해 나가느냐에 달려 있다. 사람이 자기가 처한 상황을 받아들이는 방법에 따라 스트레스에 대처하는 방식도 크게 달라진다. 자신의 대처 능력이 어느 정도라고 '알고 있는 것'과 실제 '대저 능력'은 별개 문제다.

▧ 스트레스 반응 조절

우리는 살아가면서 스트레스를 유발하는 상황을 변화시킬 수는 없겠지만 스트레스에 대한 대처 방법은 바꿀 수 있다. 명상, 식이 요법, 운동처럼 자연치유력을 증진시키고 긴장을 풀어 주는 치료 기술(발반사요법도 여기 포함됨)은 스트레스에 대한 반응을 감소시키고 제어하는 데 도움이 된다. 따라서 스트레스와 관련된 질환에 걸릴 가능성도 줄어든다.

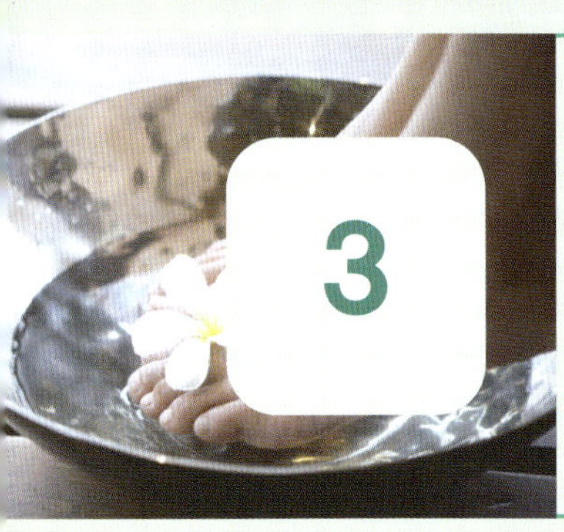

3 발반사구 투영법

1 발반사구 투영법

발반사요법 기술을 완벽하게 이해하기 위한 가장 중요한 첫 순서는, 발의 구조에 대해 올바로 알고 이 발이 우리 몸과는 어떤 관계에 있는지를 아는 것이다. 사실 이는 매우 간단한 일이다. 발은 우리 몸 전체를 축소해 놓은 작은 지도와 같다. 발에 우리 몸의 모든 기관과 부분을 반사점으로 표시할 수 있고 그 위치도 실제 해부학적 구조와 매우 비슷하다.

발바닥에 있는 반사점

머리와 목	=발가락
흉부(어깨부터 횡격막까지)	=발의 볼 부분
복부(횡격막부터 골반까지)	=족궁(발바닥 가운데 움푹 패인 부분)
골반	=발꿈치

우리 몸을 가로로 나누면 네 부분으로 나눌 수 있다. 그리고 각 부분을 그대로 발에 그리면 정확한 인체도가 된다. 인체를 가로로 나누어 발 마사지 기술을 정확하게 적용하는 테크닉이 필요하다. 경락의 체계를 도입하면 이해가 쉽다.

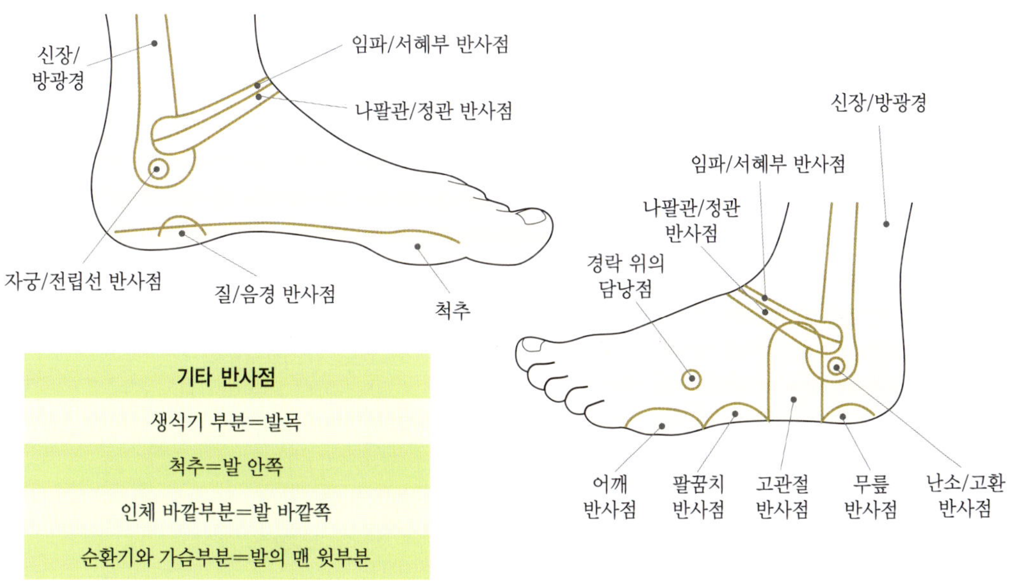

기타 반사점

생식기 부분=발목

척추=발 안쪽

인체 바깥부분=발 바깥쪽

순환기와 가슴부분=발의 맨 윗부분

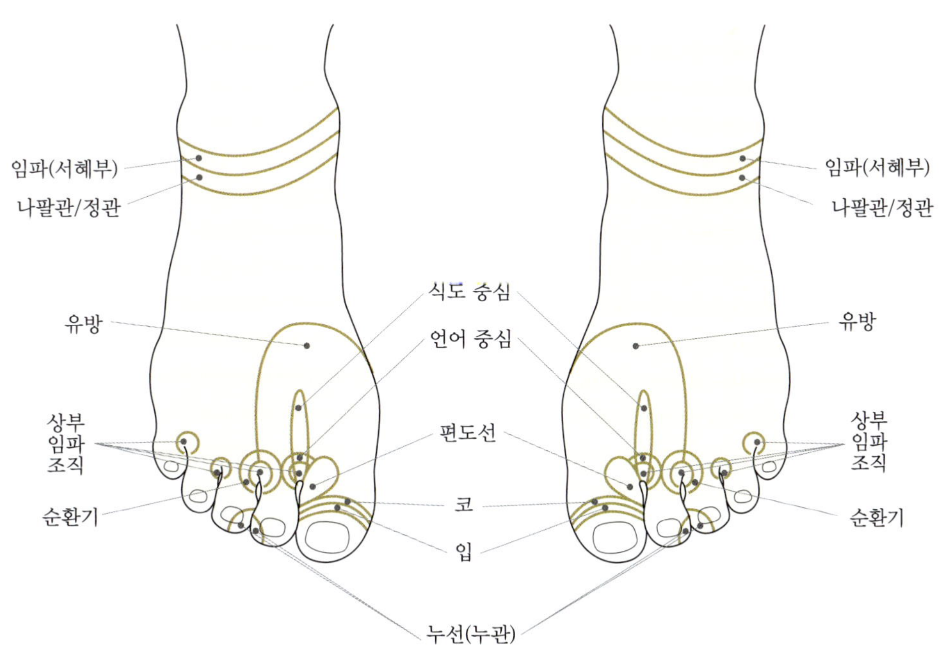

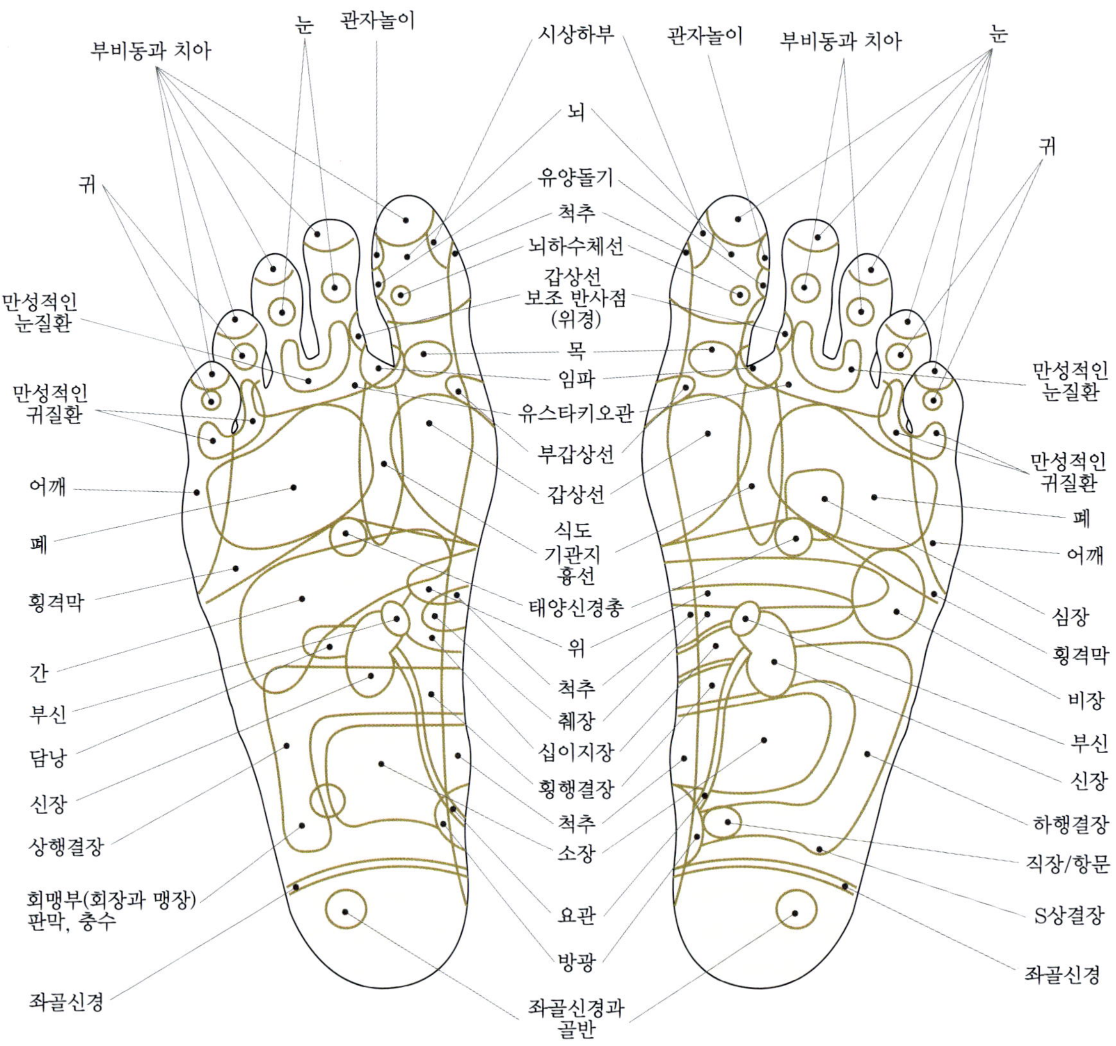

부비동과 치아
눈
관자놀이
시상하부
관자놀이
부비동과 치아
눈
귀
귀
뇌
유양돌기
척추
뇌하수체선
갑상선
보조 반사점
(위경)
목
임파
유스타키오관
부갑상선
갑상선
식도
기관지
흉선
태양신경총
위
척추
췌장
십이지장
횡행결장
척추
소장
요관
방광
좌골신경과
골반
만성적인
눈질환
만성적인
귀질환
어깨
폐
횡격막
간
부신
담낭
신장
상행결장
회맹부(회장과 맹장)
판막, 충수
좌골신경
만성적인
눈질환
만성적인
귀질환
폐
어깨
심장
횡격막
비장
부신
신장
하행결장
직장/항문
S상결장
좌골신경

인체의 모든 부분을 발바닥, 발가락, 발의 양 측면에 나타
낼 수 있다.

2 머리와 목 부분 – 발가락

　발가락에는 인체의 어깨 윗부분에 해당하는 반사점이 있다. 목을 포함한 머리 부분의 절반이 각각의 엄지발가락에 해당한다고 생각하면 반사점의 위치는 논리적으로 배열된다. 엄지발가락에는 뇌하수체선, 송과선, 시상하부, 뇌, 관자놀이, 치아, 일곱 개의 경추골, 부비동, 유양돌기, 편도선, 코, 입, 그리고 이외 다른 얼굴 반사점과 유스타키오관의 일부가 자리잡고 있다. 나머지 네 발가락에는 눈, 귀, 치아, 부비동, 누관, 언어 중심, 상부 임파 조직, 쇄골(어깨), 유스타키오관, 만성적 눈과 귀질환의 반사점이 있다.

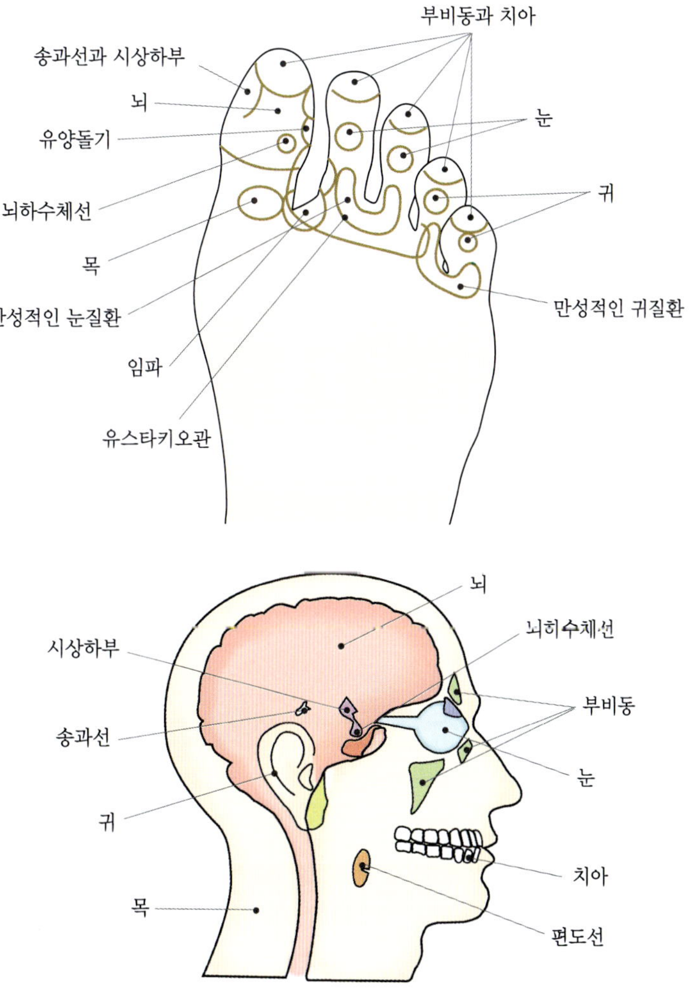

머리와 뇌

머리와 뇌의 반사점은 엄지발가락 발톱 뒤쪽의 두툼한 부분에서부터 중족골까지 이어진 곳에 있다. 머리 및 뇌의 측면 반사점은 엄지발가락 양 측면에 있다. 발가락 끝에는 입, 코, 치아, 편도선 등 얼굴 부위에 해당하는 반사점이 위치한다. 엄지발가락이 시작되는 부분에 목의 반사점이 있다.

부비동(副鼻洞)

부비동은 비강에 이어진 주위의 여러 뼈의 내부에 뻗쳐 있다.

뇌하수체선

뇌하수체선은 일명 "대장선(master gland)"이라 불리며 모든 내분비선을 관장하고 있기 때문에 인체에서 가장 중요한 위치에 있다. 그 크기나 모양은 꽈리와 비슷하고 뇌의 맨 아랫부분에 자리잡고 있다.

각종 호르몬이 뇌하수체선에서 만들어지며 이들 호르몬은 인체의 성장, 성적인 성장, 신진대사, 임신, 혈액 중 미네랄과 당분의 함량, 수분 함유율, 에너지 양 등에 영향을 미친다. 반사점은 양발에 있는데 이 반사점을 중심으로 지문이 나선형으로 모이게 되어 있다. 발가락 내측에 있다.

시상하부

시상하부는 뇌의 일부분으로 중앙 신경 조직과 정서적 반응, 식욕, 체온, 수면 등을 관장하는 곳이다. 반사점은 양발의 엄지발가락 끝 외측에 있다.

송과선

송과선은 시상하부 내에 있는 자그마한 선(腺)을 말한다. 여기서 피부 내의 세포를 자극하여 검은색 멜라토닌을 생성하는 것으로 알려져 있다. 또한 부분적으로는 24시간 주기로 사람의 감정 상태에도 영향을 미치는 것으로 알려져 있다. 반사점은 양발의 엄지발가락 끝에 위치하고 있어서 시상하부의 반사점과 위치가 같다.

치아

치아의 반사점은 열 개의 발가락 끝에 분포되어 있다. 앞니는 엄지발가락 끝에, 앞니

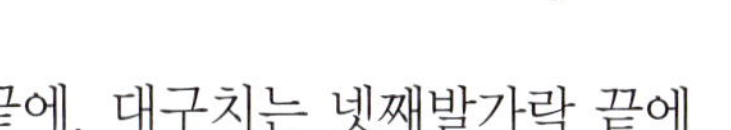

와 견치는 둘째발가락 끝에, 전구치는 셋째발가락에 끝에, 대구치는 넷째발가락 끝에, 지치는 새끼발가락 끝에 있다. 이들 반사점은 부비동의 반사점과 위치가 같다.

눈

눈은 보는 감각을 담당하는 아주 중요한 기관이다. 눈의 반사점은 양쪽 발의 둘째발가락과 셋째발가락의 도톰한 부분에서 끝까지 연결되어 있다. 만성적인 눈질환의 반사점은 이 두 발가락의 "평평한 부분"에 자리잡고 있다.

귀

귀는 듣는 감각을 담당하는 기관이다. 하지만 우리 몸의 균형 유지를 위해서도 중요한 역할을 한다. 반사점은 양발의 넷째발가락과 새끼발가락의 도톰한 부분에 있으며 거의 발가락 끝까지 연결되어 있다. 유스타키오관의 반사점은 엄지발가락이 시작되는 부분에서 둘째, 셋째발가락을 따라 넷째발가락까지 이어져 있다. 만성적인 귀질환에 대한 반사점은 이 두 발가락의 "평평한 부분"에서 찾아볼 수 있다. 이는 유스타키오관이 위치한 자리와 같다. 유양돌기(귀 뒤에 있는 두개골의 빈 공간)를 치료할 때도 이 반사점을 누른다.

편도선

목을 보호하는 기관으로 쌍으로 이루어져 있다. 반사점은 양발에 있는데 발등의 엄지발가락 기저부에서부터 둘째발가락 사이에 있다.

임파 조직

임파 조직은 우리 몸 전체에 퍼져 있는 임파관 사이의 연결 조직을 말한다. 혈관에 침투한 감염원으로부터 우리 몸을 보호하고 임파구를 보충하는 일을 한나. 임파구는 우리 몸의 면역체계에서 없어서는 안 되는 것으로 항체를 형성하고 면역반응을 위해 매우 중요한 역할을 한다. 임파 조직은 주로 목, 겨드랑이 밑, 유방, 복부, 서혜부, 골반, 그리고 무릎 뒤쪽에 있다. 발등 쪽의 발가락 사이에는 목과 가슴 부위의 임파 반사점이 있다. 서혜부 임파 반사점은 생식기와 연결되어 있으며 안쪽 복사뼈에서부터 발등을 거쳐 바깥쪽 복사뼈까지 이어져 있다. 이러한 임파 반사점은 여섯 개의 주요 경락과도 연결되어 있다.

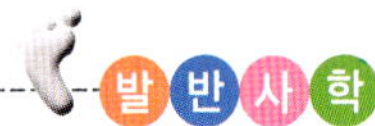

3 흉부 – 발의 볼 부분

이 부분은 우리 몸에서 흉부에 해당한다. 여기서 흉부의 범위는 견갑골에서 횡격막까지로 심장, 폐, 식도, 기관(氣管), 기관지, 갑상선과 흉선, 횡격막, 태양신경총 등이 포함된다.

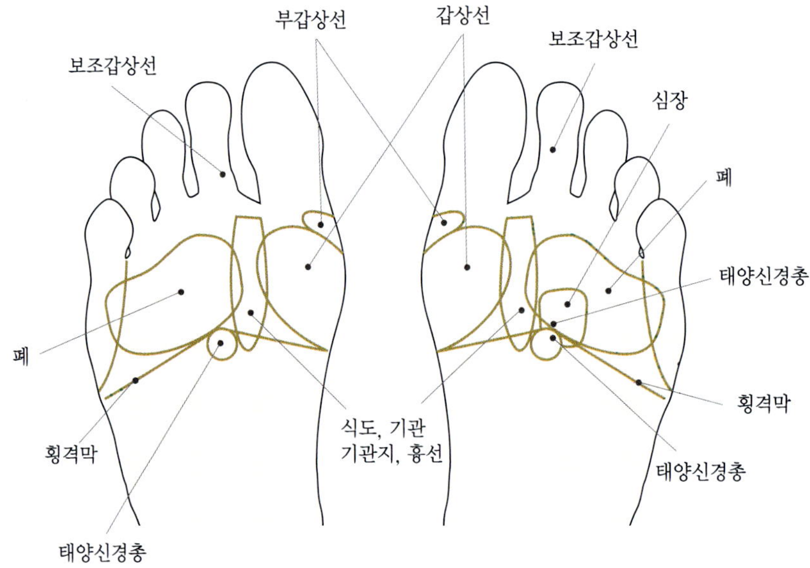

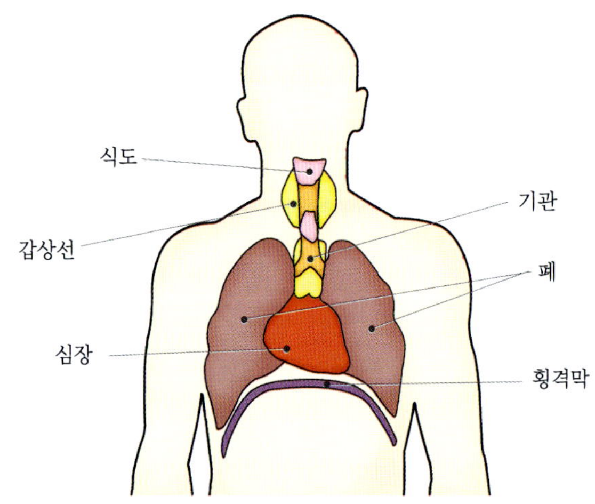

폐

폐는 심장 양측 흉강에 위치하며, 여기에서 호흡 작용(산소와 이산화탄소의 가스교환 작용)이 일어난다. 흉강에 있는 호흡기 조직에서 공기가 통과하는 경로를 기관(氣管)이라 하는데 오른쪽 폐와 왼쪽 폐로 이어지는 기관지로 구분되어 있다.

폐 반사점은 양쪽 발바닥에 다 있는데, 둘째발가락(위경)에서 넷째발가락(담경)까지 연결되어 있다. 엄지발가락과 둘째발가락 사이(위경과 간경)에 있는 기관과 기관지의 반사점은 폐반사점과 이어져 있다. 이들 반사점은 모두 발 윗부분의 동일한 위치에 있다.

심장

심장은 가슴 왼편에 있으며, 양측 폐 사이에 갈비뼈로 싸여 있다. 심장에서는 혈액을 우리 몸 곳곳으로 내보내는 작용을 하고 있다. 심장이 제대로 기능을 하기 위해서는 반드시 혈액순환이 원활하게 이루어져야 한다. 그래야 가스, 음식, 노폐물 등을 효율적으로 운반할 수 있기 때문이다. 가슴 부위는 심장에서 나오는 혈관과 심장으로 들어가는 주요 혈관(동맥, 정맥, 대동맥)이 모두 모여 있는 곳이다.

심장의 반사점은 왼쪽 발바닥 볼 부분의 정 가운데에만 있으며, 이 지점은 횡격막 위에 있는 신경이 지나가는 곳이다.

흉선, 식도, 기관, 기관지

흉선은 흉강에 위치하고 있다. 흉선의 크기는 10세에서 12세 사이에 최고로 커졌다가 차차 작아지며 성인이 되면 거의 없어져 버린다. 흉선은 면역 조직에 속하는 것이지만 현재 알려진 흉선의 기능이라곤 임파구(혈액 속의 백혈구)를 생성하는 기능이 전부이다.

식도는 인두에서 시작하여 가슴을 거쳐 횡격막 아래에 있는 위장으로 연결된다. 음식과 유동체는 연동 작용에 의해 밀려 내려오고 장에서는 수축과 이완 작용이 교대로 일어나게 된다. 기관은 공기가 통과하는 관이다. 후두에서 시작되어 가슴에 이르면 두 갈래의 기관지로 나누어져 폐로 들어간다. 이 모든 기관의 반사점은 양발의 같은 부위에 위치한다. 그 지점은 발바닥에서 첫째발가락과 둘째발가락 사이에 세로로 줄을 그어서 표시할 수 있다.

갑상선

갑상선은 목에 있다. 갑상선에서는 티록신이라는 갑상선 호르몬을 분비하는데, 이 호르몬은 우리 몸의 주요 조직에 매우 중요한 영향을 끼친다. 갑상선은 신진대사를 관장하고 있으며 혈액 속에 돌아다니는 칼슘의 양을 적절히 유지하는 역할도 한다.

갑상선의 반사점은 양발 엄지발가락의 아랫부분 주름진 곳에서부터 볼을 지나 뼈 아래의 길게 패인 부분까지 연결되어 있다. 양발의 안쪽 가장자리에 절반 정도가 자리잡고 있다. 둘째발가락에는 "보조" 반사점이 있는데 위경과 같은 위치이다.

부갑상선

갑상선 주위에 있는 네 개의 작은 선(腺)이 바로 부갑상선이다. 부갑상선의 주요 기능은 혈액과 뼈 속의 미네랄과 칼슘, 인의 양을 적절하게 유지하는 일이다. 부갑상선의 반사점은 양발의 내측 가장자리를 따라 엄지발가락이 시작되는 부분에 있다.

횡격막

횡격막은 호흡 근육의 일종으로 흉부와 복부를 가르고 있는 커다란 돔 모양의 벽을 말한다. 횡격막은 호흡을 하는 데 있어 없어서는 안 될 매우 중요한 근육이다. 반사점은 양발의 발바닥에 있는데 볼 부분에 있는 여섯 개의 주요 경락을 가로지른다.

태양신경총

태양신경총은 복부에 있는 신경절이 모여 있는 조직을 말하는 것으로 횡격막 아래에 있는 복부 기관에 신경을 공급하는 역할을 한다. 때로 "복부의 뇌", 혹은 "신경 교환기"라고 불리기도 한다. 위치는 횡격막 앞쪽, 위장의 뒤편에 있다.

태양신경총의 반사점은 횡격막 반사점의 정중앙에 위치한다. 이 반사점을 마사지하면 스트레스와 신경과민 증세가 경감되며 깊고 규칙적인 호흡을 할 수 있게 되어 마음의 평정을 찾을 수 있다. 특히 신경이 불안정한 사람과 알러지, 천식, 피부질환이 있는 사람에게 효과가 있으며 어린 아이들의 경우 반사점을 마사지해 주면 쉽게 잠이 들 수 있다.

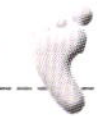

4 복부-발의 족궁 부분

발바닥 가운데 움푹 들어간 부분(족궁)은 발바닥 볼의 맨 밑부분에서 발꿈치에 이르는 부분으로 우리 눈에 확연히 보이는 곳이다. 이 부위는 두 부분으로 나눌 수 있는데, 횡격막에서 허리선에 이르는 윗부분과 허리선에서 골반에 이르는 아랫부분으로 구분한다. 윗부분에는 간, 담낭, 위장, 췌장, 십이지장, 비장, 부신, 신장 등의 반사점이 있다.

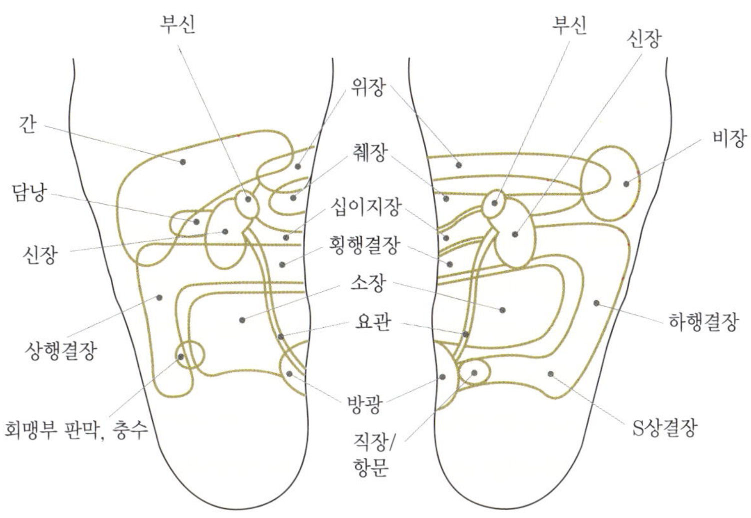

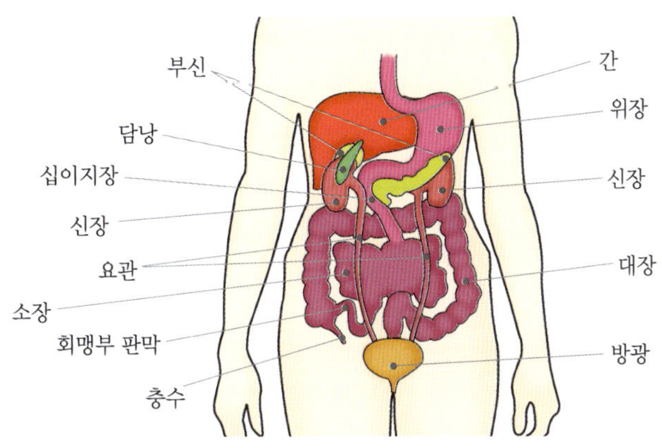

간

　간은 우리 몸에서 크기가 가장 크고 복잡한 조직이다. 간은 화학 작용 외에도 많은 일을 한다. 즉 혈액으로부터 영양소를 처리하는 과정, 인체가 필요로 하는 지방과 단백질을 저장하는 일, 혈액의 독성 성분을 제거하는 일, 지방의 소화를 위해 담즙을 만들어 내는 일, 인체가 에너지를 필요로 할 때를 대비해서 전분과 당을 글리코겐 형태로 저장하는 일 등을 한다.

　간 반사점은 오른쪽 발바닥에만 있는데 횡격막 반사점 바로 아래에 있는 췌장 반사점에서부터 새끼발가락 방향으로 이어지다가 허리선 바로 위에서 끝난다.

담낭

　담낭은 작고 근육질로 이루어진 배 모양의 주머니로서 간 바로 아래에 붙어 있다. 담낭이 하는 일은 음식물의 소화를 위해 담즙을 분비하는 일이다. 담낭의 반사점은 오른쪽 발바닥에만 있으며, 셋째발가락과 넷째발가락 중족골 사이 아래에 위치한다.

위장

　위장은 커다란 근육 주머니로 우리 몸의 왼쪽 횡격막 아래에 있다. 위장 반사점은 양쪽 발바닥에 있으며, 발에 안쪽에서 시작하여 발의 바깥쪽 가장자리까지 이어져 있다. 가로로는 횡격막 반사점 아래가 된다.

췌장

　췌장은 복부에 있으며 커다란 선(腺) 모양의 구조로 되어 있다. 인슐린과 글루카곤이라는 호르몬을 만들어 내는 곳으로 더 많이 알려져 있다. 반사점은 양쪽 발바닥에 있고 오른쪽보다는 왼쪽에 더 많이 있다. 오른쪽은 엄지발가락 중족골 바로 밑에서 끝나지만 왼쪽은 넷째발가락 중족골까지 이어져 있다.

십이지장

　십이지장은 소장 중에서 맨 처음에 자리잡은 C자형 장기이며 길이는 20~25cm 정도이다. 췌장에서 나오는 효소와 보통의 담즙이 배출되는 도관이 십이지장으로 연결되어 있어서 효소를 분비하고 음식물을 아래로 보내는 일을 맡고 있다. 반사점은 췌장이 위치한 바로 아랫부분에 있으며 둘째발가락 중족골까지 연결되어 있다.

비장

비장은 도관이 있는 거대한 선(腺)처럼 보이지만 실제로 도관은 아니며 인체의 왼쪽 부분 위장 뒤에 자리잡고 있는 기관이다. 비장에서는 백혈구를 파괴하며 임파액 속의 독소를 걸러낸다.

비장의 반사점은 왼쪽 발의 바깥면에 있는데(오른쪽 발에 있는 간 반사점과 정반대의 위치이다.) 넷째발가락(담경이 지나가는) 아래에 위경이 지나가는 선의 횡격막 바로 아래에 있다.

신장

신장은 인체의 가장 중요한 배설 조직(비뇨기)의 일부이다. 비뇨기에는 신장, 요관, 요도, 방광이 포함된다. 신장은 콩처럼 생긴 두 개의 기관으로 혈액으로부터 독소를 걸러내고, 오줌을 만들며, 미네랄과 수분 함유율을 조절하는 일을 맡고 있다.

반사점은 양 발바닥에 있고 신경과 위경이 지나가는 허리선 바로 위에 자리잡고 있다. 위장 반사점은 바로 아랫부분이다. 오른쪽 신장은 왼쪽 신장보다 약간 아래쪽에 위치한다.

부신

부신은 각 신장의 윗부분에 붙어 있는 삼각형 모양의 내분비선을 말한다. 부신은 피질과 수질의 두 부분으로 구분할 수 있다. 부신 피질에서는 스테로이드 호르몬을 만들어 탄수화물의 신진대사를 조절하고 항알러지, 항염증성 성격을 띤다.

또한 피질에서는 신장에서 나트륨과 수분을 재흡수할 수 있도록 조절하는 호르몬을 만들어 낼 뿐 아니라 테스토스테론, 에스트로겐, 프로게스테론 등의 성호르몬과 칼륨을 분비하는 일도 하고 있다.

부신 수질에서는 아드레날린과 노드아드레날린을 만들어 내는데 이 둘은 교감신경과 연계되어 작용하는 호르몬이다. 화가 나거나 스트레스를 받을 때는 아드레날린이 분비되어 인체가 "싸울 것인지 도망할 것인지"를 결정하게 된다. 부신의 반사점은 양 발바닥의 신장 반사점 바로 위에서 족궁의 중앙을 점하고 있다.

소장

소장은 대략 6~8m에 달하는 길이의 근육으로 이루어진 관이다. 소화경로의 주요 부

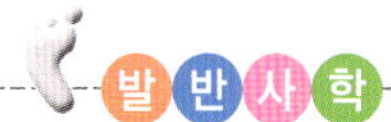

분으로 음식물의 흡수가 이루어지는 곳이다. 복강 내 공간의 나선형 장기로 대장이 주위를 둘러싸고 있다. 소장은 크게 십이지장, 공장, 회장의 세 부분으로 구분된다. 반사점은 대장 반사점 아랫부분에 있다.

회맹부 판막

회맹부 판막은 소장과 대장이 만나는 부분에 위치하고 있다. 그렇기 때문에 소장 내의 내용물을 대장으로 건네주는 과정을 담당한다. 회맹부 판막에서는 변이 대장에서 소장으로 역류하는 것을 방지하고 점액 분비를 관장한다.

회맹부 판막의 반사점은 오른쪽 발바닥에서 골반 반사점의 바로 위에 있다.

충수

충수는 8~16m 정도의 벌레처럼 생긴 관이다. 회맹부 판막 바로 아래에 있으며 대장의 운동을 매끄럽게 도와주는 일을 한다. 임파 조직이 많아서 혈액으로 항생물질을 분비한다. 충수의 반사점은 오른쪽 발바닥에만 있으며 회맹부 판막의 반사점과 위치가 동일하다.

대장

대장은 길이가 대략 1.5m에 달하며 소장을 둘러싸고 있다. 대장은 우리 몸의 오른쪽에서 시작하여 위로 올라갔다가 간 아래에서 복부를 가로지르는 횡행결장으로 이어진다.

여기에서 복부 왼쪽 비장 아래에서 꺾어져 하행결장으로 이어진다. 그리고 나서는 중간 부분으로 방향을 틀어 S자가 겹쳐진 모양으로 굽어져서 S상결장이 되는 것이다. 이것이 직장으로 이어지고 맨 끝이 항문이다.

대장의 반사점은 양 발바닥에서 찾아볼 수 있다. 오른발에서는 회맹부 판막 바로 아래에서 시작하여 상행결장까지 올라갔다가 간 반사점 바로 아래에서 횡행결장으로 이어진다. 횡행결장은 발 전체에 뻗어 있다. 왼발에도 계속 이어져 비장 반사점 바로 아래에서 하행결장으로 이어진다. 골반 바로 위에서는 S상결장이 되었다가 직장/항문 반사점에 이르러 끝이 난다.

요관

요관은 신장과 방광 사이에서 오줌이 지나가는 약 30cm 근육관으로 각각의 신장에서 하나씩 뻗어 나와 복부를 지나 방광으로 이어진다. 요관의 반사점은 양쪽 발바닥에 가느다란 선으로 이어져 있다. 이 반사점은 신장 반사점과 방광 반사점을 연결해 준다.

방광

방광은 신축성이 있는 근육 주머니로 골반 한가운데에 위치해 있다. 배설되어야 하는 오줌은 신장에서 나와 요관을 지나서 요도를 통해 배출될 때까지 방광에 저장된다. 반사점은 양 발바닥의 안쪽 복사뼈 밑에 놓여 있다.

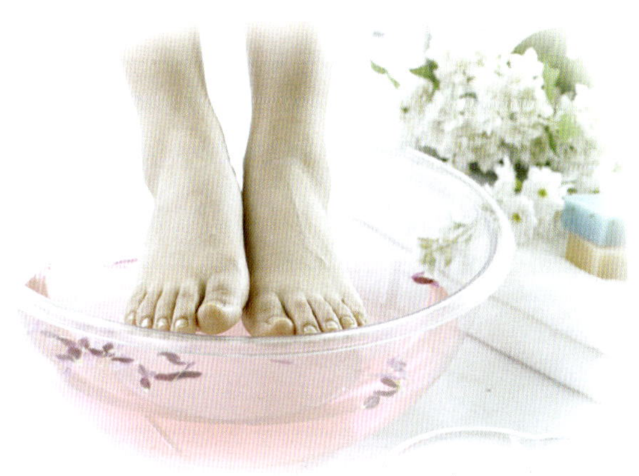

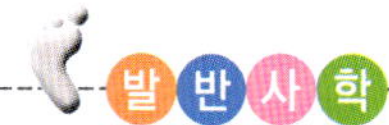

5 골반 부위 – 발꿈치

인체의 주요 경락 여섯 개가 발꿈치의 골반 부분을 지나가기 때문에 매우 중요하다.

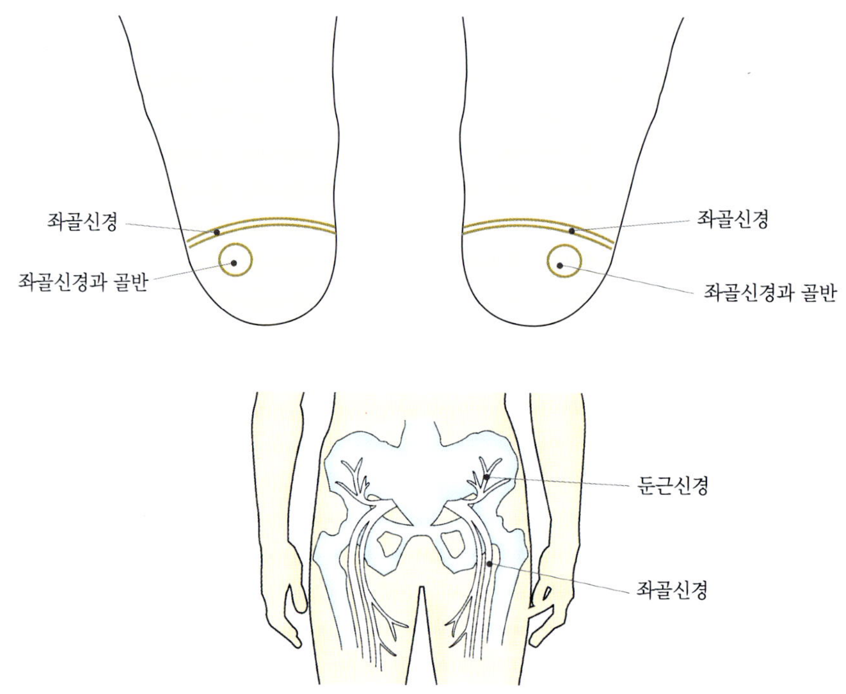

좌골신경

좌골신경은 시작되는 부분의 지름이 2cm에 달하는 거대한 신경 조직이다. 이 신경은 요추 아랫부분과 척추 신경 윗부분으로 이루어진 천골 신경총에서부터 시작된다. 그리고 둔부에서 허벅지 뒤편으로 이어지다가 무릎 바로 위에서 경골신경과 비골신경의 두 갈래로 나누어진다. 이 둘이 다리에 신경을 공급해 주는 것으로 발에 있는 실질적인 신경이자 반사점이기도 하다.

좌골신경통은 둔부부터 발목에 이르는 좌골신경을 따라 다리 뒤편으로 찌르는 듯한 날카로운 통증이 있는 것이 특징이다. 때로 추골신경이 압력을 받으면 좌골신경통이 생기기도 한다. 좌골신경의 반사점은 양발의 발바닥에 있으며 발꿈치의 두툼한 부분을 가로로 3등분했을 때 1/3 지점에 띠 모양으로 되어 있다.

6 생식기 부위 – 발목

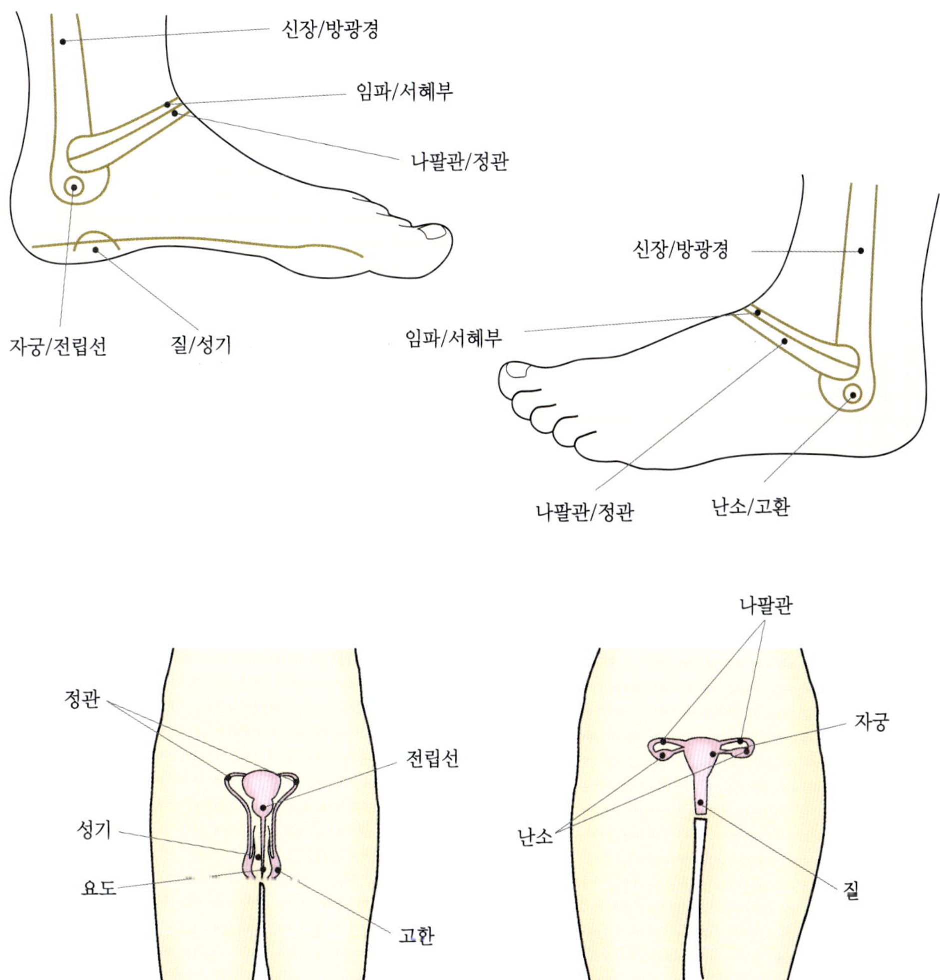

바깥쪽 복사뼈에는 난소와 고환의 반사점이 있고 안쪽 복사뼈에는 자궁과 전립선, 질, 그리고 남성 성기의 반사점이 있다.

나팔관과 서혜부에 있는 임파선, 정관, 생식기의 반사점은 바깥쪽 복사뼈 아래에서 안쪽 복사뼈까지 발목 윗부분을 가로질러 띠를 이루고 있다. 신장/방광경은 아킬레스건

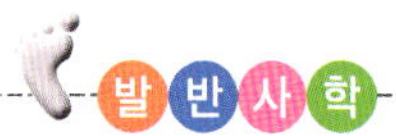

의 양쪽에 위치한다.

난소는 여성의 생식선 혹은 성(性)선이다. 난소의 반사점은 양발의 바깥쪽 복사뼈 중간부터 발꿈치까지이다. 오른발에는 오른쪽 난소의 반사점이, 왼발에는 왼쪽 난소의 반사점이 있다. "상관반사구역" 부위는 경락이 위치한 발꿈치가 된다.

고환은 남자의 생식선이다. 남자의 반사점은 여성의 난소 반사점과 동일한 위치에 있으며, 복사뼈 중간부터 발꿈치까지이다. 역시 "상관반사구역" 영역은 발꿈치이다.

자궁은 여성의 골반 중앙의 빈 곳에 있는 10cm 가량의 배 모양으로 생긴 기관을 말한다. 반사점은 양발의 안쪽 복사뼈에 있는데 복사뼈와 발꿈치를 대각선으로 이었을 때 그 중간부분이다. 난소나 고환과 마찬가지로 "상관반사구역" 영역은 발꿈치이다.

전립선은 남자의 방광 아래에 위치하며 요도를 감싸고 있다. 전립선의 반사점은 여성의 자궁 반사점과 같은 위치(복사뼈 안쪽과 발꿈치를 대각선으로 이었을 때 중간 지점)에 있다. 역시 "상관반사구역" 영역은 발꿈치이다.

여성은 2개의 나팔관이 있는데 그 길이는 10~12cm 정도이고 난소와 자궁 안의 공간을 이어주는 기다란 관이다.

나팔관이 하는 역할은 난소에서 배란된 난자를 자궁으로 밀어내는 일이다.

나팔관의 반사점은 양발에 있는데 발목 안쪽의 자궁 반사점과 발목 바깥쪽의 난소 반사점까지 발목을 가로질러 있다. 이 부분은 보통 난소와 자궁을 연계해서 마사지하는 부위이다.

남자의 경우는 전립선 옆의 생식기 소낭에서 정자가 저장된다. 정관은 고환에서 요도까지 정자를 운반하도록 만들어진 한 쌍의 관을 말한다.

생식기 소낭과 정관의 반사점은 여성의 나팔관과 같은 위치에 있다. 발목을 가로질러 전립선 반사점과 고환 반사점까지 연결된다.

7 척추 – 발 안쪽

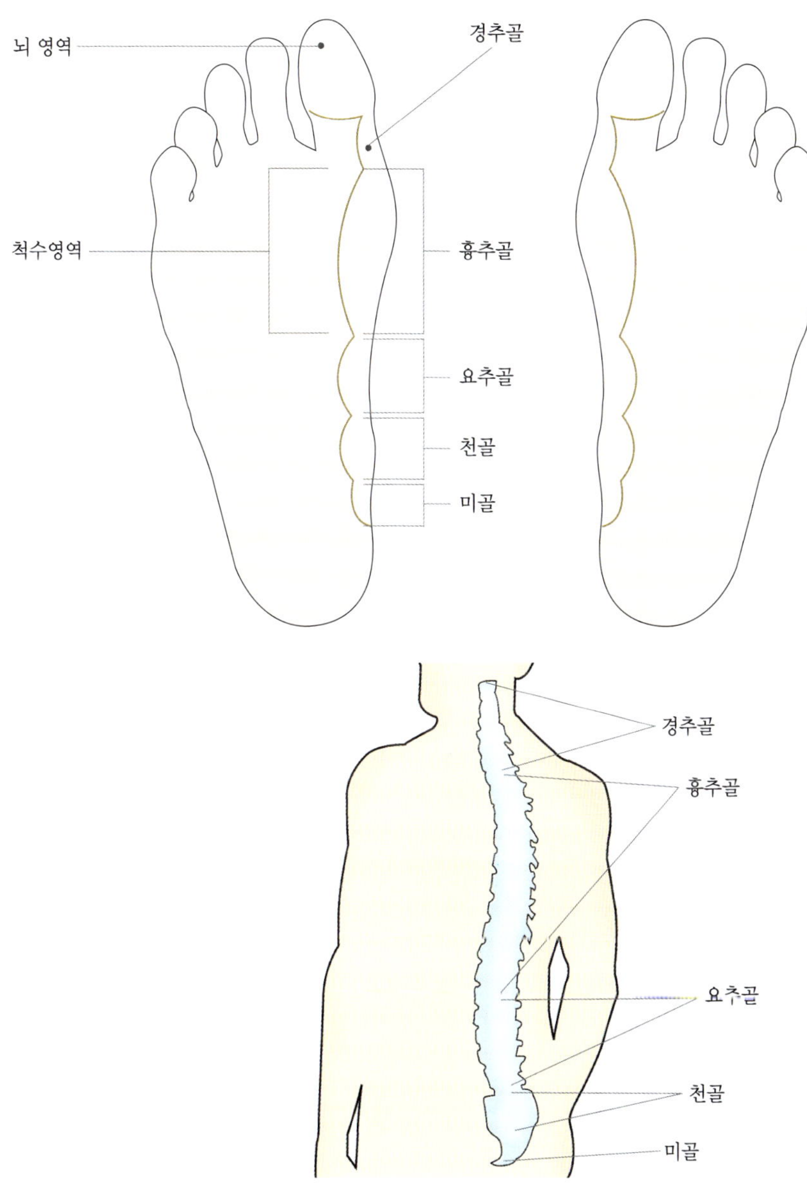

각 발의 안쪽 부분은 원래부터 척추 모양과 비슷하게 굽어 있다. 척추(등뼈 혹은 추
골)는 우리 몸을 지탱하는 중심이다. 척추가 우리의 체중을 지지하고 있으며 모든 운동

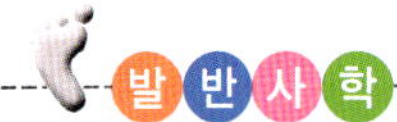

의 축이 된다. 척추는 33개의 추골로 이루어져 있으며, 배열되어 있는 구조상 네 번의 굴곡이 있고 꼭대기부터 맨 아랫부분까지 다섯 구역으로 구분이 된다.

7개의 경추골
(제2경추와 제1경추를 포함하여)＝목

12개의 흉추골＝등

5개의 요추골＝허리

5개의 천골＝골반

4개의 미골(尾骨)＝꼬리

척추 맨 아랫부분에는 움직일 수 없는 천골과 미골이 있는데 이 두 뼈는 연골 디스크와 인대로 연결되어 있다. 뇌에서 뻗어나온 신경이 척추를 통해 온몸에 전달된다. 각각의 추골에는 척추 신경이 한 쌍씩 붙어 있다.

이들 신경은 척수에서 나와 각기 해당되는 신체 부위에 영향을 주도록 되어 있다. 흉추신경은 흉부에 영향을 주고 요추신경은 복부 아래와 다리에 영향을 주는 것이다. 그러므로 이 신경에 어떤 손상이 가해지면 곧바로 인체의 해당 부위에 영향을 미친다.

이들 추골과 인체 조직, 선(腺), 기관 등의 신경 연결 관계는 그림에 나타난 바와 같다.

척추의 반사점은 발 안쪽을 따라 쭉 이어져 있으며 한쪽 발에는 척추의 반이 나타나고 있다고 생각하면 된다. 경추의 반사점은 엄지발가락이 시작되는 부분(엄지발가락의 기저부)이다.

즉, 엄지발가락 첫 번째 관절과 두 번째 관절 사이에 경추의 반사점이 자리잡고 있다. 흉추의 반사점은 엄지발가락 아래의 볼(어깨부터 허리선까지)을 따라 이어지며, 발 가운데 움푹 들어간 부분(족궁)은 허리선부터 골반까지의 요추 반사점이 된다. 발꿈치 선에는 천골과 미골의 반사점이 위치한다.

8 인체 바깥부분 – 발 바깥쪽

발 바깥쪽의 가장자리는 우리 몸의 바깥부분(관절, 인대, 주변 근육)에 해당한다.

발가락이 시작되는 부분부터 횡격막 선까지 = 어깨와 팔의 윗부분

횡격막부터 허리선까지 = 팔꿈치, 전완, 손목, 손

허리선부터 발꿈치 끝까지 = 다리, 무릎, 고관절

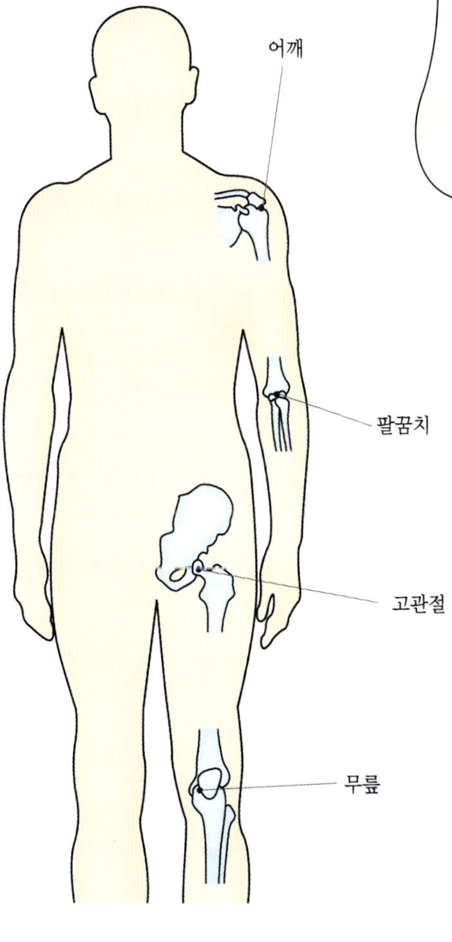

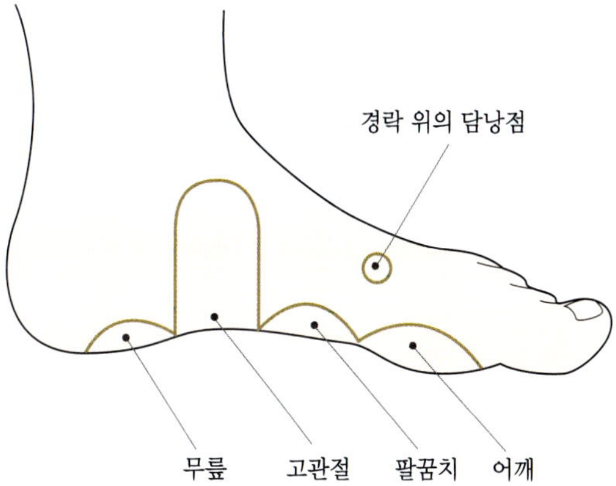

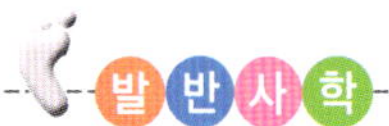

무릎

무릎 관절은 다리 윗부분과 아랫부분이 합쳐지는 곳이며 아래쪽 다리의 운동을 용이하게 한다. 무릎 관절의 반사점은 양쪽 발의 바깥쪽 복사뼈 바로 아랫부분이다.

여기서 여섯 개의 주요 경락이 무릎을 통과한다는 사실을 상기해 둘 필요가 있다. 따라서 무릎 통증의 정확한 지점을 짚어 냄으로써 어떠한 특정 경락과 연관지을 것인지 그리고 어떤 기관에 문제가 생긴 것인지를 알 수 있다.

고관절(股關節)

고관절은 대퇴골과 골반이 만나는 곳으로 대퇴골 끝이 전구 모양으로 동그랗게 패인 골반뼈에 끼워져 있는 형태이다. 고관절의 반사점은 무릎 반사점 옆에(발가락 쪽으로) 있다.

이 반사점은 장방형 모양으로 발 위쪽으로 조금 올라가 연결되어 있다. 담경이 고관절 반사점을 지나가고 있기 때문에 고관절과 관련된 병의 상당수는 담경이 원인이 될 수 있다.

팔꿈치와 어깨

팔꿈치는 전완과 상완을 연결하는 관절이다. 위로는 상완골(上腕骨)과 아래로는 요골(橈骨), 척골(尺骨)이 있다. 어깨 관절은 상완이 견갑골과 만나는 지점을 말한다.

팔꿈치의 반사점은 양쪽 발의 발 가운데 움푹 들어간 부분(족궁)과 발의 발 가운데 움푹 들어간 부분(족궁)과 발의 볼을 따라 이어져 있다. 어깨와 주변 근육의 반사점은 양발의 새끼발가락이 시작되는 부분까지 이어져 있는데 발바닥과 발 바깥족, 그리고 발 윗부분까지 자리잡고 있다.

9 발등

순환기와 가슴 부위의 반사점은 발등에 있다. 발바닥에 있는 반사점 대부분이 발등의 경락에도 있음을 알 수 있다.

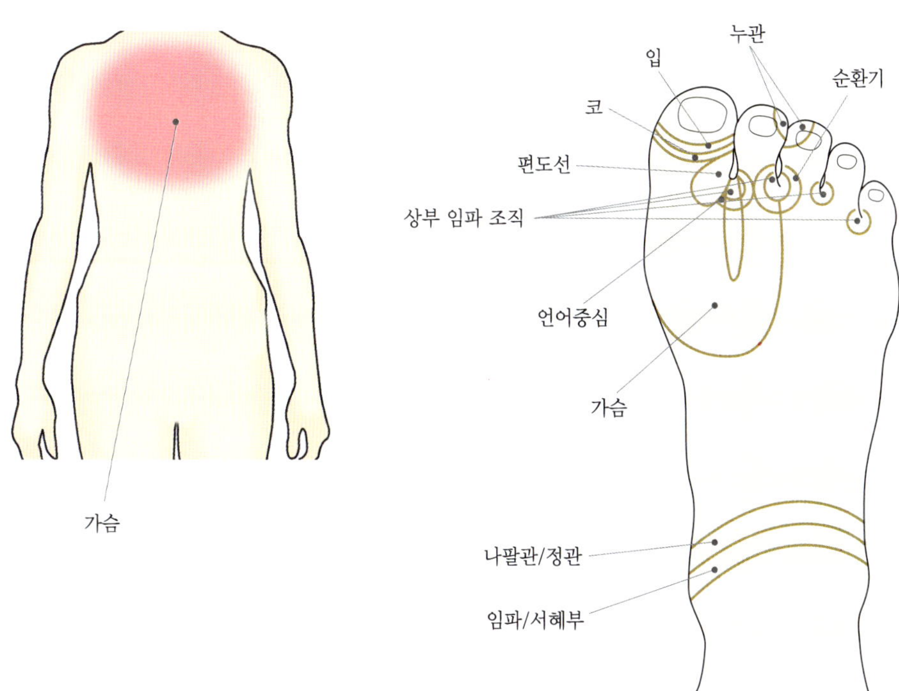

가슴

가슴에 문제가 있어 가슴에 영향을 미치는 경락의 경로를 확실히 알기 위해서는 그 문제가 발생한 지점이 정확히 어디인지를 먼저 알아야 한다.

특정 순환기 지점

이들 특정 지점은 심장, 순환기, 체온에 자극을 주도록 되어 있다. 이 반사점의 위치는 양쪽 발바닥과 둘째발가락과 셋째발가락 사이의 발등에 있다. 이 지점은 위경이 지나가는 곳이기 때문에 갑상선에 영향을 끼쳐서 결국 체온의 변화와 심장 박동속도, 인체 순환기 등을 관장한다.

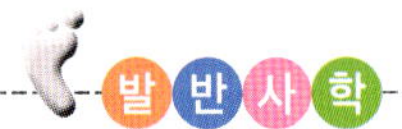

10 발의 분석

누구나 처음 태어날 때는 건강한 발을 가지고 태어나지만 대체로 성인의 80%에 해당하는 사람들은 발 모양이 변형된다. 하지만 우리는 발에 생긴 병이나 변형(티눈, 피부경결-못, 건막류-엄지발가락 안쪽에 생기는 염증 따위)의 원인을 맞지 않는 신발 탓으로 여기는 경향이 있다. 발에 맞지 않는 신발도 물론 원인의 일부가 될 수는 있지만 이는 어디까지나 부분적인 원인에 지나지 않는다.

문제가 생긴 발 부위는 몸에 병이 난 부위와 관계가 있다. 경락에 생긴 울혈이나 반사점에 생긴 울혈은 그 원인이 내부 요인에 근거한 것일 수도 있고 외부 요인 때문일 수도

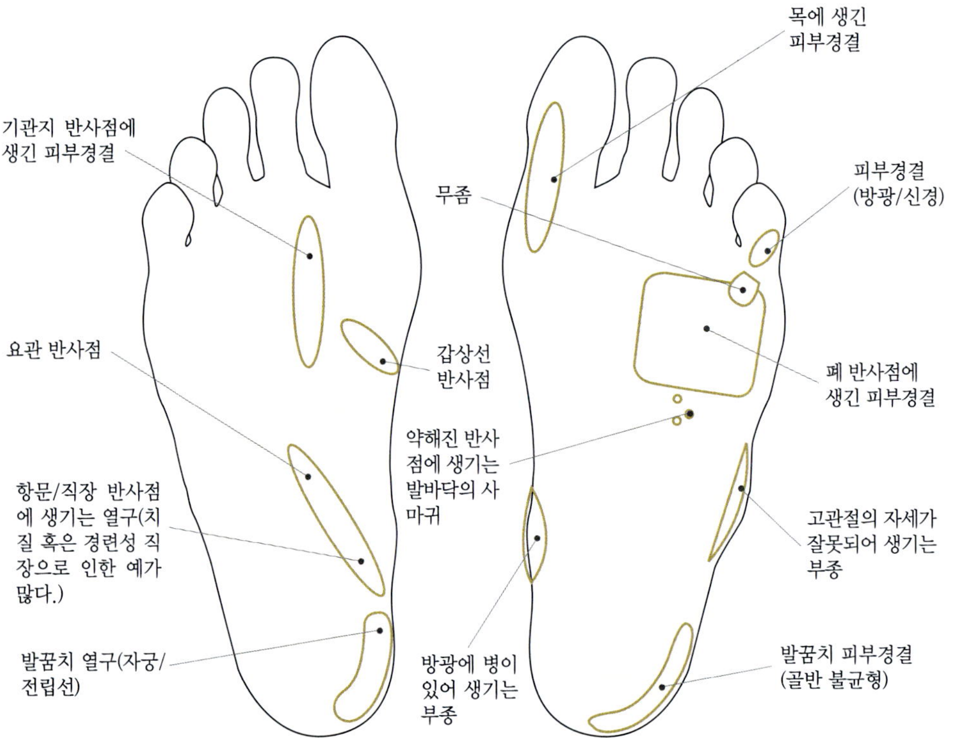

있지만 둘 다 인체의 평형을 깨뜨리는 결과를 가져온다. 그 문제의 원인이 내부 요인으로 인한 것이라면 반사점과 관련 경락은 과도한 압력과 마찰에 특히 민감한 반응을 보일 것이고, 티눈이나 피부경결, 그 밖의 병이 더 잘 생기게 될 것이다. 또한 외부 요인들도 내부 요인과 마찬가지로 경락을 따라 울혈이 생기게 만든다.

이처럼 경락에 생긴 울혈을 제대로 풀지 못하면 인체에 퍼져 있는 전체 경락에 나쁜 영향을 주게 되며, 결국 몸 전체의 균형이 깨지게 된다. 인체를 전체 개념으로 파악한다면 반사점과 경락을 조화시킴으로써 기존과는 다른 관점에서 이런 문제들을 해석하고 실마리를 풀어나갈 수가 있다. 또한 경락을 고려할 때는 어느 지점에서 증세가 발견되었는가 하는 것이 매우 중요하다.

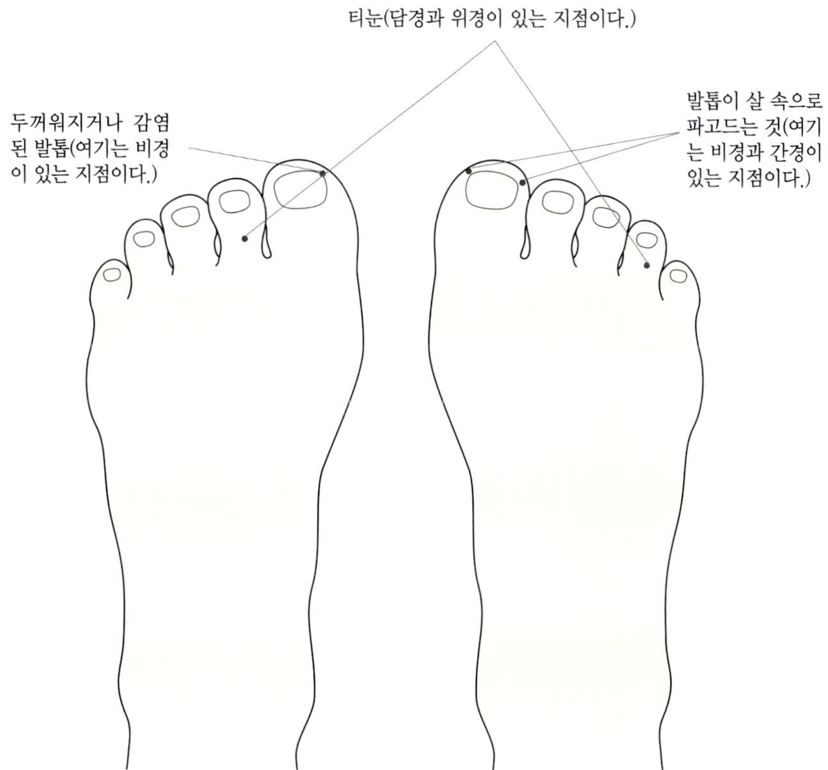

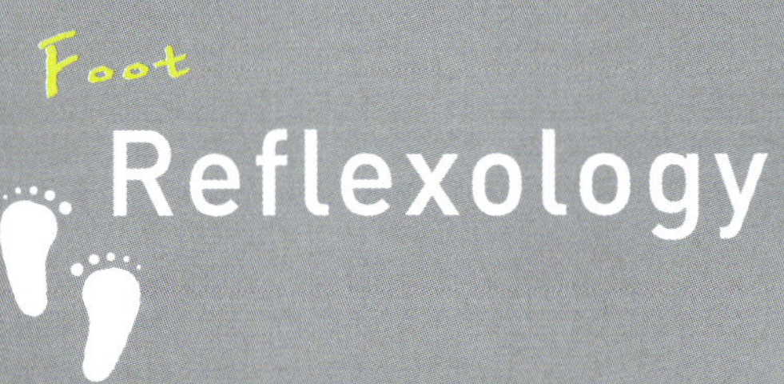

Foot
Reflexology

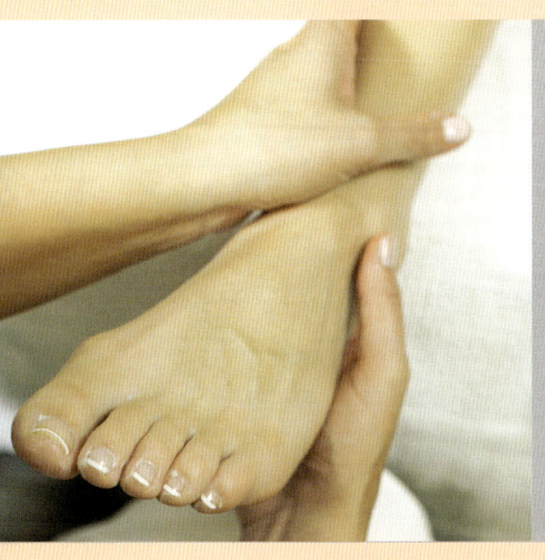

Chapter 02
발반사요법 테크닉

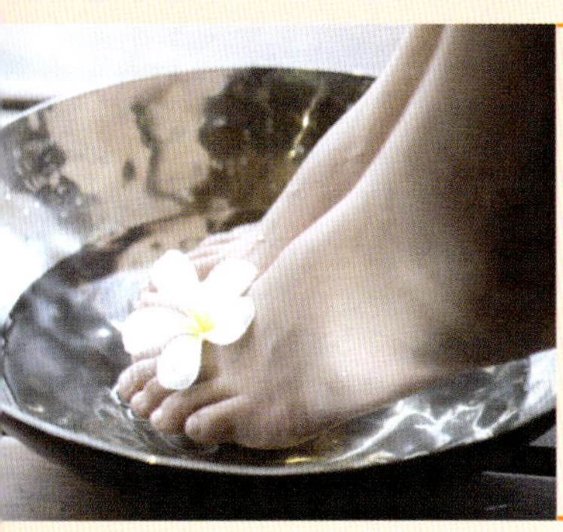

기본 테크닉

1. 한국식 테크닉의 기본기법

(1) 누르기법

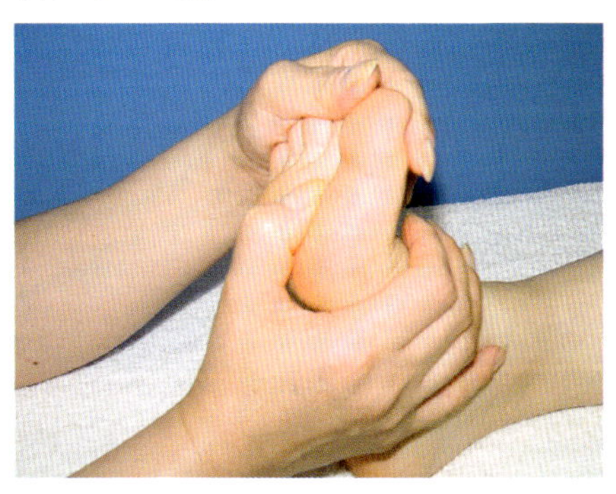

반사점에 필요한 세기의 압력을 가할 수 있다. 엄지의 마디를 구부린 각도에 따라 누르는 크기가 정해지며 밀기, 문지르기, 돌리기 등의 기법과 병행한다.

정확한 테크닉은 효과를 높이는 데 중요한 요소이다.

(2) 밀기법

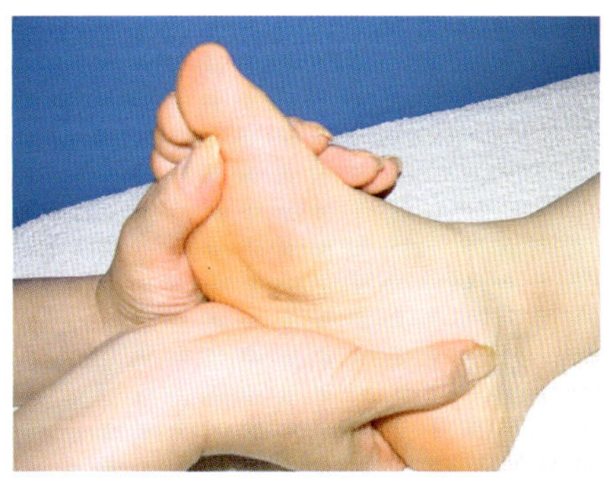

넓은 구역을 밀기로 자극하는 방법과 누르기 한 부위의 자극을 상승시켜 주기 위해 병행하는 방법이 있다. 누르기와 밀기를 연속적인 방법으로 연결시킨다.

넓은 반사 구역이라 할지라도 반사구의 위치와 민감점은 정확할수록 좋다.

(3) 문지르기법

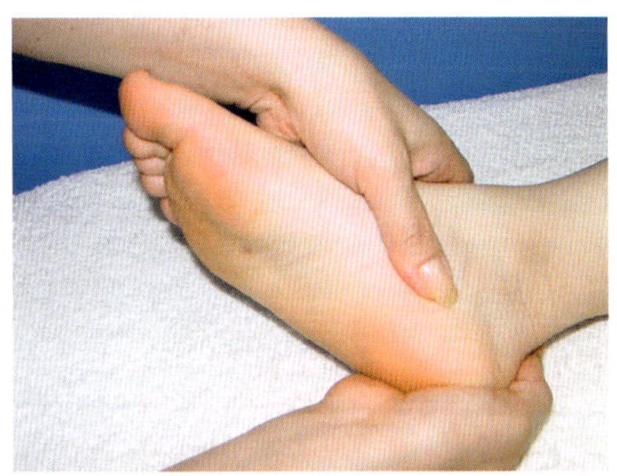

누르기 또는 밀기로 자극한 반사 부위를 풀어 주기 위해 사용하는 기법으로 손바닥의 근육이나 사용했던 엄지 또는 검지나 중지, 때로는 엄지를 제외한 네 손가락을 모두 함께 사용하기도 한다.

(4) 잡아당기기법

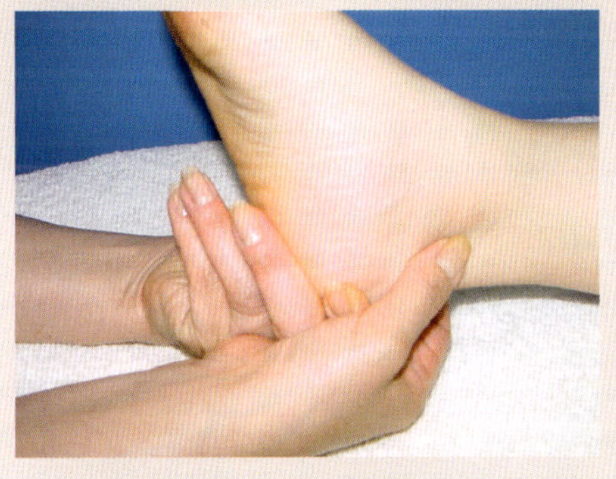

엄지와 검지, 중지를 함께 사용하며 아킬레스 건이나 장딴지, 발의 측면 등의 부위를 당겨줄 때 쓰는 기법이다.

당기는 압력의 세기가 균형을 이루어야 한다.

(5) 늘려주기법

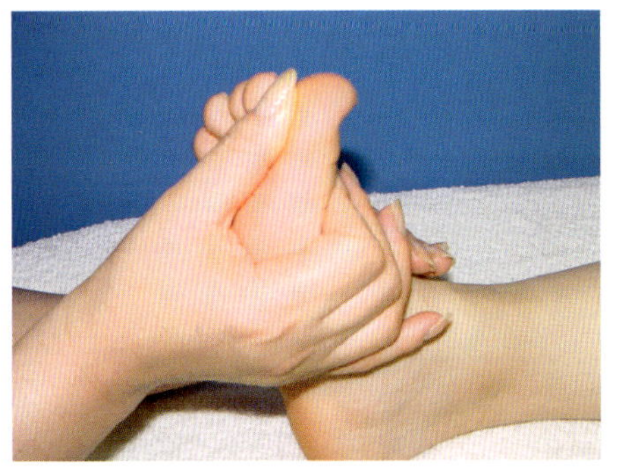

발가락을 뒤로 젖혀 준다거나 발목을 늘려줄 때 사용하는 기법이다. 발가락을 전체적으로 움켜주고 발목을 당긴다.

힘의 세기가 일정한 것이 효과적이다.

(6) 두드리기법

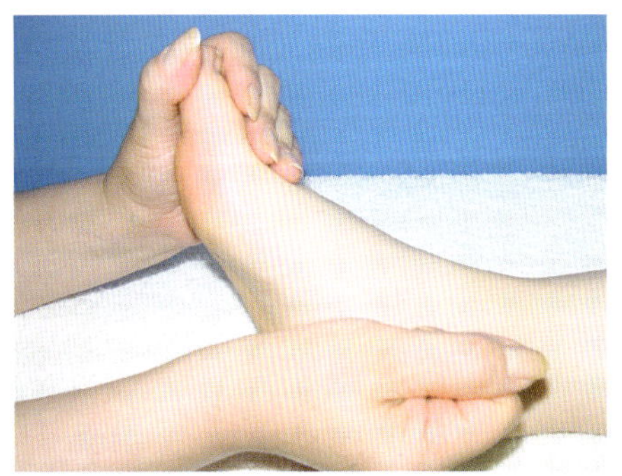

가볍게 쥔 주먹이나 엄지 또는 다섯 손가락을 모아 끝 부분으로 반사 부위를 가볍게 터치할 때 사용하는 기법이다.

진동의 파급이 급격하지 않도록 세기와 시간 차를 일정하게 유지한다.

(7) 돌리기법

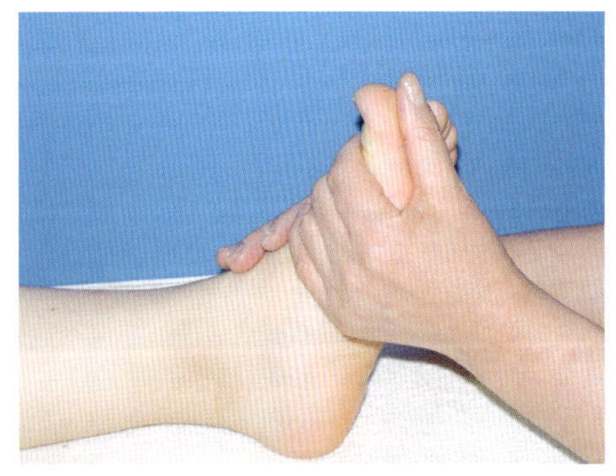

회전기법이다. 누르기한 부위를 동시에 좌 또는 우측으로 회전시켜 풀어준다.

주로 엄지를 사용하나 구역에 따라 검지나 중지 또는 엄지를 제외한 네 손가락 끝 모두를 사용하기도 한다.

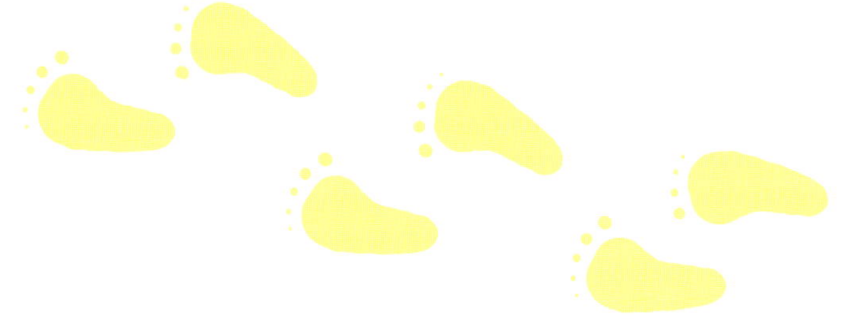

2. 중국식 테크닉의 기본기법

(1) 점법 – 압박하기

검지를 구부려 관절의 끝 부분으로 반사점을 강하게 누르고 자극하는 압박기법이다.

한 반사구에 대한 자극은 반복적이며, 처음과 끝이 균일해야 한다.

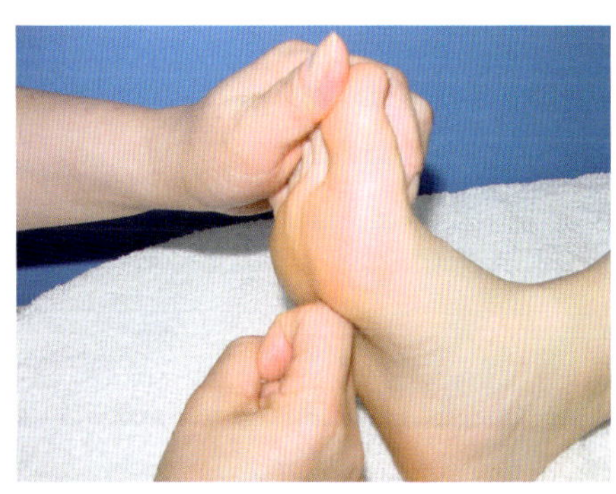

(2) 안법 – 누르기

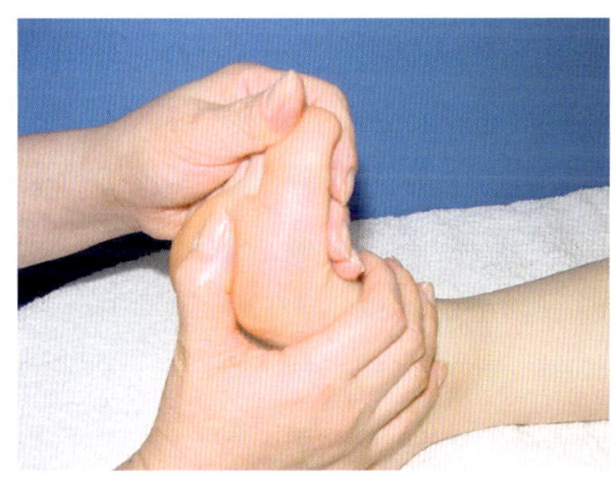

엄지를 직각 또는 비스듬한 방향으로 부드럽게 또는 가볍게 누른다. 압력의 세기를 약하게 사용하는 기법이다.

누를 때의 압력을 결정하고 변동되지 않도록 한다.

(3) 고타법 – 두드리기

손바닥 또는 측면을 사용하여 두드리는 기법이다. 손가락을 모아 끝 부분으로 북을 두드리듯 하기도 한다.

종아리 부위 또는 족궁의 중심 등의 부위에 사용된다.

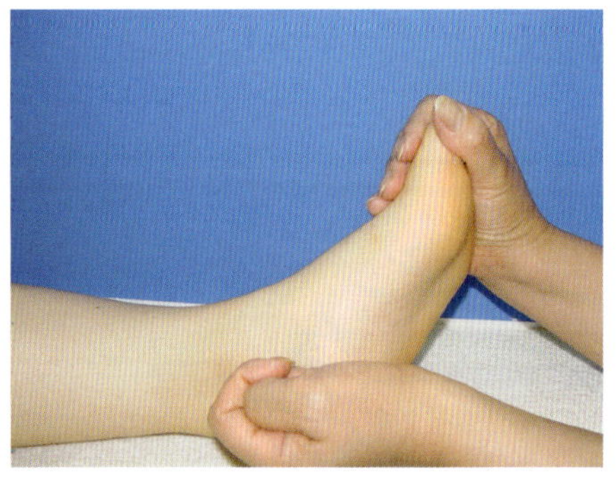

(4) 추법 – 밀기

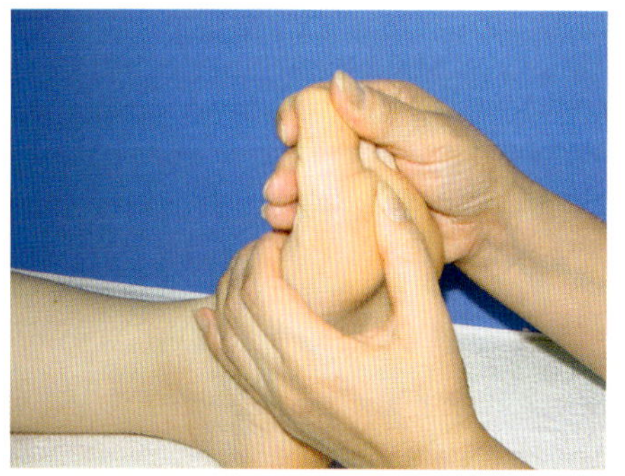

엄지를 사용하여 반사 부위를 밀기로 자극하는 기법이다.

넓거나 기다란 반사 구역에 적용된다.

(5) 날법 – 꼬집어 당기기

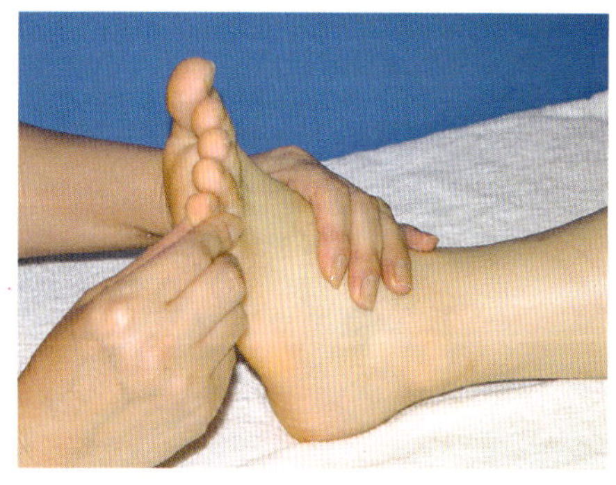

경중의 힘으로 문지르거나 꼬집어 잡아당기는 기법이다.

잡아당길 때는 엄지와 검지를 사용한다.

(6) 유법 – 문지르기

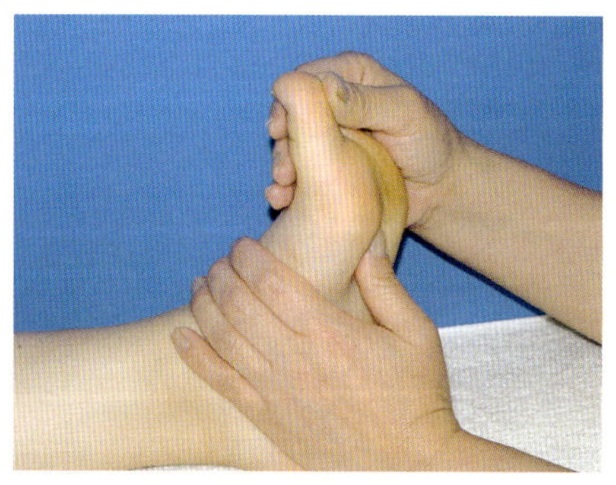

손가락 또는 손바닥을 이용하여 부드럽게 문지르거나 회전시켜 풀어주는 기법이다.

엄지나 모지근 또는 수근 전체를 밀착시켜 사용하기도 한다.

(7) 찰법 – 쓰다듬기

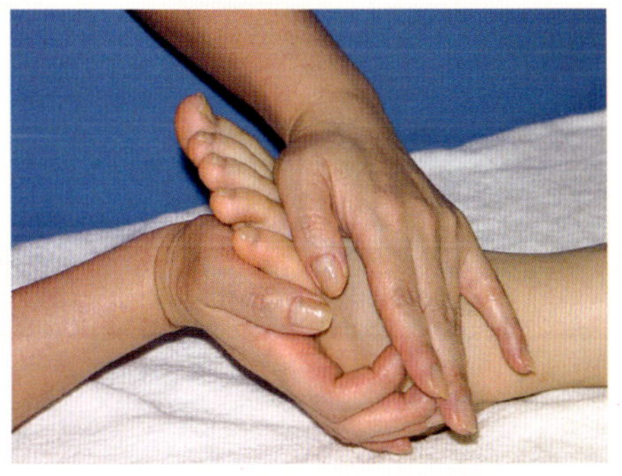

손바닥이나 손가락을 구부린 관절 부위로 반사 부위를 풀어줄 때 쓰다듬는 기법을 사용한다.

주로 검지를 구부려 강한 압력을 주어 쓰다듬기도 하지만 엄지를 구부려 관절 부위로 끌거나 밀착시켜 압박한 후 모지근 또는 장심의 수근으로 쓰다듬듯이 풀어주는 기법이다.

(8) 삽법 – 찌르기

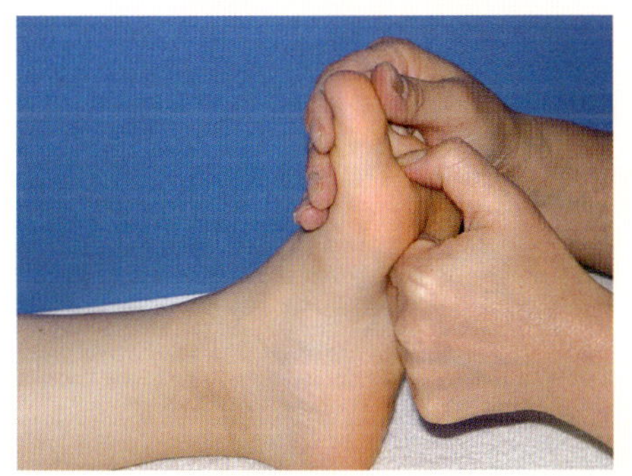

엄지의 끝 부분으로 점점 강하게 누르거나 엄지와 검지로 찌르듯이 강하게 자극한다.

규칙적인 자극으로 경쾌하고 절도 있는 기술을 적용한다.

> 중국식 기법은 매우 다양하여 진법(떨기), 마법(비벼주기), 나법(주무르기), 곤법(굴리기), 요법(돌리기), 반법(비틀어주기), 발신법(당겨주기), 단법(들기) 등이 활용된다.

3. 일본식 테크닉의 기본기법

(1) 누르기

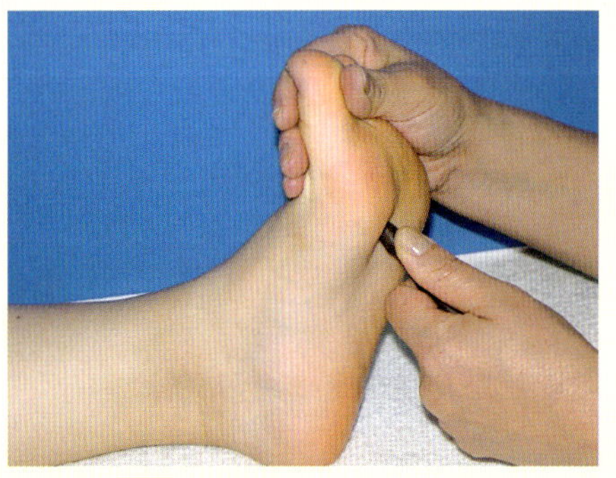

　수직방향으로 깊은 자극이 필요한 곳에 사용한다.

　스틱(지압봉)은 대개 짧게 잡고 사용한다.

(2) 밀기

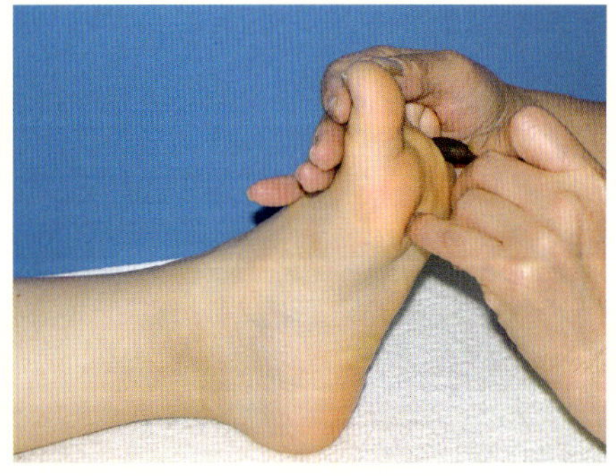

　넓은 반사 구역을 자극할 때 사용한다.

　해당 반사 구역을 벗어나지 않도록 작은 동작으로 반복적인 자극을 가한다. 멀리서 가까워지는 방향으로 또는 위에서 아래 방향으로 또는 아래에서 위 방향으로 유지한다.

(3) 굴리기

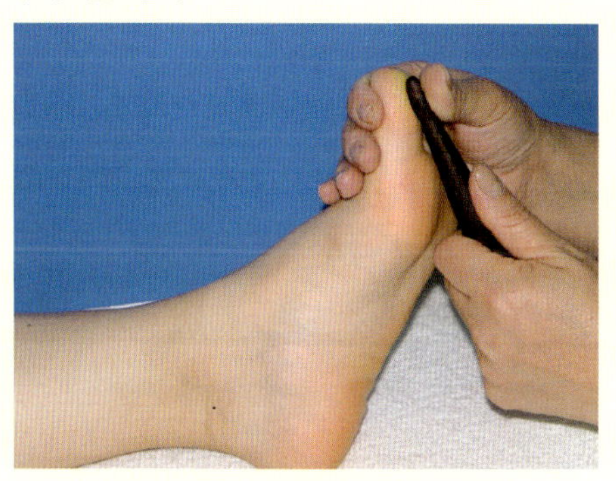

봉(stick)의 측면 부위를 반사점에 밀착시켜 누른다.

반사 구역의 위치에 따라 굴리듯이 밀착시켜 자극하기도 한다.

(4) 끌기

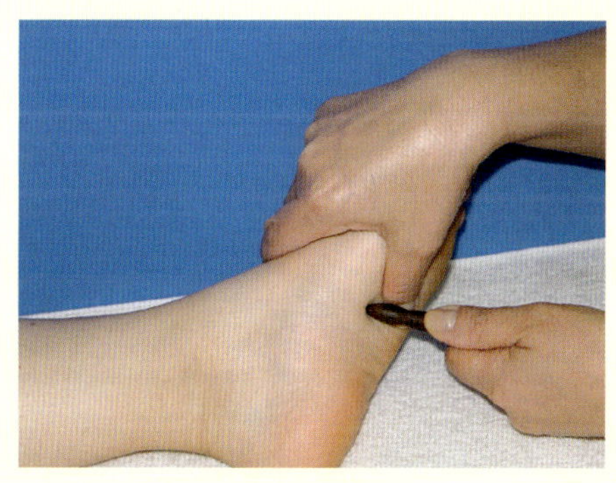

좌우 또는 상하로 자유롭게 자극을 가할 수 있다.

지압봉을 쥐지 않은 반대편의 보조 손으로 스틱이 미끄러지지 않도록 조정한다.

(5) 찌르기

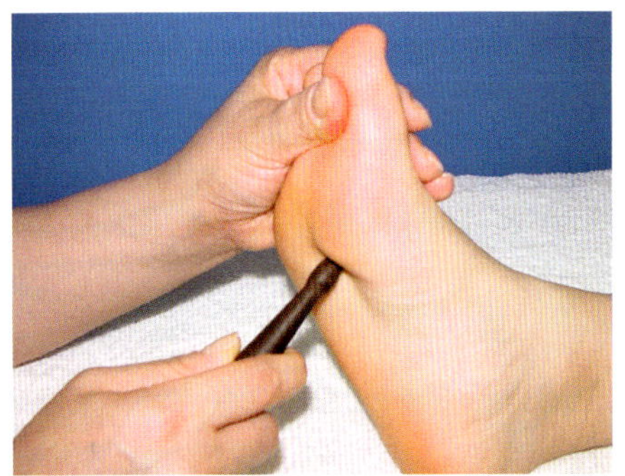

　강한 압력을 일으키는 기법이다. 반사점과 수직되게 압력을 가한다.

　이때 보조 손은 발이 밀려 나가지 않도록 당기거나 그립(grip)하여야 한다.

(6) 문지르기

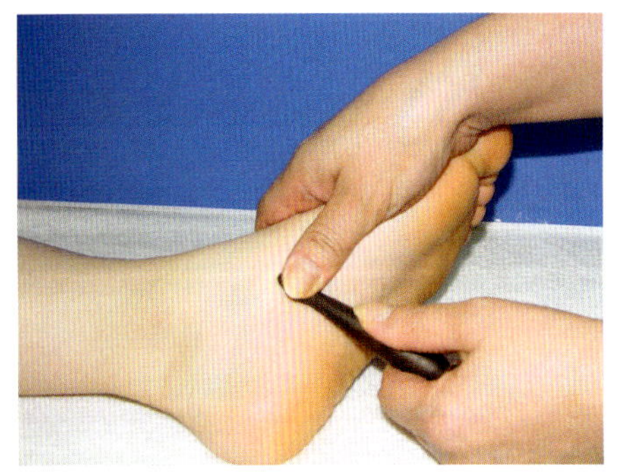

　누르기 또는 찌르기한 부위를 풀어줄 때 사용한다.

　보조 손의 엄지로 지압봉의 끝 부위를 밀착시켜 반사 부위를 자극한다.

(7) 돌리기

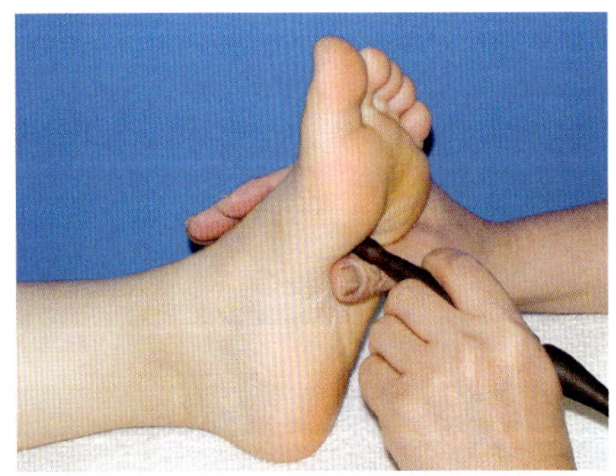

　누르기한 반사 부위의 이완에 적합한 기법이다.

　보조 손을 활용하여 지압봉이 반사 구역을 벗어나지 않도록 받치거나 함께 움직여준다.

노폐물을 배출시키는 **기초 반사구**

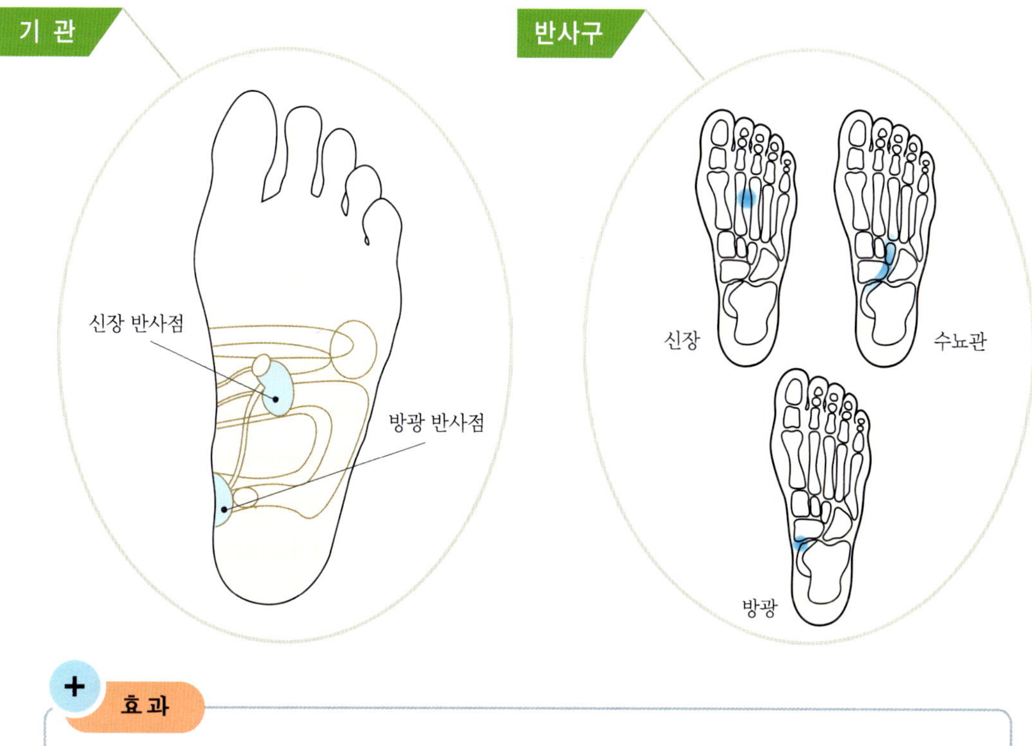

효과

노폐물 배출, 정신 안정, 천식과 기침, 불면증, 결석증, 방광염, 요실금, 고혈압

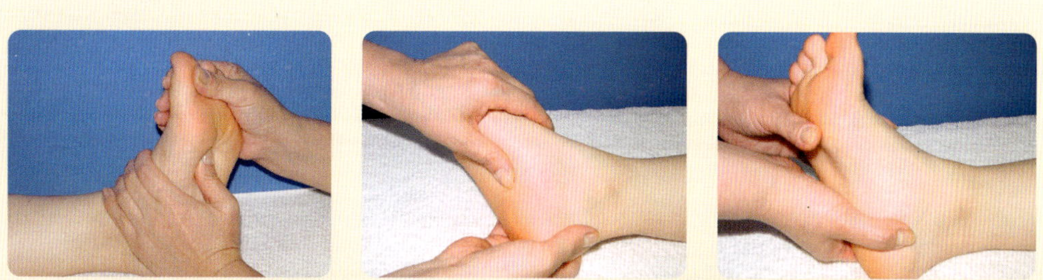

신장과 수뇨관은 강한 세기의 압력으로 누르고 방광은 보통의 세기로 누르기/밀기로 마사지한다. 반사요법을 시작하거나 마무리할 때는 반드시 기초 반사구를 자극한다.

신장(腎臟 : kidney)

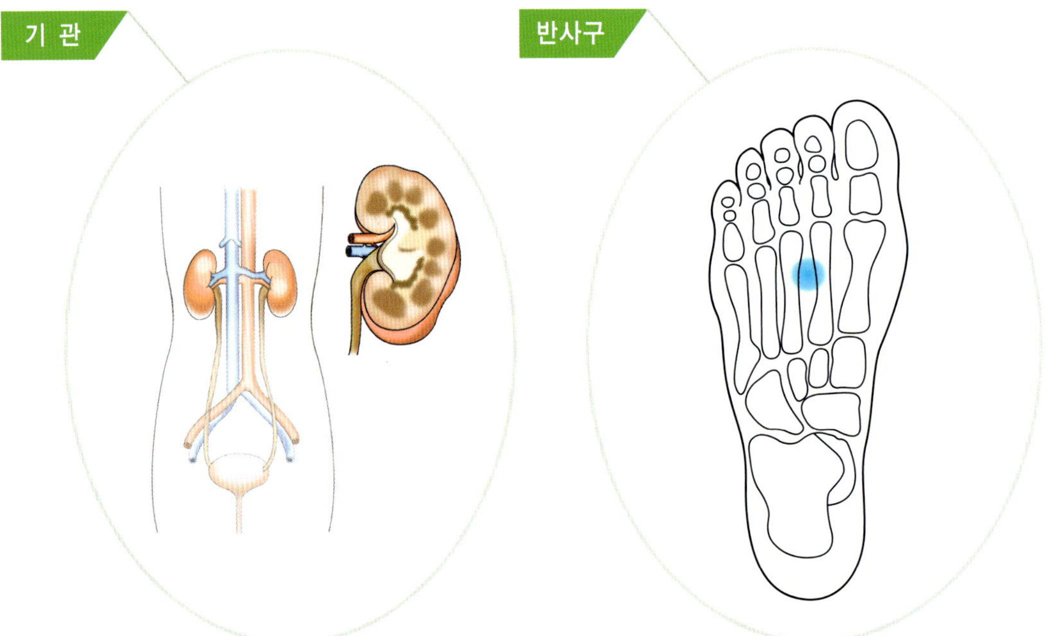

제2번, 3번 중족골 머리 아래 우묵한 지점, 수뇨관, 방광, 부신과 상관 반사구임

신장 체내의 대사 과정에서 발생된 노폐물을 여과하거나, 과잉 물질을 체외로 배출시키기 위해 오줌을 만들어 낸다. 진한 밤색의 콩 모양 형태를 갖추고 무게는 150g, 폭 5cm, 길이 10cm 정도로 허리 부위의 양쪽에 부착되어 있다. 신장은 신동맥으로부터 혈액을 공급받으며, 혈압 조절작용이 있다. 반사구는 양쪽 발에 쌍으로 존재한다.

효 과

신장병, 결석, 관절염, 만성 피로, 당뇨, 천식, 기침, 정신 안정, 고혈압

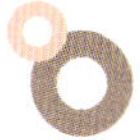 테크닉 **1**

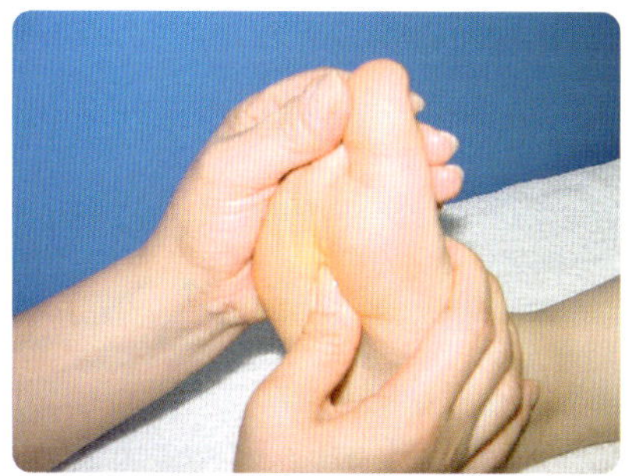 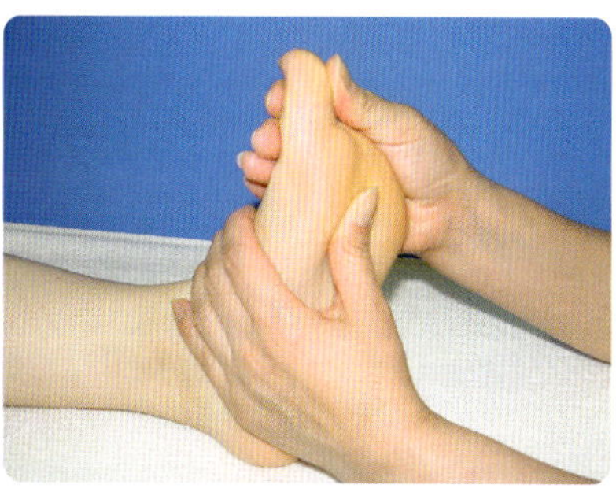

왼쪽 발의 경우 오른쪽 손이 치료 손이 되고 왼쪽 손은 보조 손이 된다. 엄지 손가락을 밀착한 다음 보통의 세기로 압력을 가한다. 보조 손의 수근(손바닥 근육)으로 풀어준다.

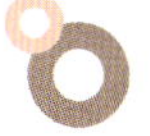 테크닉 **2**

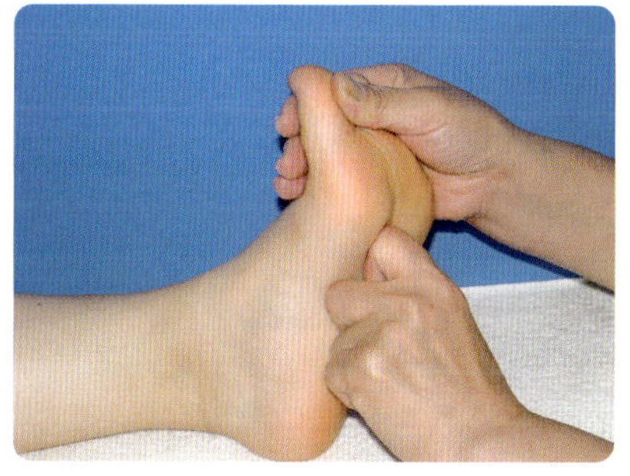 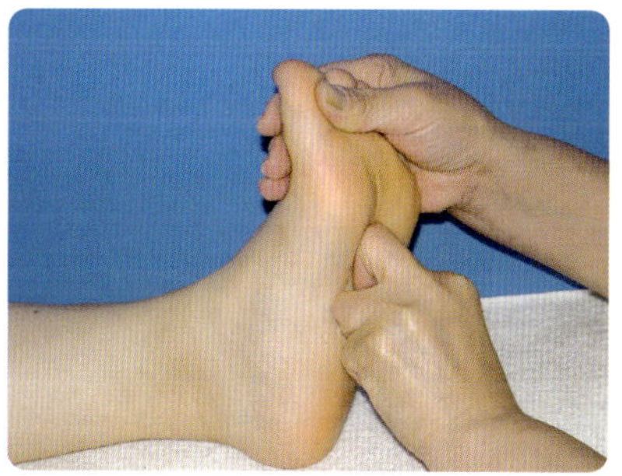

검지를 구부려 관절의 끝 부위를 반사점에 대고 보조 손의 엄지와 협력하여 점법과 찰법을 응용한다.

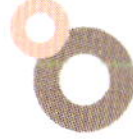 테크닉 **3**

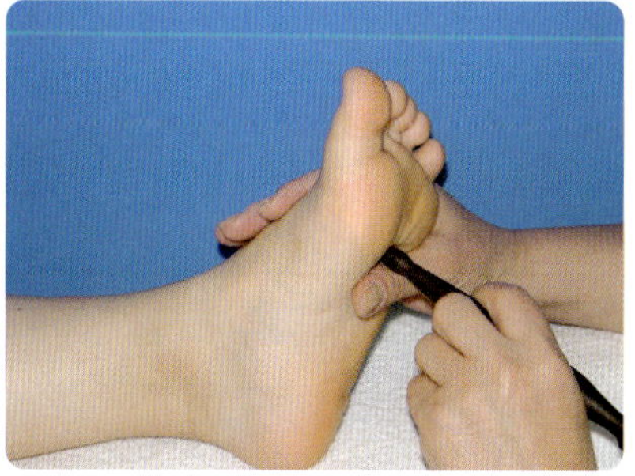 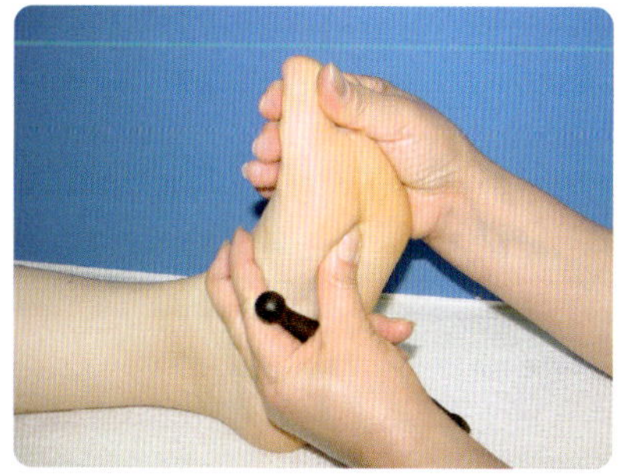

스틱은 비교적 짧게 쥐어야 효과적이다. 반사점에 접촉시킨 봉의 끝 부분을 보조 손이 지지하면서 누르기와 풀어주기가 함께 이루어진다.

부신(副腎 : adrenal glands)

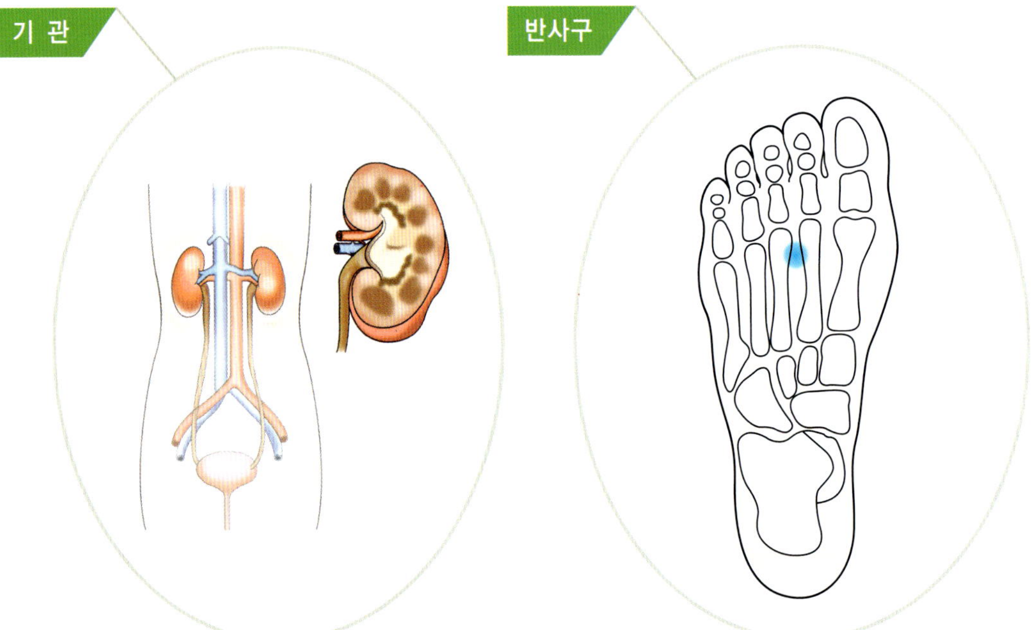

신장과 상관 반사구로써 좌우 양 발바닥의 중심 부분, 제2번, 3번 중족골의 신장 반사구 윗부분 구역

부신 두 쌍의 작은 장기로, 신장의 위에 위치하고 있다. 내부 수질과 외부 피질로 구성되어 부신 수질은 노르아드레날린과 아드레날린을 분비하며, 인체의 긴장과 활력, 심장 박동, 혈압 조절 등에 중요하다. 피질에서는 스테로이드가 분비된다. 내분비 불균형, 스트레스의 조절, 관절염, 천식이나 알르레기에 효과적인 반사구이다.

효 과

호르몬 불균형 개선, 고혈압, 신부전증 치료의 보조요법, 천식(기침), 관절염

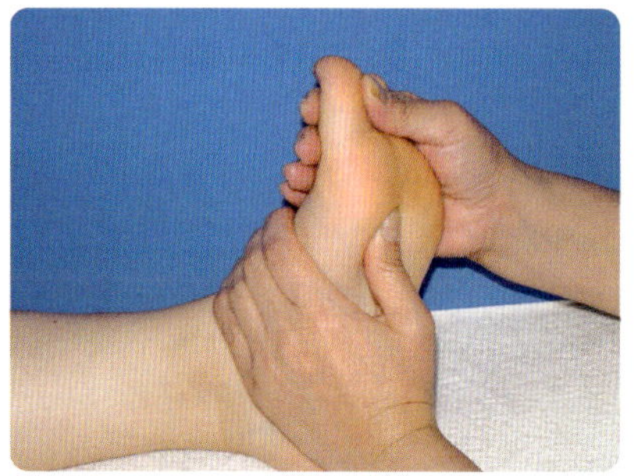
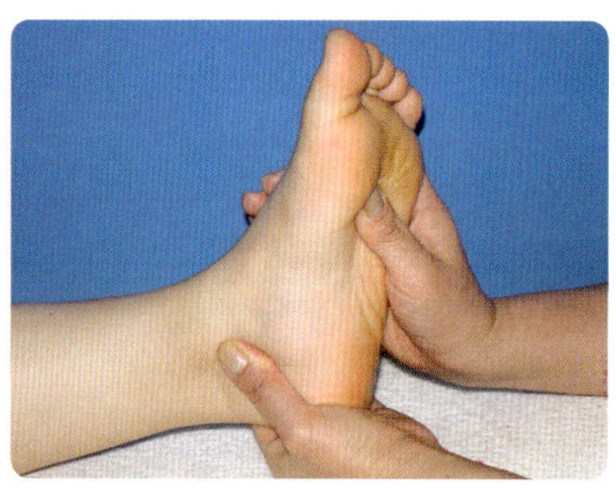

부신의 반사점은 신장과 가깝게 겹쳐져 있다. 테크닉은 신장과 동일한 방법을 사용한다.

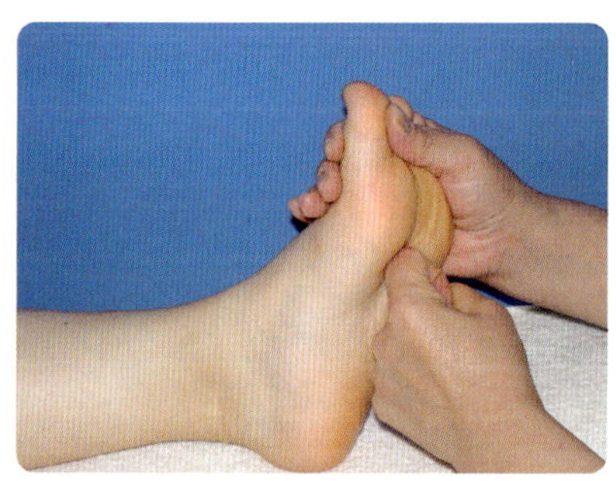
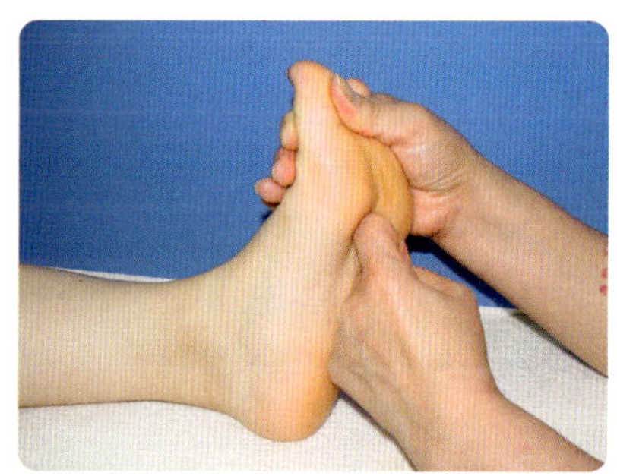

검지를 구부려 관절의 끝 부분을 반사점에 밀착하고 보조 손은 압력을 가중시키기 위해 협력한다.

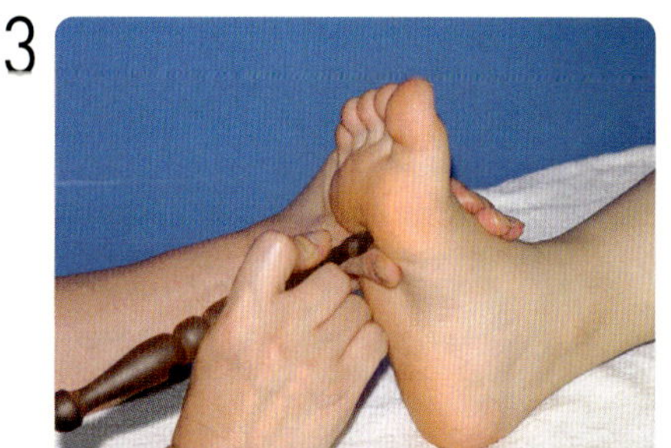
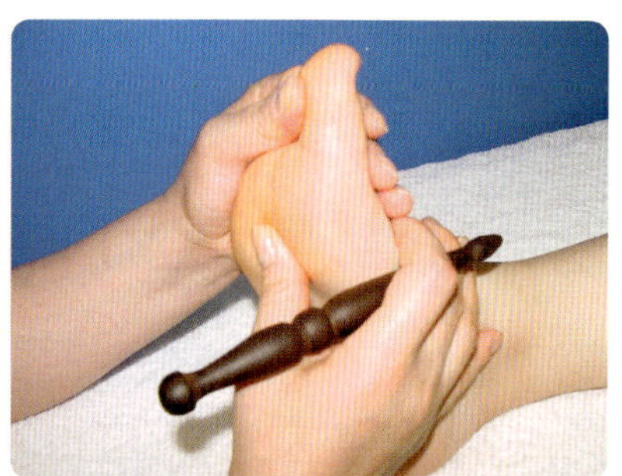

봉의 끝 부분을 보조 손의 엄지로 지지하고 반사 부위에 고른 자극이 가해질 수 있도록 협력한다.

3 수뇨관(輸尿管 : ureter)

중앙부, 제3번 중족골 뿌리에서 주상골 쪽으로 활 모양으로 분포됨. 신장, 방광과 함께 상관 반사구로 작용

수뇨관 길이 25~30cm 정도의 쌍으로 된 요관으로 신장에서 방광으로 오줌을 운반한다. 수뇨관의 기능이 약해지면, 오줌의 정체로 인해 독소가 발생한다. 오줌은 방광과 요관을 잇는 판막으로 인하여 역류되지 않고 배설된다. 요로계와 관련된 방광염 등에 효과적인 반사구이다.

효 과 --

노폐물 배설 촉진, 고혈압, 요로결석, 방광염, 요실금, 배뇨 곤란, 요도염

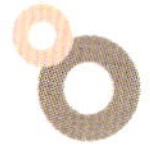 테크닉 1

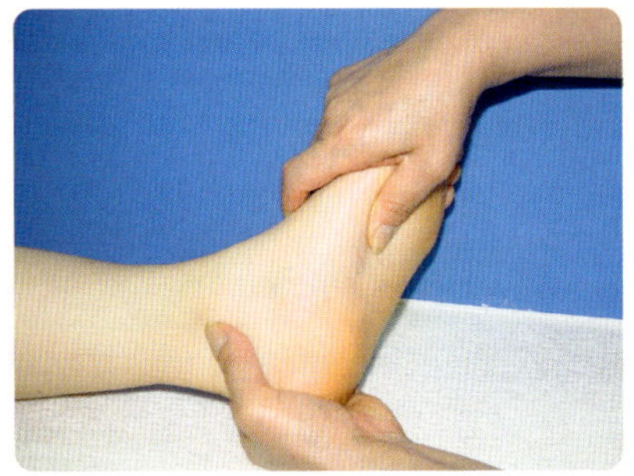 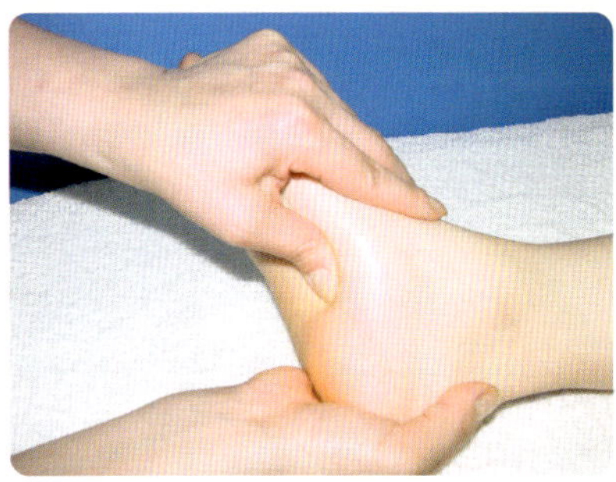

1. 치료 손의 네 손가락은 발등에 대어 지지하고 엄지를 반사점에 밀착하여 밀어 내린다.

2. 활 모양의 반사대에 검지 관절(둘째 손가락을 구부려 생긴 관절의 끝 부분)로 찰법을 사용한다.

3. 스틱이 반사 부위를 이탈하지 않도록 지지한 상태에서 더블 테크닉(여러 차례에 걸쳐 반사 부위를 자극하는 기법)을 사용한다.

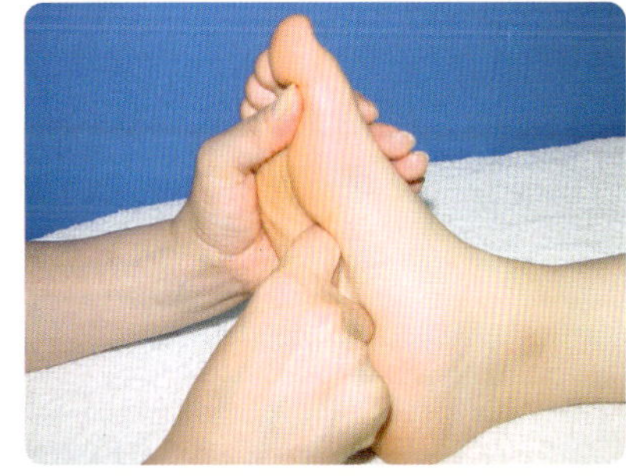 테크닉 2

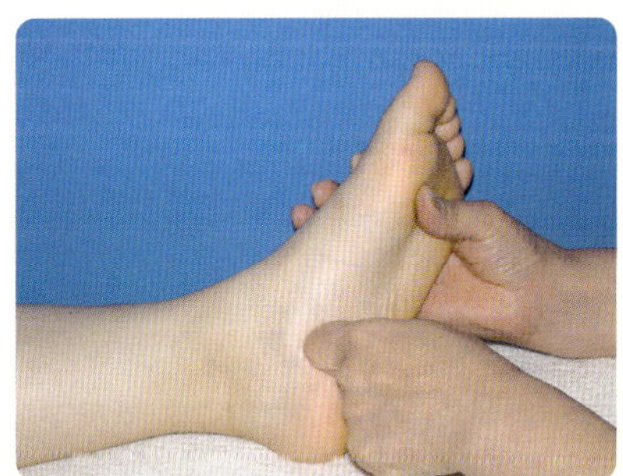

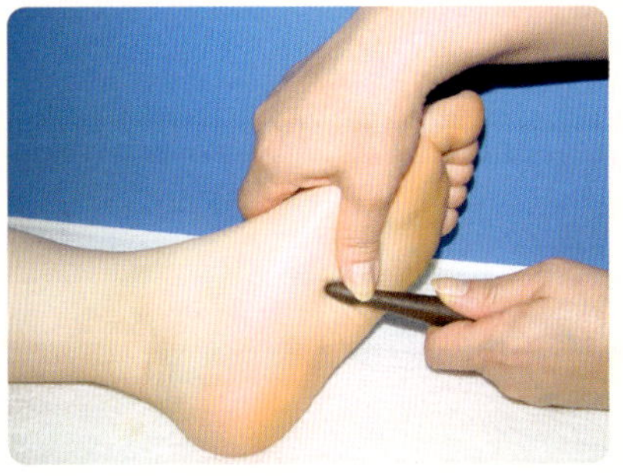 테크닉 3

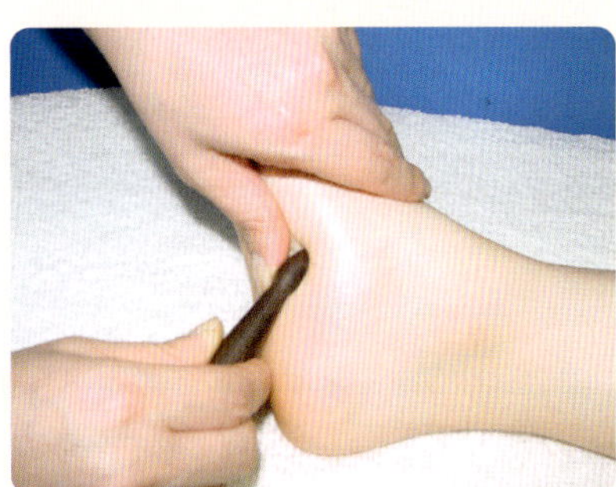

4 방광(膀洸 : bladder)

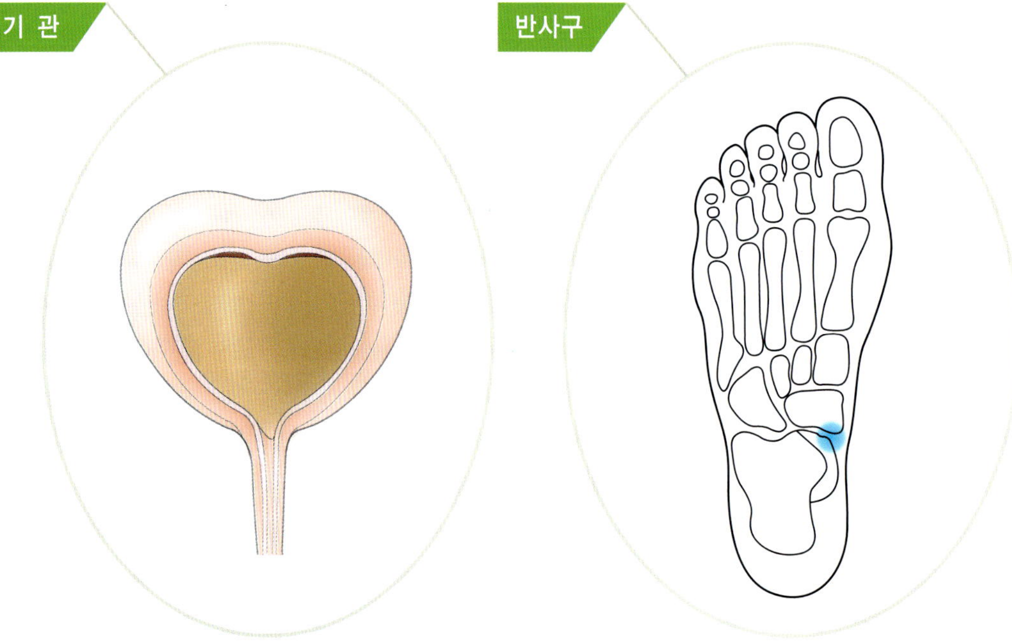

발바닥 내측면의 주상골과 거종골 간의 관절 지점

방광 골반강 내에 위치하고, 탄력과 유연성을 갖는 근육으로 이루어져 있다. 여성의 방광은 생식기 질 앞에 위치해 있으며 남성은 직장과 인접해 있다. 방광에 감염증이 생기면 소변이 자주 마렵고, 따끔거리거나 잔변감이 생기기도 한다. 방광괄약근이 약해져 수축력과 팽창력이 저하되면 요실금 증세가 나타난다.

효 과

비뇨기 계통 이상의 치료 시의 보조요법, 요실금, 방광염의 예방, 방광결석

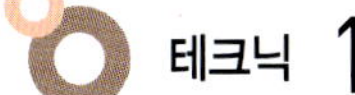 테크닉 1

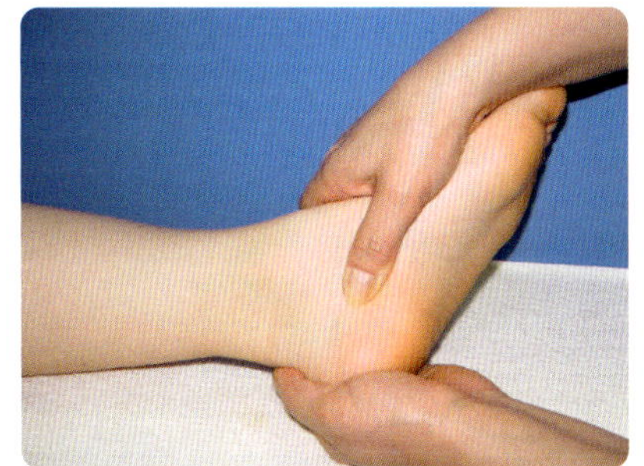 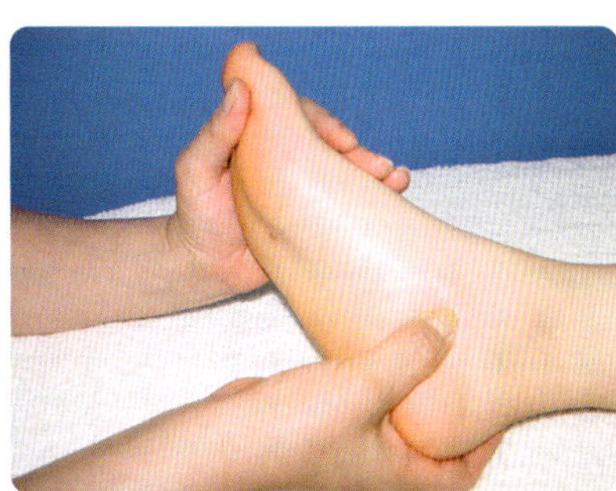

테크닉 2

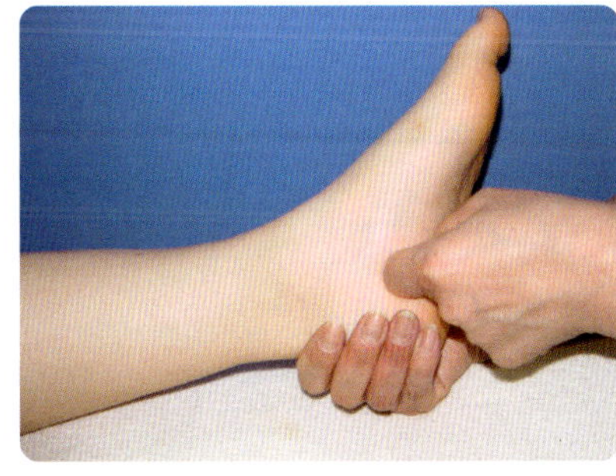 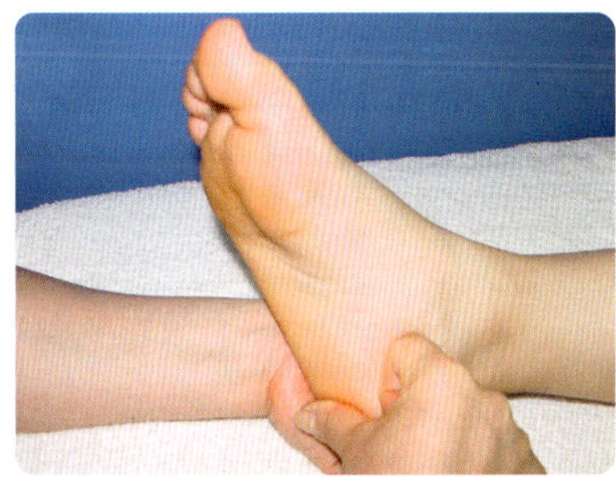

테크닉 3

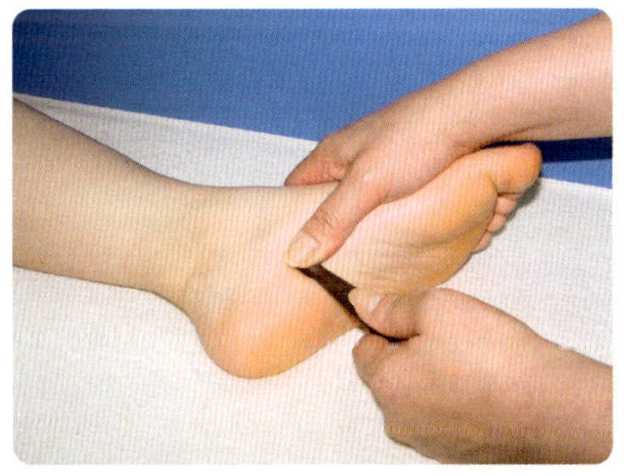 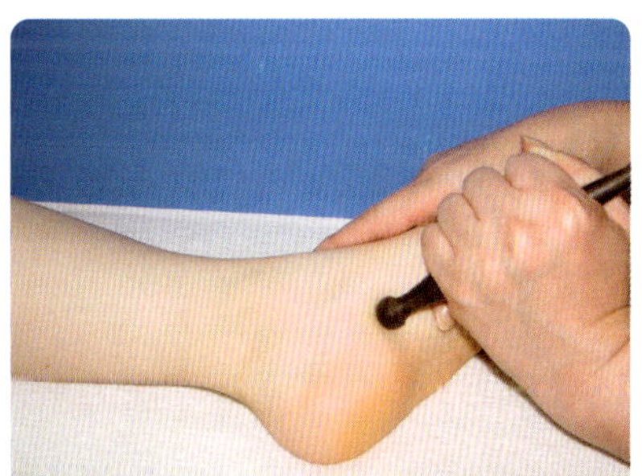

1. 엄지를 사용하여 반사점을 누른다. 압력의 세기는 보통의 정도로 하고 누르기
   와 밀기를 함께 사용한다.
2. 검지 관절을 발 내측에 대고 강한 압력으로 점법과 찰법을 사용한다.
3. 보조 손으로 반사점을 확보한 상태에서 누르기법으로 2~3초 간씩 자극, 압력
   은 보통의 세기로 한다.

전두동(前頭洞 : frontal sinuses)

양쪽 발의 발가락 끝 지점

전두동 코뼈인 전두골 내의 비강인 상악동, 사골동, 접형골동, 전두동 가운데 하나로써 부비강이라고 한다. 부비강에 염증이 일어나면 두통과 미열이 나고 집중력과 학업 능력이 떨어진다. 정맥동, 혹은 앞이마, 액두 등의 반사구로 표시하기도 한다.

효 과

두통, 불면증, 생체 항상성 유지, 심신 안정, 성장 촉진, 뇌출혈, 코와 귀의 병 치료 보조요법, 이명, 현훈증

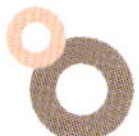 테크닉 1

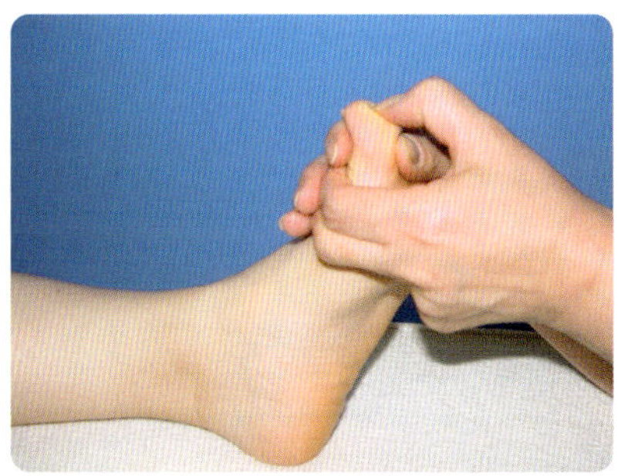 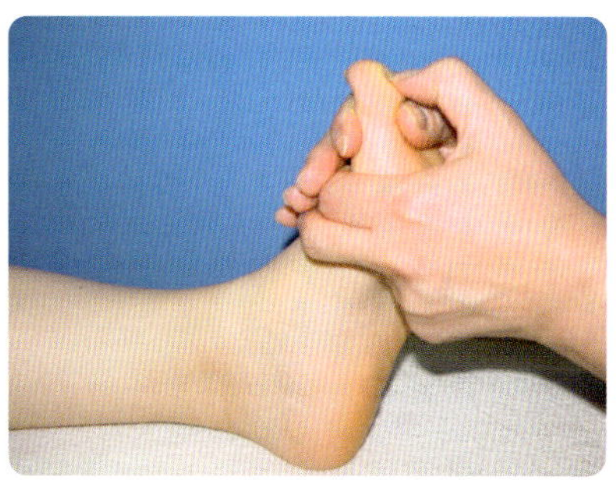

치료 손의 엄지 끝 부분(손톱의 프리에지 부위)을 반사점에 밀착한 뒤 걷기법으로 자극한다.

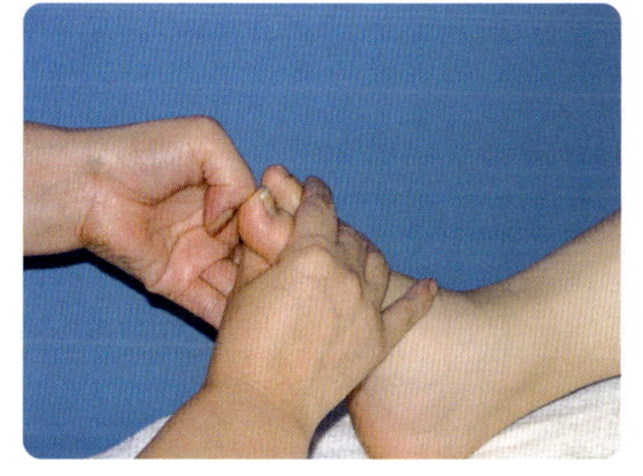 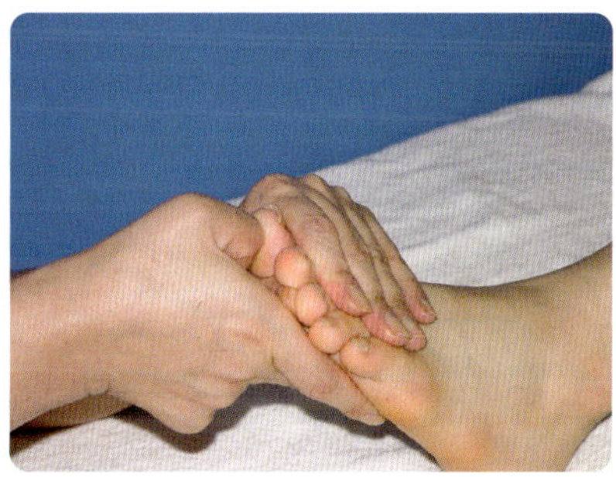

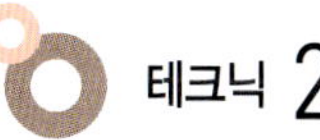 테크닉 2

엄지를 구부려 첫 번째 마디 끝 부위를 반사점에 밀착시키고 안법과 찰법으로 자극한다. 압력의 세기는 보통의 정도로 하여 일정하게 가한다.

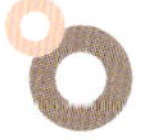 테크닉 3

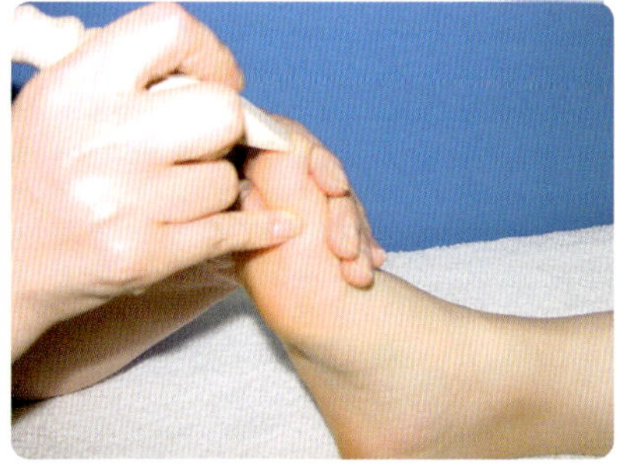 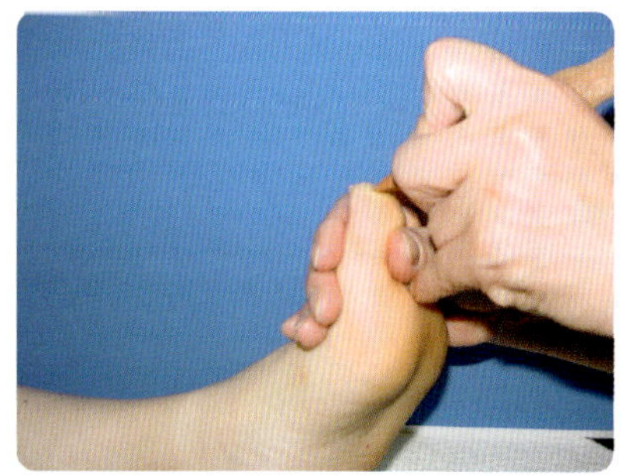

스틱은 짧게 쥐어야 한다. 가로 또는 세로의 방향으로 끌기 해 준다. 반복적인 더블 테크닉을 사용한다.

6 뇌하수체(腦下垂體 : pituitary gland)

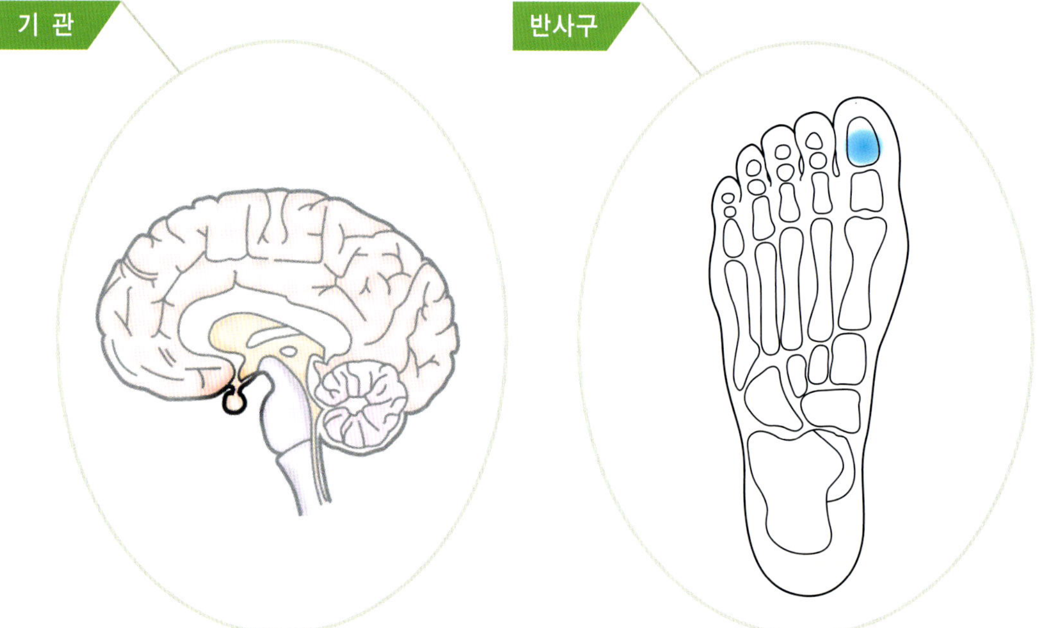

제1번 발가락 아래 도톰한 부위의 중앙 부분. 대뇌, 간뇌, 시상하부, 송과체 등 상관 반사구와 연결됨.

뇌하수체 전엽과 중엽, 후엽으로 이루어져 있다. 모든 내분비계통의 상위에 있다. 전엽은 성장 호르몬, 갑상선 호르몬(티록신), 부신피질 호르몬, 성 호르몬을 지배한다. 후엽은 옥시토신(자궁의 수축, 유선의 자극)과 바소프레신(혈압 상승, 신장의 수분 조절기능)을 분비시킨다. 내분비선이란 관이 존재하지 않으면서 혈관, 세포, 조직액 등으로 호르몬을 방출시키는 샘으로 뇌하수체선, 갑상선, 부갑상선(상피소체), 부신선, 흉선, 췌장, 송과체, 생식선 등이 있고 외분비선은 통로가 있는 분비선으로 한선, 누선(눈물샘), 타액선(침샘), 위선, 장선이 있다.

효 과

성 호르몬 증강, 성장 촉진, 심신 안정, 성기능 장애, 고혈압 또는 저혈압, 비만

테크닉

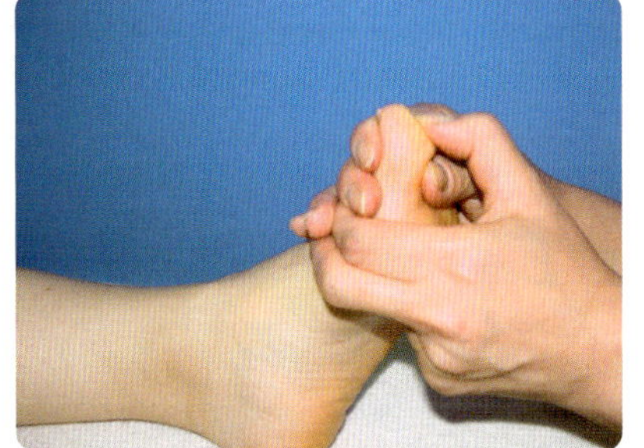 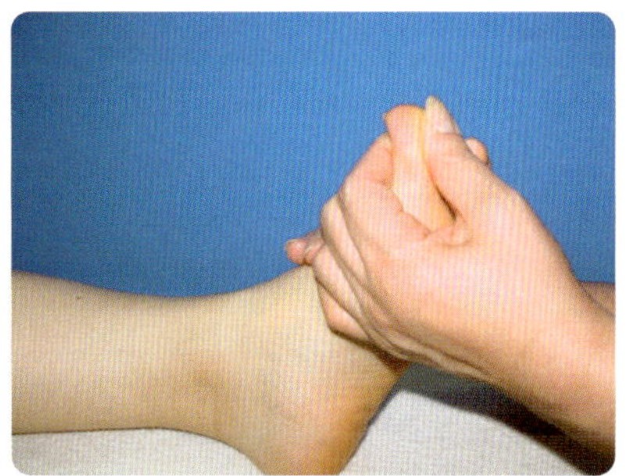

1

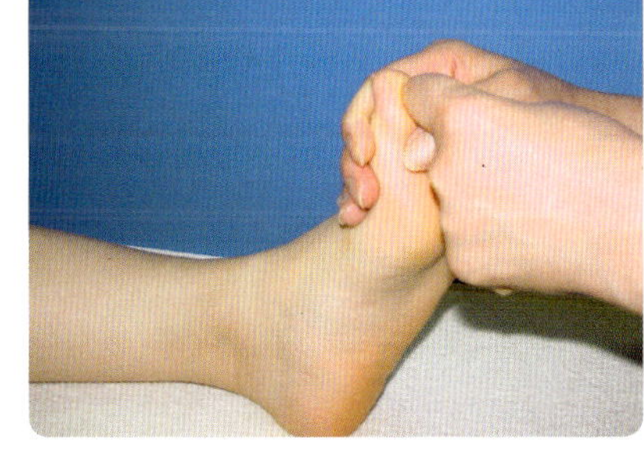 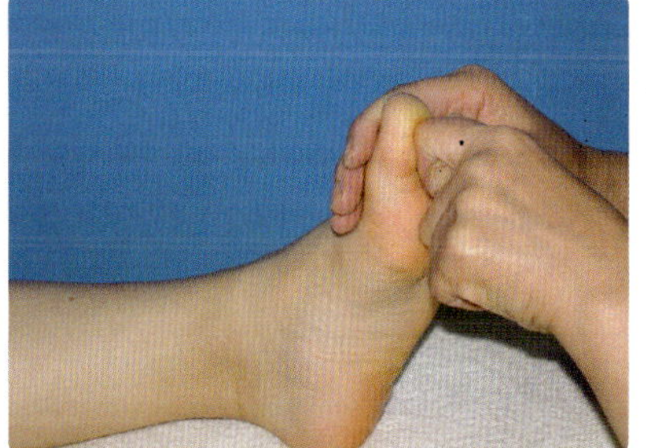

2

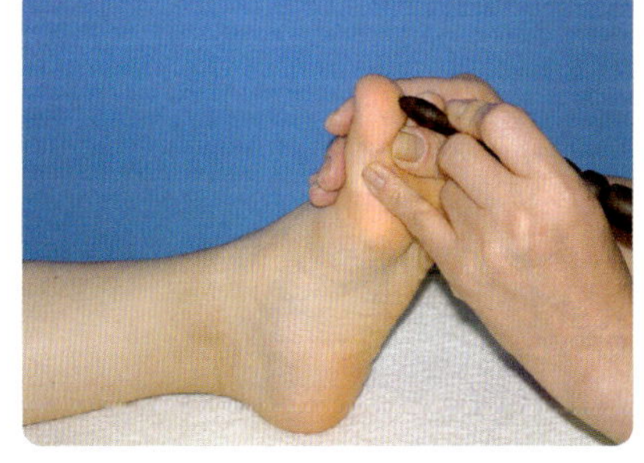 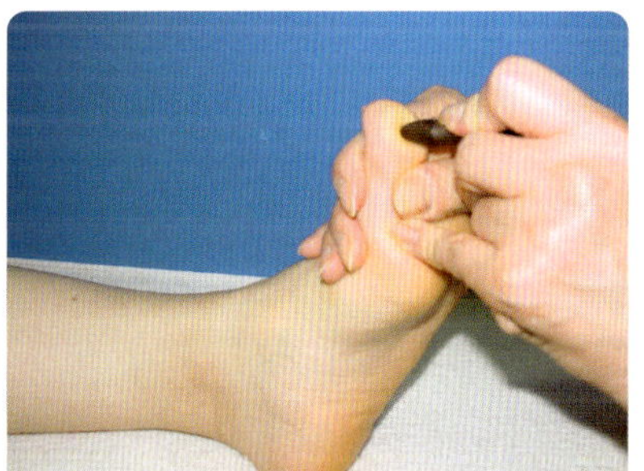

3

1. 엄지 끝 부분을 이용하여 걷기법으로 자극한다. 밀기법과 회전기법을 병행한다.
2. 검지를 구부린 상태에서 보조 손의 엄지를 끼워 둘의 협력으로 강한 힘을 가한다.
3. 보조 손으로 반사 부위를 잘 지지한 다음 끌기법을 사용한다.

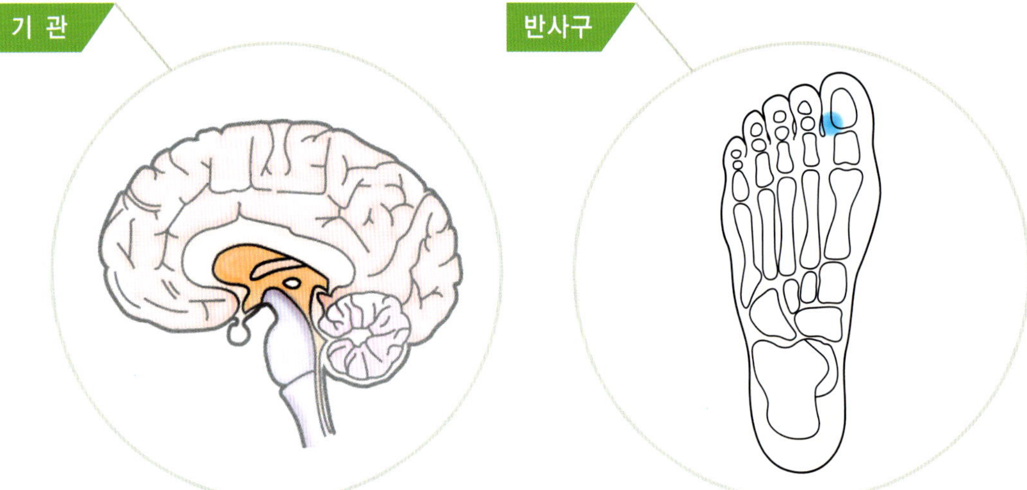

　제1번 발가락 외측면 하단에 위치하면서 소뇌, 삼차신경, 시상하부, 송과체 등 상관 반사구와 연결됨.

간뇌 전체 뇌(腦)는 1500g에 달하며, 많은 양의 혈액과 산소를 필요로 한다. 위치와 기능에 따라 대뇌, 중뇌, 소뇌, 간뇌, 연수 등으로 구분한다. 뇌간이란 생명 유지에 필요한 필수 기능(호흡, 체온, 심장박동, 혈액순환)을 지배하는 뇌수 중 대뇌와 소뇌를 제외한 중뇌, 교뇌, 연수를 총칭하는 말이다. 소뇌는 골격근(骨格筋) 운동의 작용과 기능을 지배하며 신체의 균형을 유지시킨다. 골격근은 수의근(隨意筋)으로 의식에 따라 움직이는 반면 내장근과 심근은 불수의근(不隨意筋)으로 자율신경의 지배를 통해 스스로 운동작용을 한다. 소뇌에 이상이 생기면 의식적인 동작과 운동, 언행 등이 부정확해진다. 연수(延髓)는 생명의 신경 중추로써 호흡 중추, 심장 활동 중추, 혈관 중추 등 중요한 중추가 연결되며, 뇌출혈로 손상을 입으면 치명적이다. 교뇌는 대뇌와 연수, 소뇌와 대뇌를 연결시키는 뇌로 삼차신경 등이 연결된다.

효 과

고혈압, 불면증, 두통, 기억상실증, 건망증

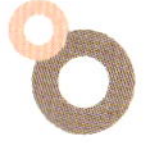 테크닉 **1**

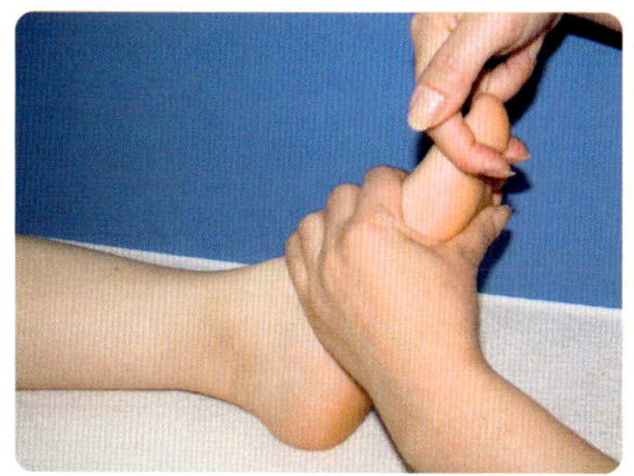 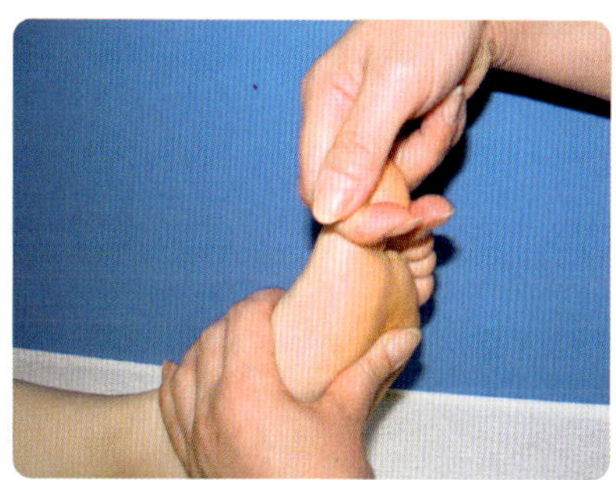

검지와 중지를 발가락에 끼운 상태에서 반사 부위를 압박 자극한다.

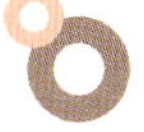 테크닉 **2**

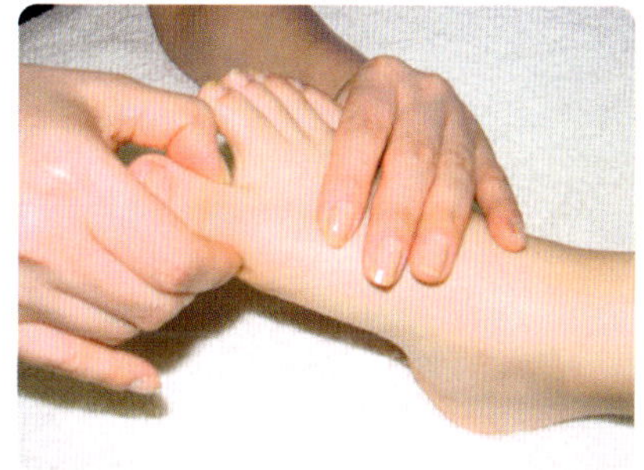 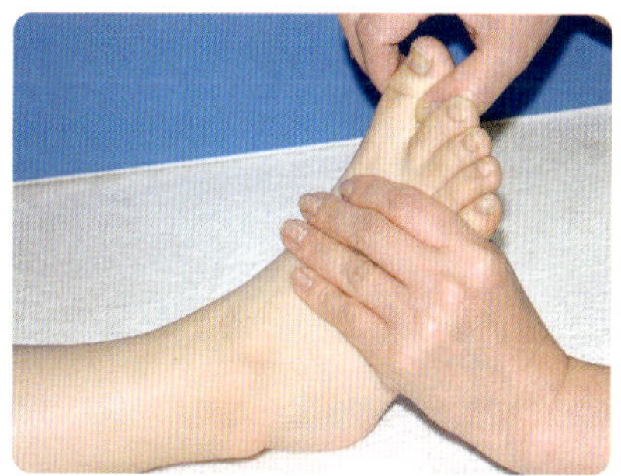

소뇌와 간뇌의 반사 부위에 엄지의 끝 지점을 대고 추법과 점법을 사용하여 끌어 준다.

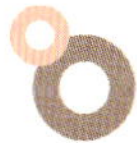 테크닉 **3**

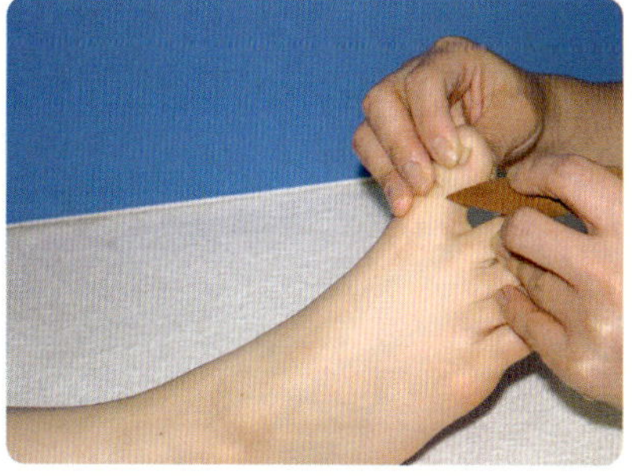 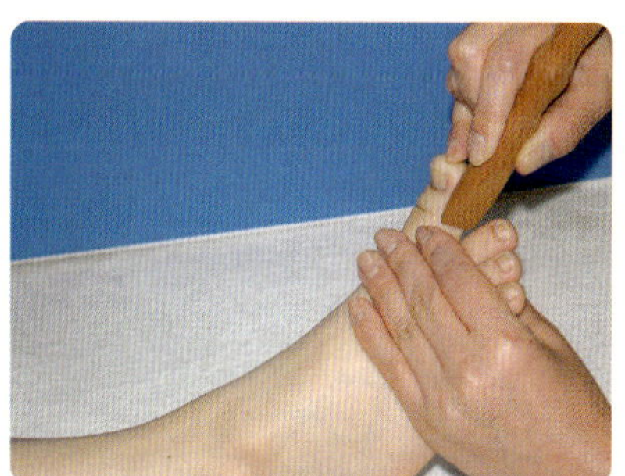

반사 부위를 위 아래로 반복적으로 끌기로 자극한다.

8 삼차신경(三叉神經 : trigeminal nerve)

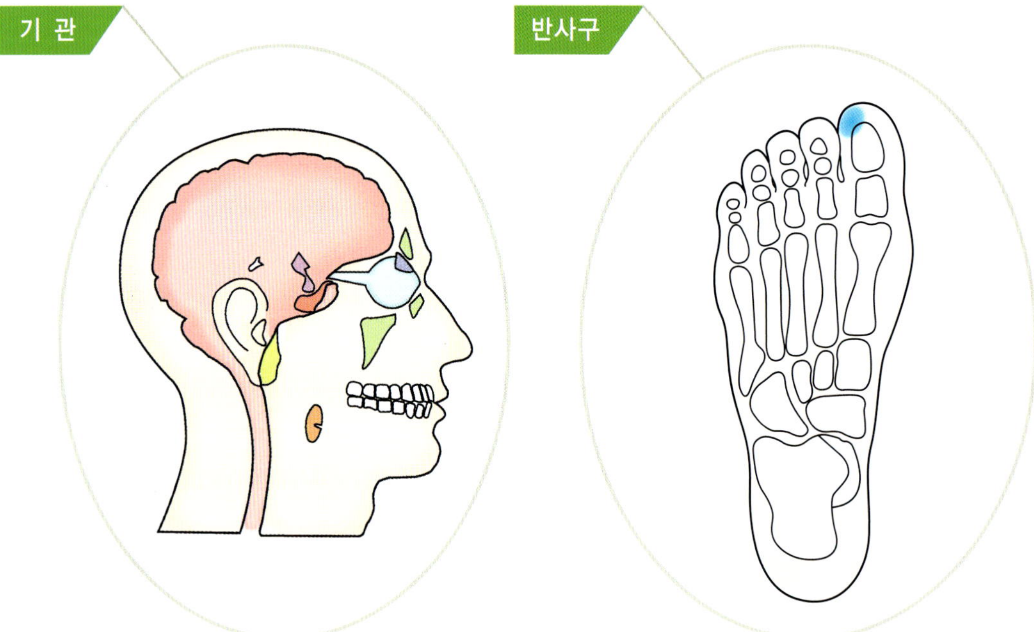

제1번 발가락 외측 상단부 소뇌, 간뇌, 시상하부 등의 상관 반사구와 연결됨.

삼차신경 세 개의 신경줄기로 구성된 제6번 뇌신경으로 운동과 감각을 담당하는 시신경, 동안신경, 삼차신경, 활차신경, 외전신경, 안면신경, 내이신경, 설인신경, 부신경, 설하신경, 미주신경 중의 하나이다. 삼차신경은 안면 주위의 눈, 코, 입의 피부와 운동을 지배한다.

효 과

편두통, 구안와사의 보조요법, 삼차신경 장애, 불면증, 안정피로, 귀와 코의 병과 관련한 보조요법

1. 검지와 중지를 발가락에 끼운 상태에서 압박을 가하거나 비틀어 더 큰 자극을 가할 수 있다. 엄지 끝 부위로 누를 수도 있다.
2. 엄지의 끝 부위로 추법과 찰법으로 완만한 세기의 힘으로 자극한다.
3. 반사 부위를 부드러운 동작으로 끌기법으로 자극한다. (위에서 아래 방향이나 아래에서 위 방향으로)

테크닉 1

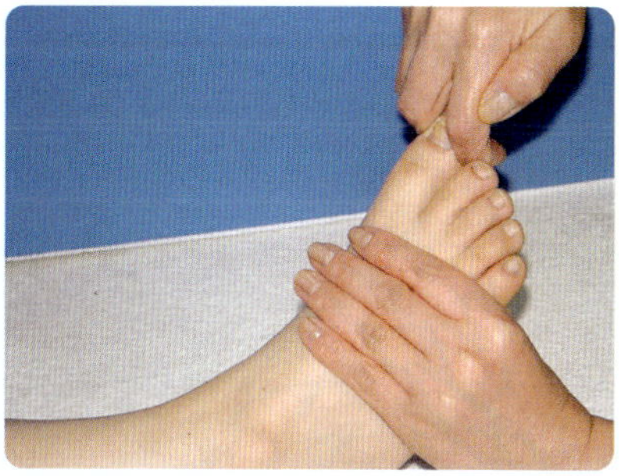

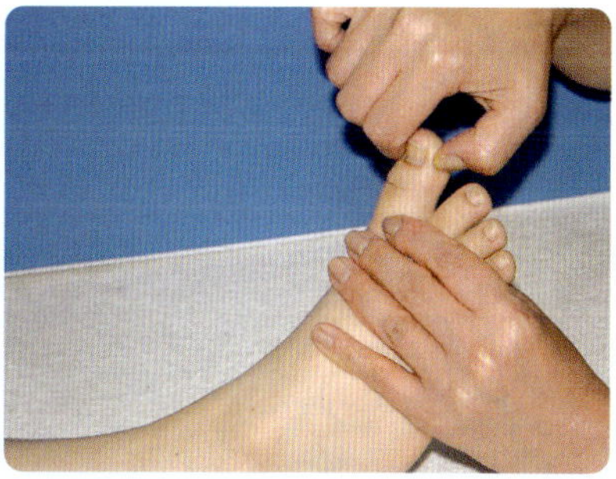

테크닉 2

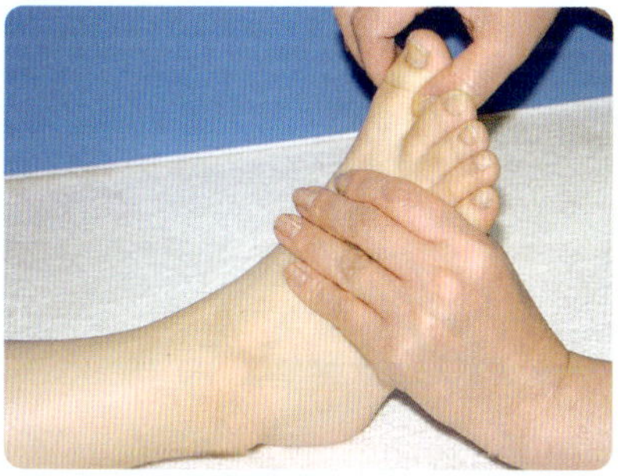

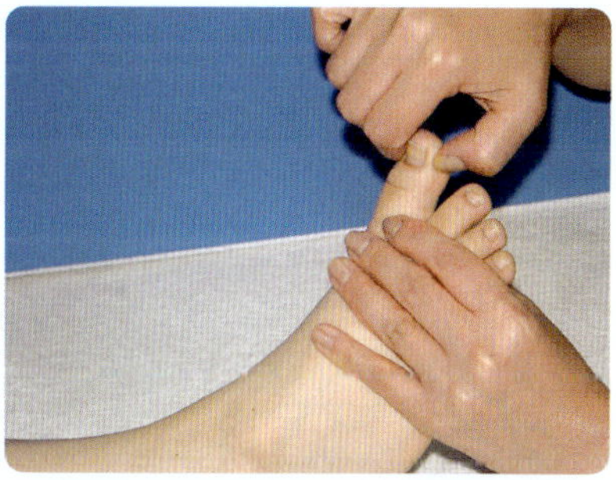

테크닉 3

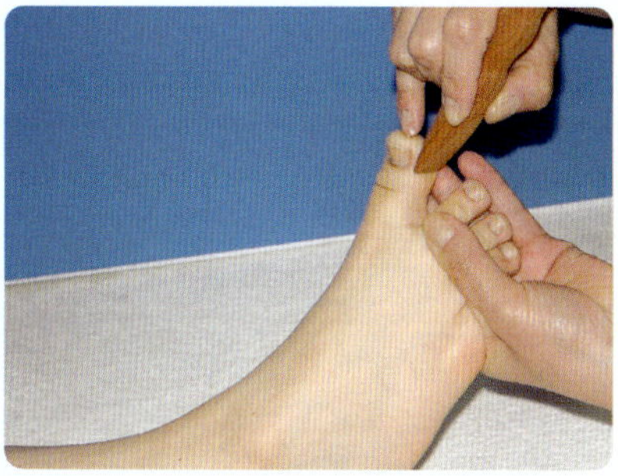

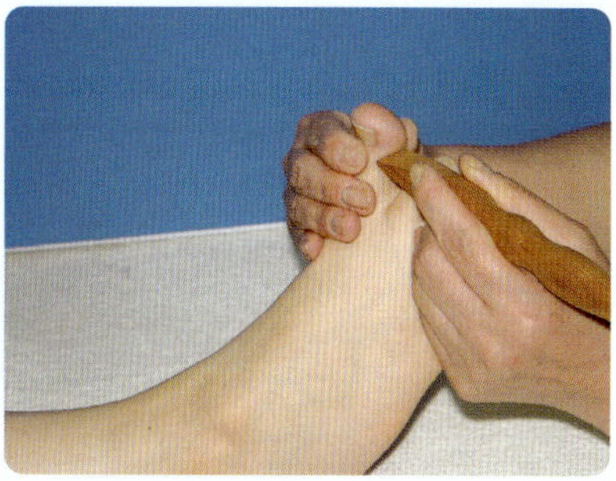

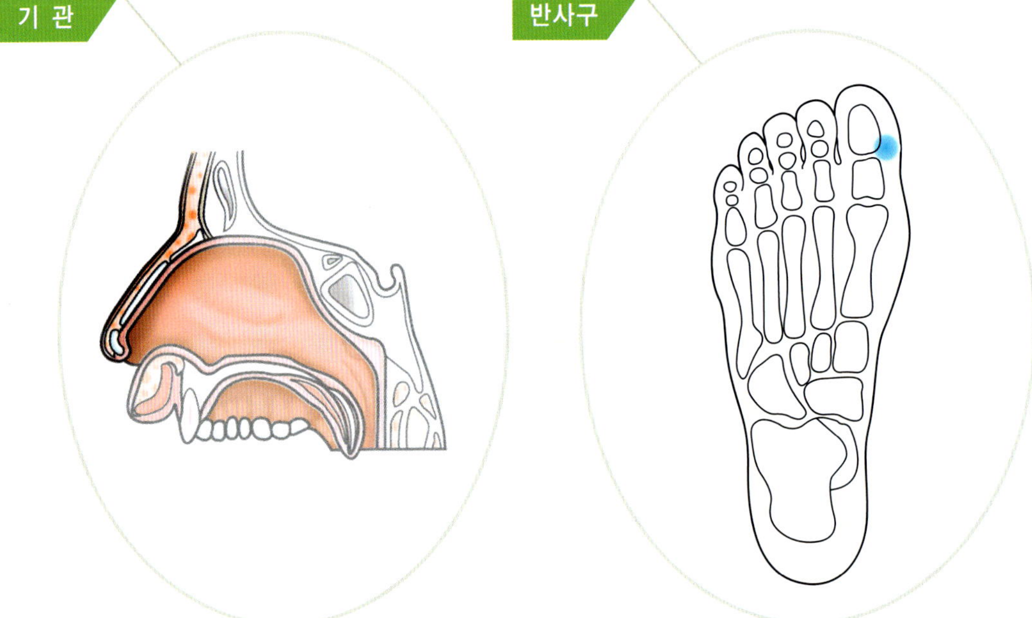

제1번 발가락의 내측면

코 공기 흡입구에 해당하는 전비강과 콧속 내부의 부비강이 있다. 내부는 점액 층과 혈관, 선(腺)의 분포가 정밀하게 이루어져 있으며 공기가 통과된다. 세균과 먼지, 바이러스가 차단되고, 비강 내에는 점액 속의 라이소자임(lysozyme) 성분이 살균과 소독, 파괴, 용해하여, 유해물질의 유입을 차단시킨다.

효 과

코와 관련된 질병의 증상 완화와 보조요법, 축농증, 비염, 코막힘, 콧물

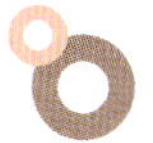 테크닉 **1**

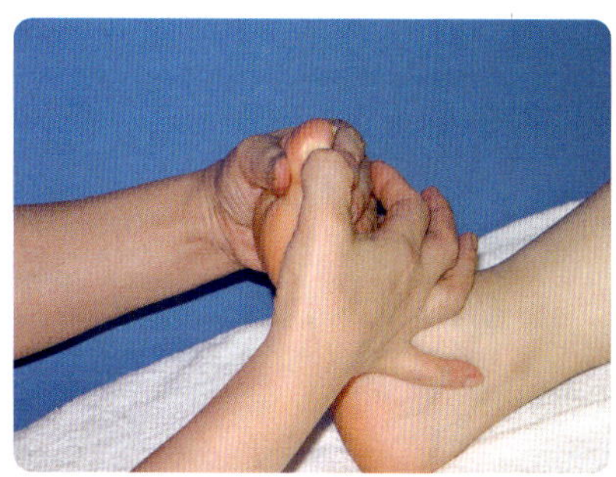 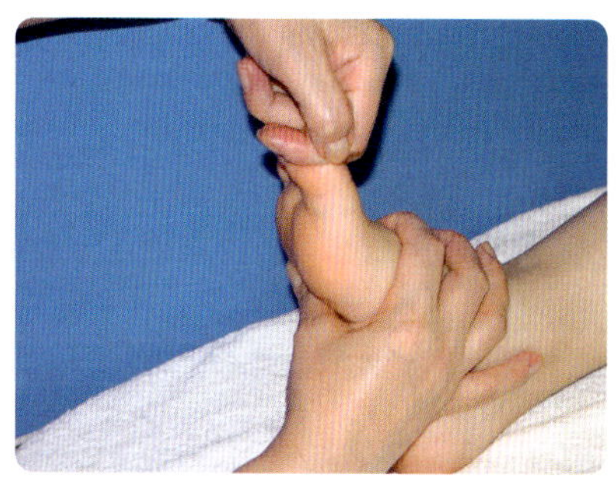

엄지의 끝 손톱 부위로 걷기법 또는 밀기법 사용, 검지와 엄지로 깍지를 끼운 상태에서 압력을 가하는 방법을 사용하기도 한다.

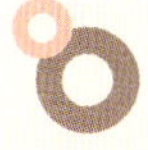 테크닉 **2**

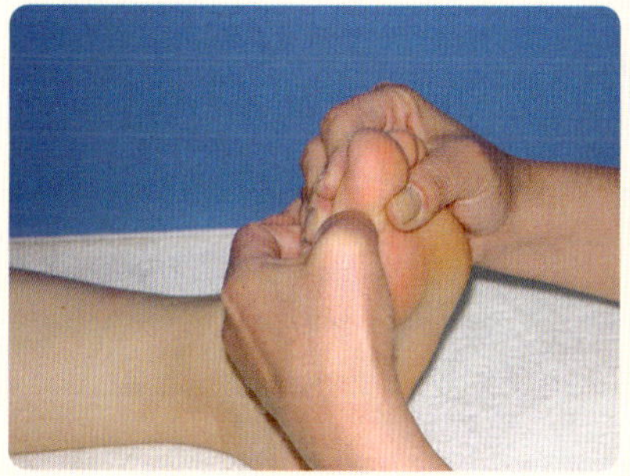 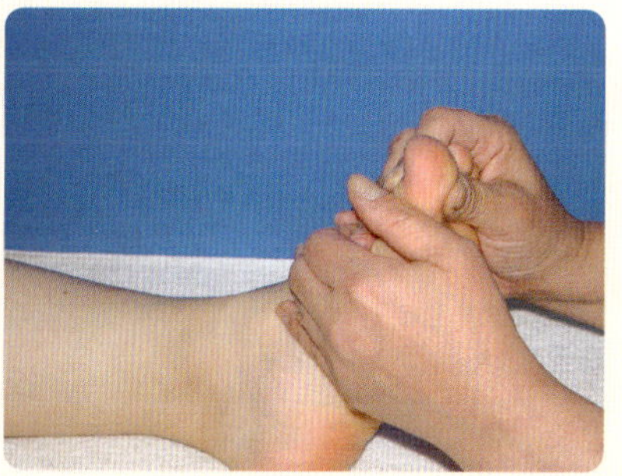

엄지의 손톱 끝 부분으로 끌어주거나 검지를 구부린 관절의 끝 부분으로 반사 부위를 압박하거나 추법 또는 안법으로 자극한다.

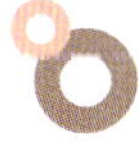 테크닉 **3**

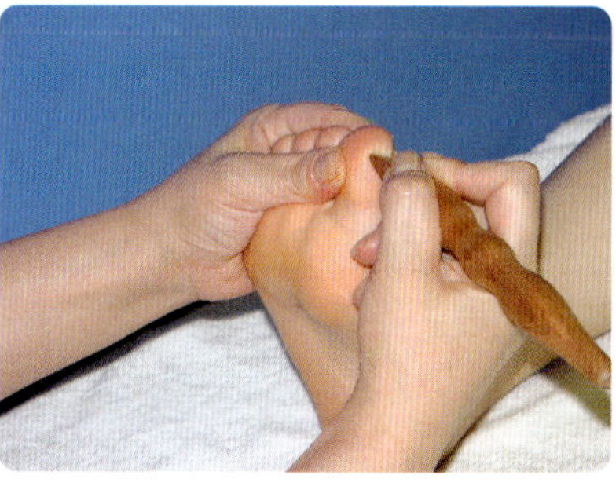 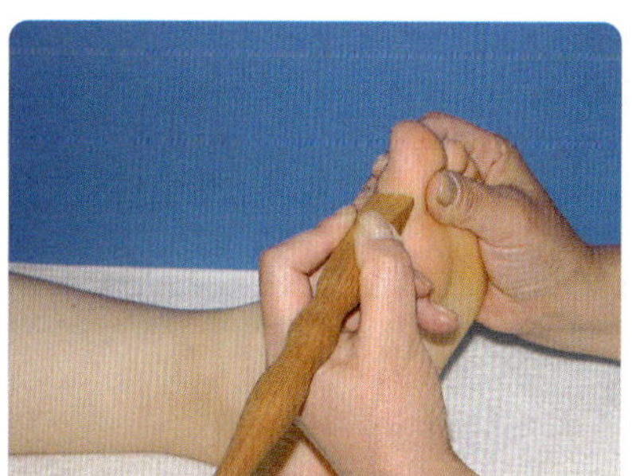

위와 아래 방향으로 반복적으로 끈다.

대뇌(大腦 : cerbrum)

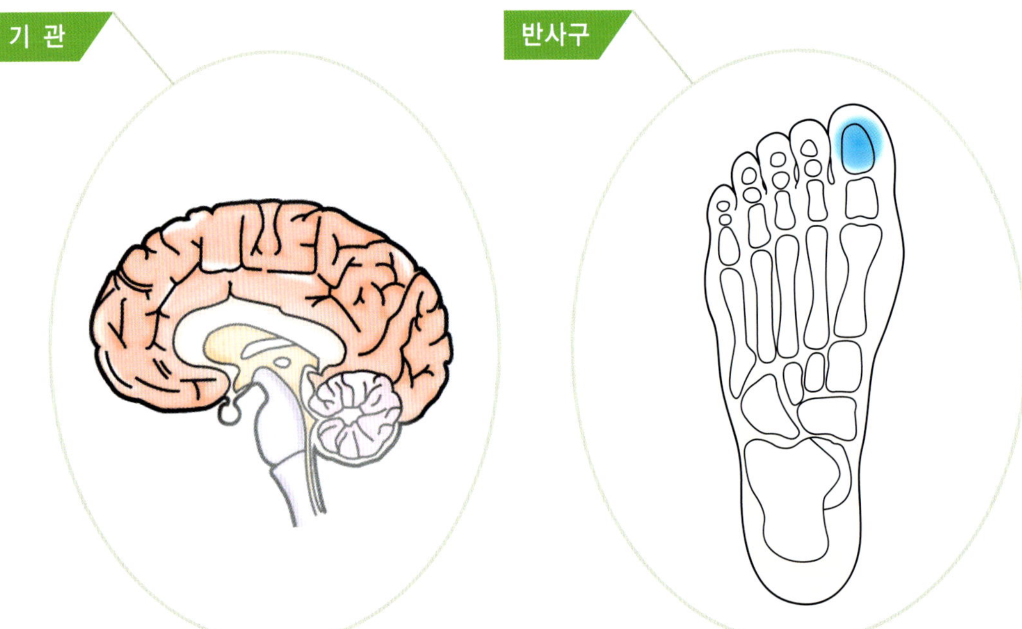

제1번 발가락 아랫부분 중앙 지문의 도톰한 구역

대뇌 좌우 두 개의 반구로 이루어져 있으며, 고등한 정신 활동을 담당하는 중추이다. 모든 뇌신경세포의 제일 큰 부분으로 사고, 인식, 감정, 지식, 판단, 언어, 시각, 청각, 미각, 후각, 운동 등 생명 유지에 필요한 모든 정보가 처리된다. 대뇌는 부위에 따라 대뇌 피질, 대뇌 수질, 대뇌 핵 및 변연계로 구성되어 있다. 각 부위마다 다른 기능을 맡고 있어 각각의 기능은 중추 간의 연락을 통하여 종합된다.

효 과

만성 두통의 해소, 생체 항상성 유지, 심신 안정, 성장 촉진, 성기능 향상, 뇌졸중, 기억력 감퇴

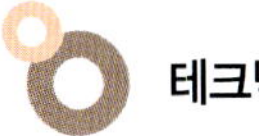 **테크닉**

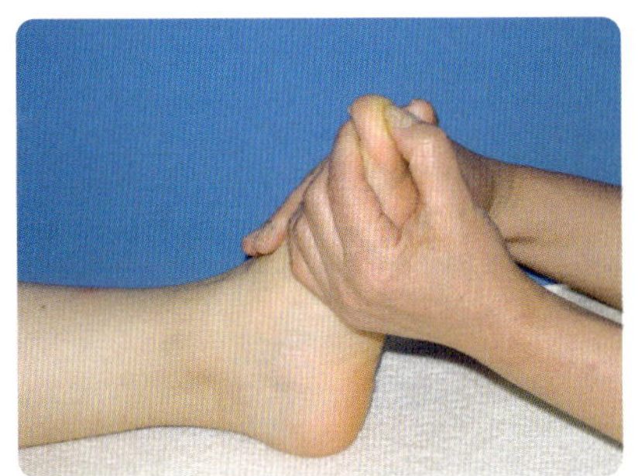 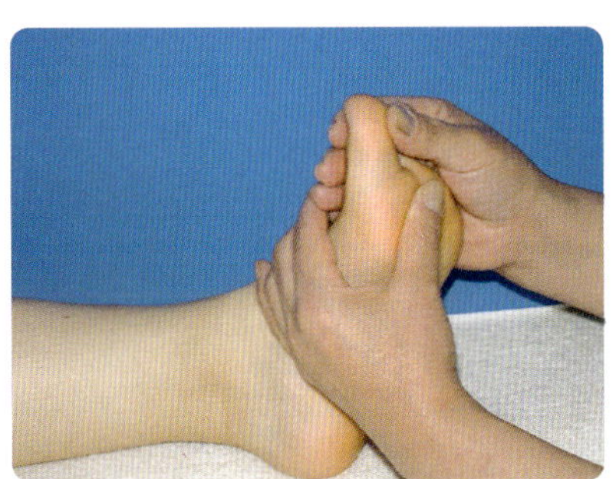

1 걷기법 또는 밀기법, 회전법 등을 병행한다.

2 엄지를 구부리고 마디의 관절을 이용하여, 반사점에 대고 누르듯 문지른다. 점법과 찰법을 함께 사용한다.

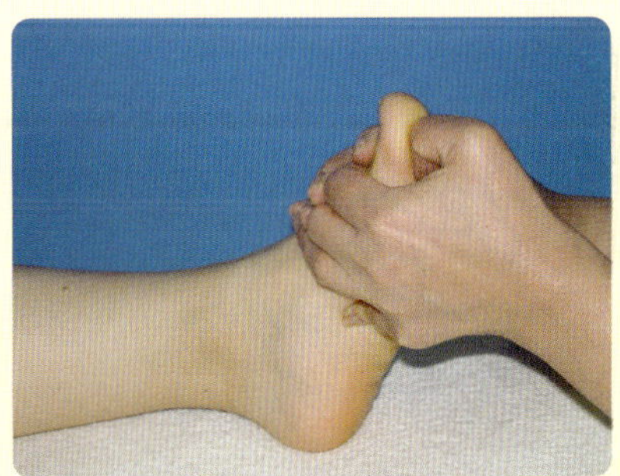

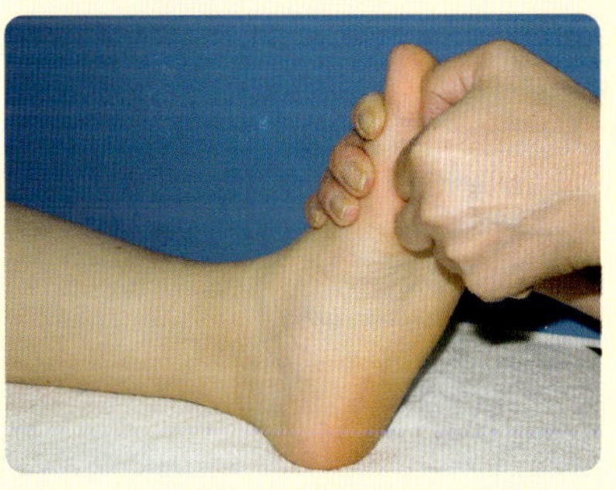

3 반사 부위를 보조 손으로 잘 지지한 상태에서 끌기법으로 자극한다.

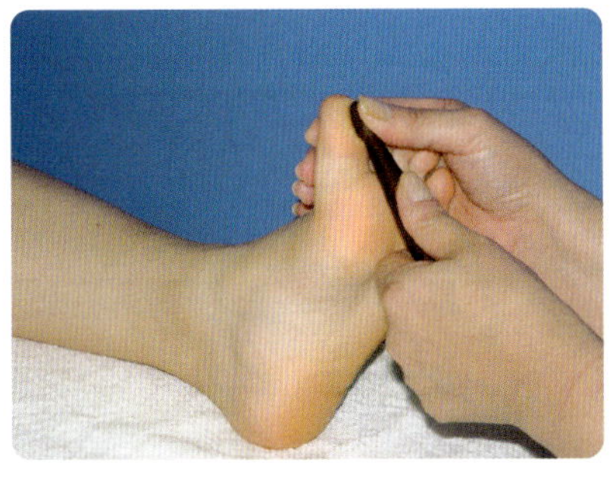 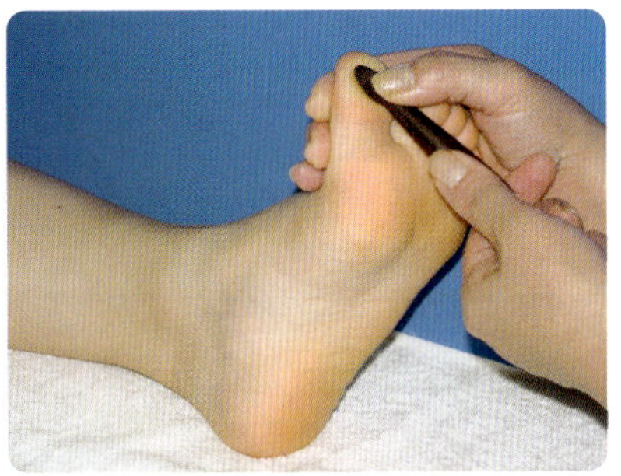

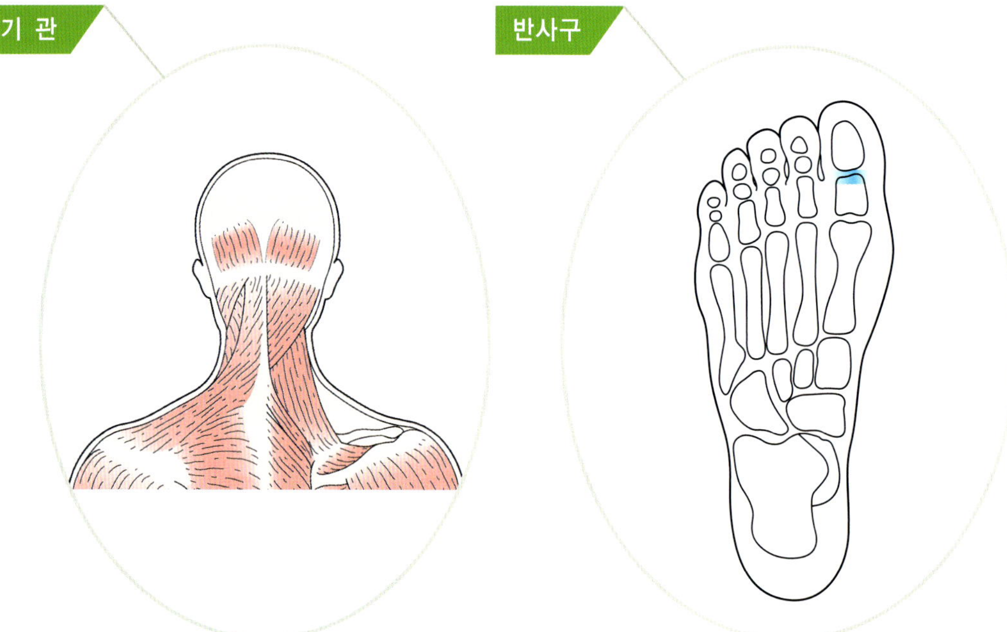

제1번 발가락 아랫부분 관절 지점

목과 근육 머리를 잇는 중요한 기관으로 생명선인 동맥과 정맥, 척수신경, 경추(목뼈), 림프절 등이 지나는 길목이다. 경부(莖部)를 지탱하는 목덜미와 근육(승모근)은 머리와 목, 척수와 팔을 고정하고 유지시키는 역할을 수행한다.

효과

두통, 긴장 완화, 만성 피로 증후근, 목의 통증, 오십견 또는 사십견

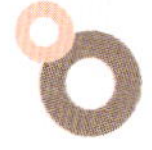

테크닉 1

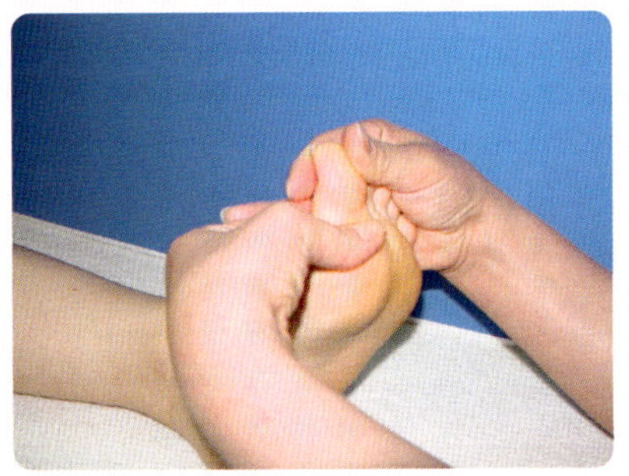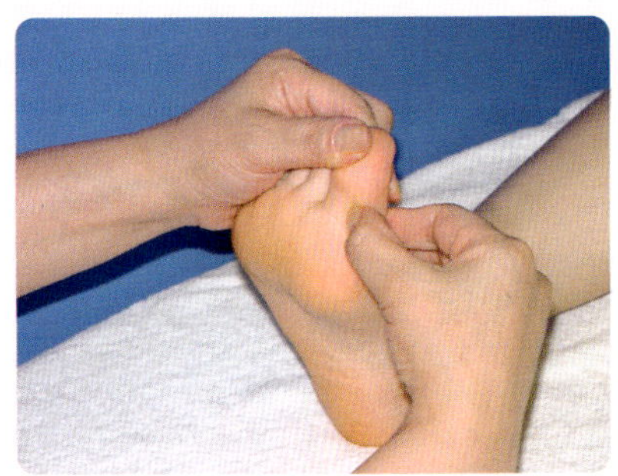

걷기법으로 자극한 뒤 밀기법으로 풀어준다.

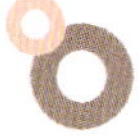

테크닉 2

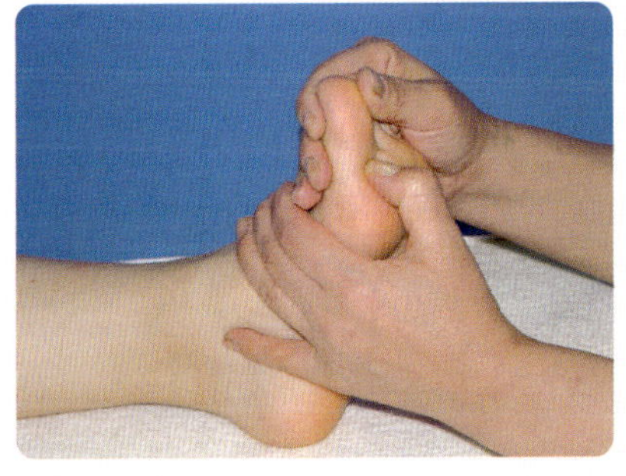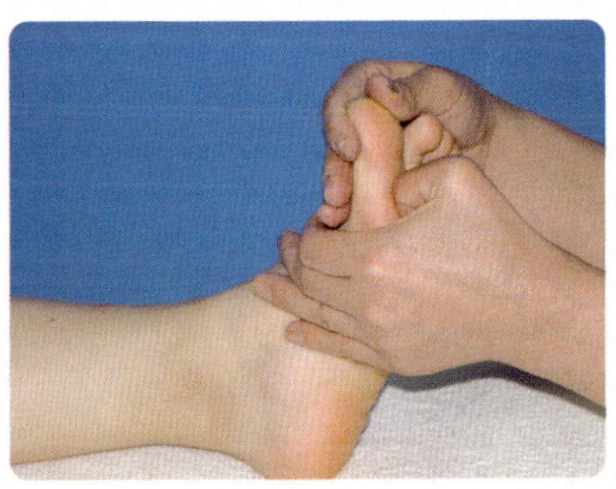

엄지를 45° 정도 구부린 다음 손톱 끝 부위로 반사점을 추법으로 끌어 내려준다.
엄지를 구부려 관절의 끝 부위로 점법을 쓰기도 한다.

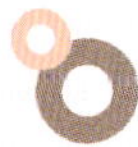

테크닉 3

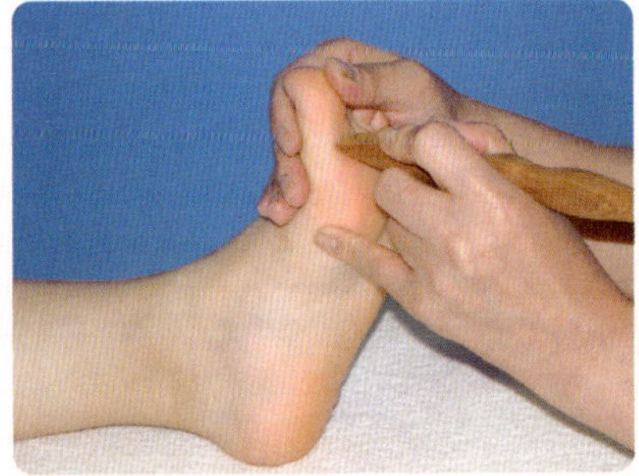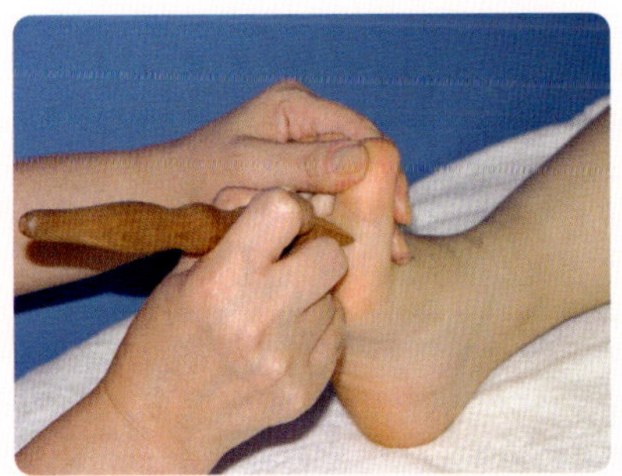

위에서 아래 방향으로 끌기법을 사용하여, 반복적인 더블 동작법으로 이완도
를 높인다.

경추(頸椎 : cervical vertebra)

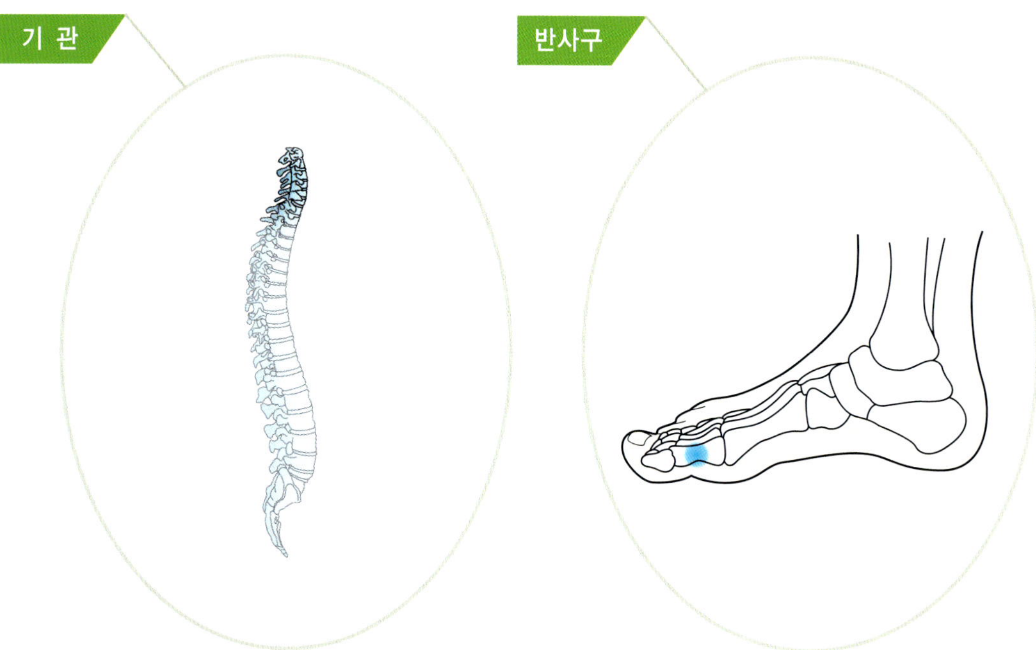

제1번 발가락의 내측면 구역

경추 33개의 척추(추골)는 인체를 지탱하는 중심축(기둥)이다. 경추는 척수의 배열상 상위의 7마디로 구성되어 있고 척수라는 신경망을 보호한다. 척수에서 뻗어 나온 신경은 각기 해당되는 신체 부위와 연결되어 각 기관의 기능과 작용을 주관한다. 경추의 1번은 머리의 피부, 얼굴, 뇌, 귀, 교감신경 조직에 관여하고 2번은 부비강, 눈, 이마, 시신경을 지배한다. 3번은 양쪽 볼과 치아, 귀, 얼굴의 뼈, 4번은 입과 입술, 야스티치관, 5번은 성대와 인후와 후두, 6번은 목과 근육, 편도선, 어깨, 7번은 어깨와 팔꿈치, 갑상선과 각각 관계되므로 목과 경추의 불균형은 이들 신경에도 나쁜 영향을 미쳐 장애를 일으키게 된다.

효 과

두통 해소, 불면증 해소, 성장 촉진, 심신 안정, 삼차신경장애, 편도선염

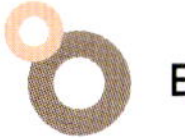

테크닉 1

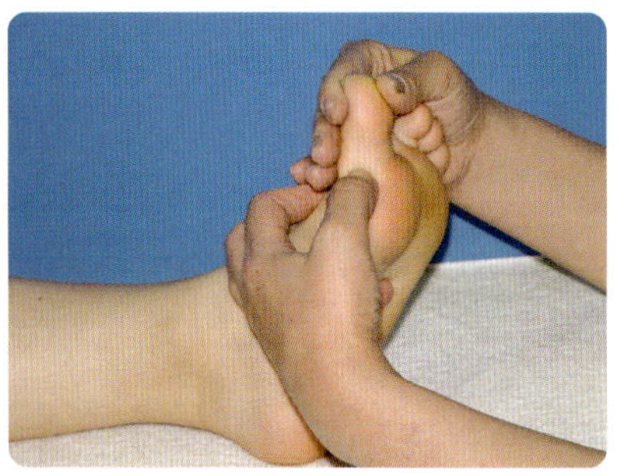 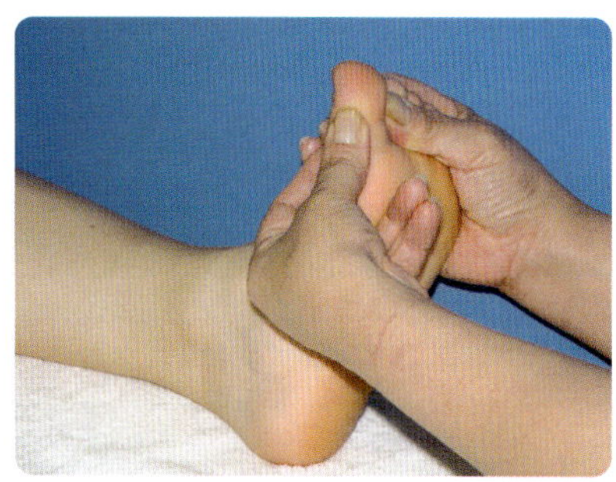

아래에서 위 방향으로 걷기법을 사용한 다음 밀기법으로 풀어준다.

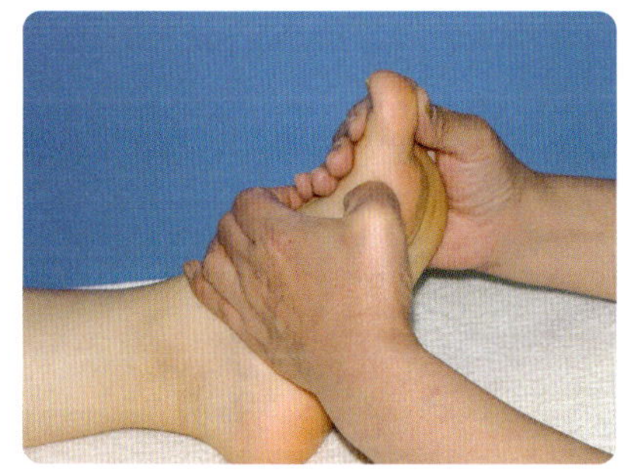 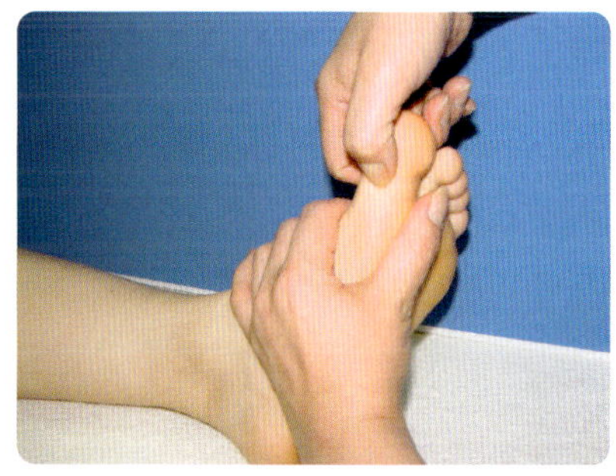

테크닉 2

엄지 끝을 구부려 반사 부위를 추법으로 끌어내린다. 치료 손 엄지의 끝 부위로
끌어올리기를 사용하기도 한다.

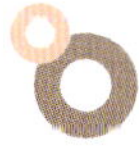

테크닉 3

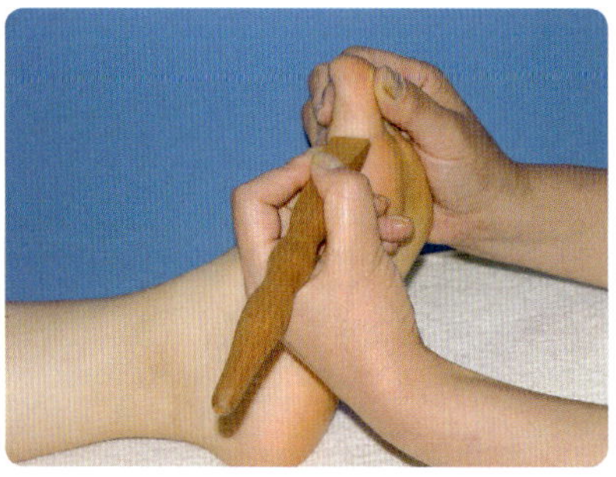 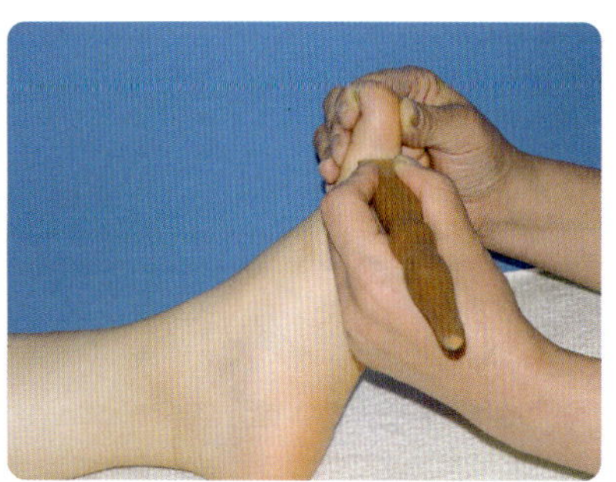

스틱의 측면을 반사 부위에 밀착하여 굴리거나 밀어주기로 자극한다. 끌기법을
사용하기도 한다.

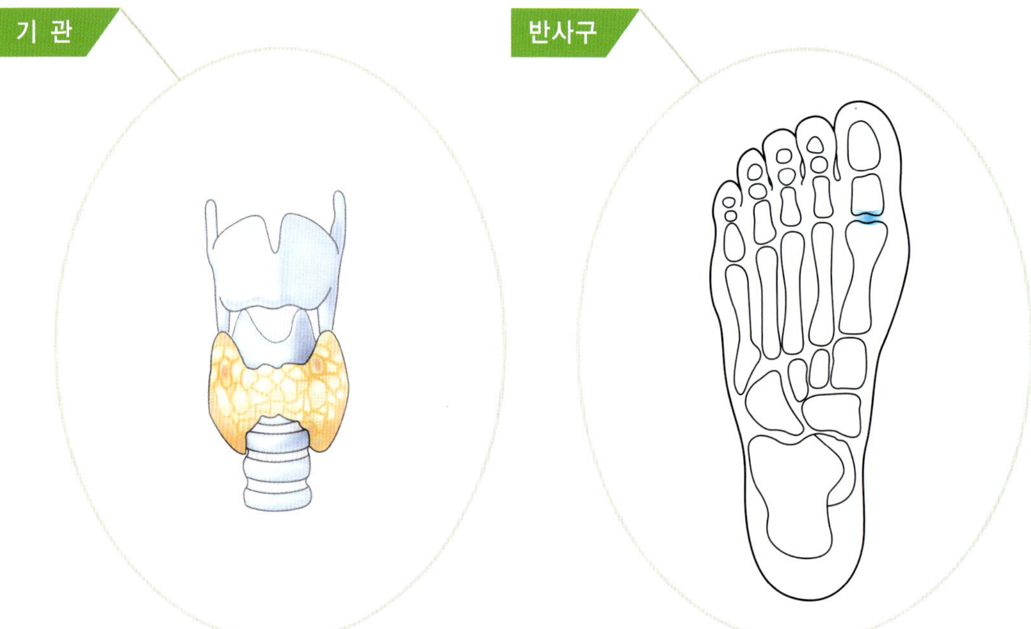

제1, 2번 중족골의 머리 부분에 위치하면서 갑상선과는 상관 반사구로 작용함.

부갑상선 갑상선 뒤편에 콩알 크기로 2쌍으로 4개가 있다. 칼슘 농도를 상승시키는 파라토르몬과 칼슘 농도를 억제시키는 칼시토닌 호르몬이 분비되어 혈장 내의 칼슘 농도(12mg/100ml)를 조절한다. 칼슘 조절이 장애를 일으켜 칼슘 농도가 저하되면 테타니(tetany : 근육 강직성 경련)가 일어난다.

효 과

심신 안정, 정신 불안 해소, 생리불순, 수족마비, 간질, 구안와사

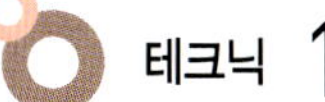 테크닉 **1**

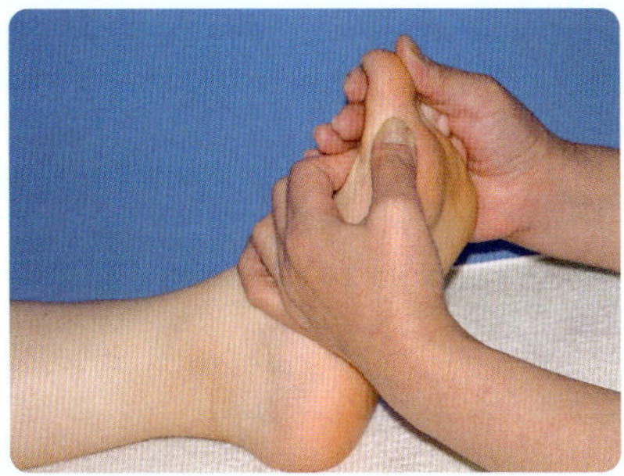 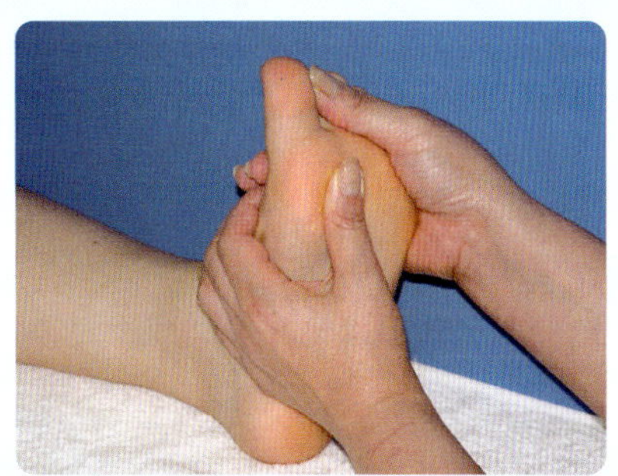

테크닉 **2**

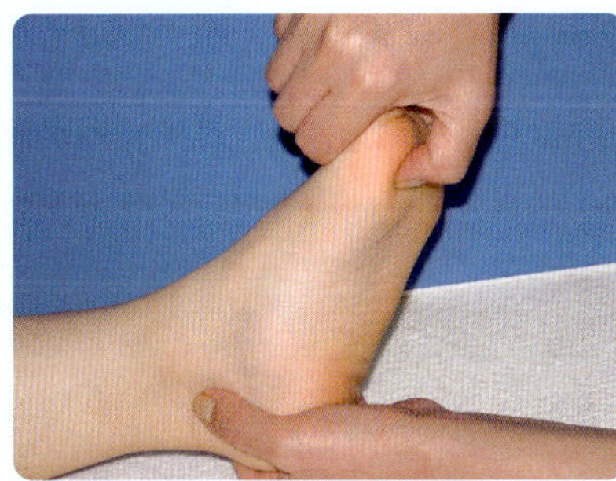 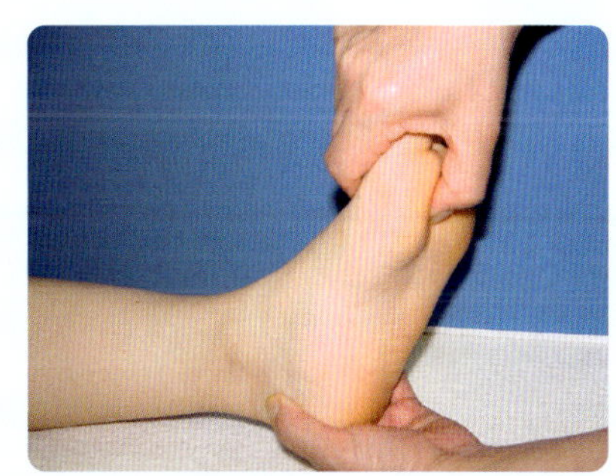

테크닉 **3**

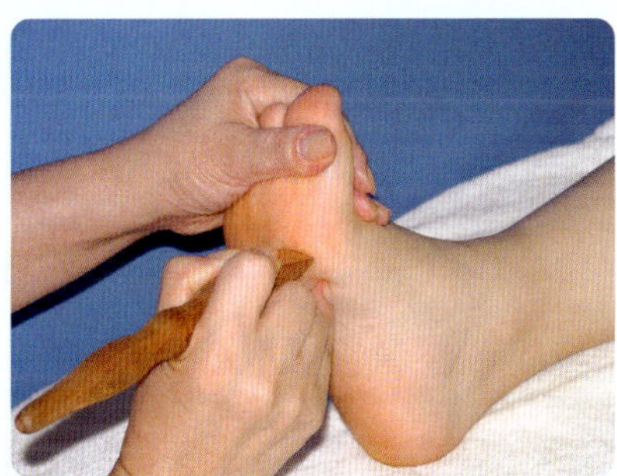 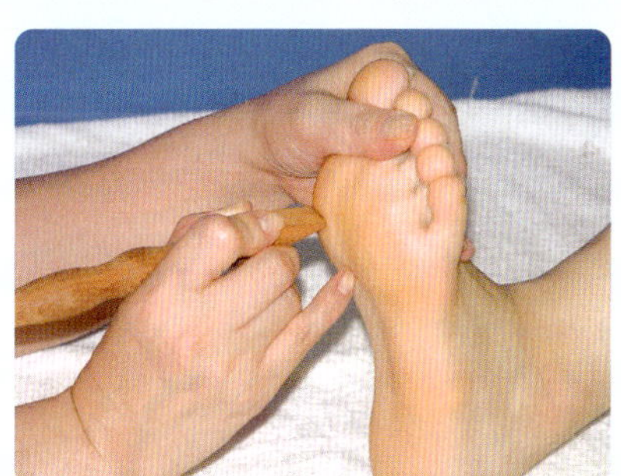

1. 걷기법 또는 밀기법으로 자극하고 아래에서 위 방향으로 풀어주는 기법이다.

2. 엄지와 검지 사이로 발가락을 고정한 후 엄지로 반사 부위를 압박하면서 추법으로 끌어올린다.

3. 스틱(봉)을 반사 부위에 접촉시켜 누르거나 끌어주기로 자극한다.

갑상선(甲狀腺 : thyroid gland)

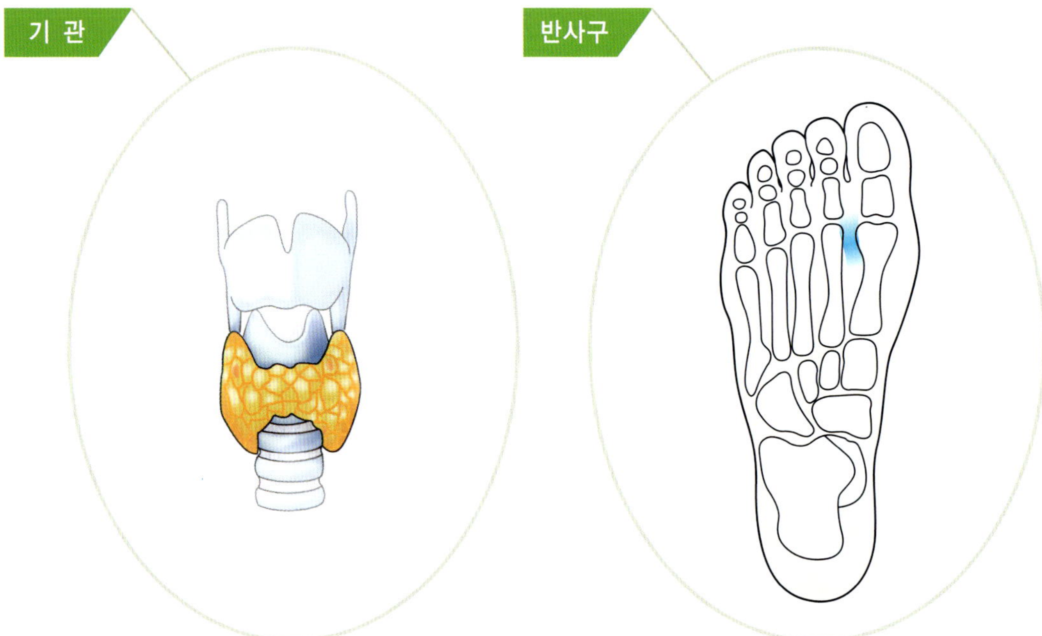

제1번 발가락의 관절과 주위 구역

갑상선 2개의 엽(葉)을 가지며 후두 아래 기관 양옆에 위치하고 있다. 갈색을 띠며, 무게는 30~60g으로 개인에 따라 약간씩 크기에 차이가 난다. 티록신을 분비시키며 산소의 소모량을 조절하면서 대사(에너지 교환)에 관여한다. 바세도우씨병, 크레틴병, 점액수종 등의 증상에 활용된다.

효 과

갑상선 이상, 불면증, 정신 불안, 비만관리

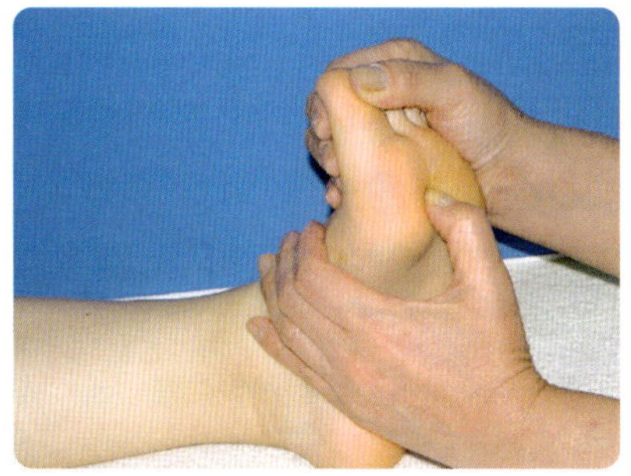
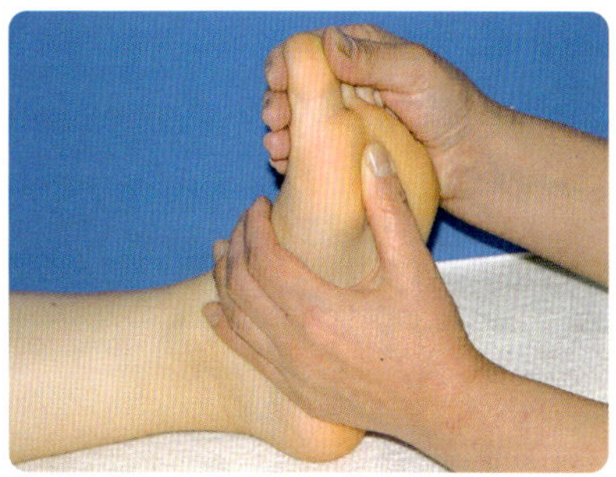

테크닉 **1**

걷기법 또는 밀기법으로 자극하고 마사지한다.

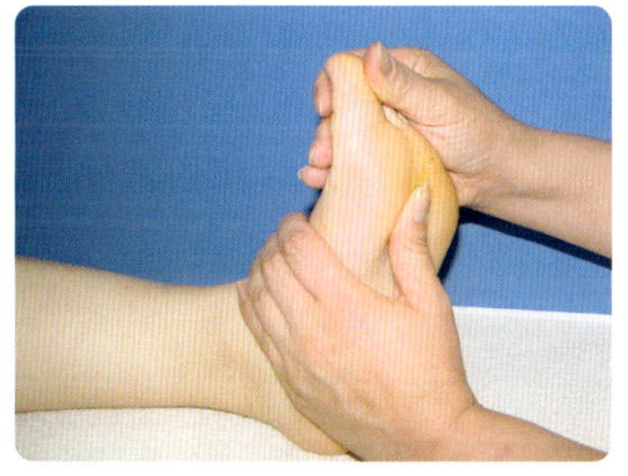
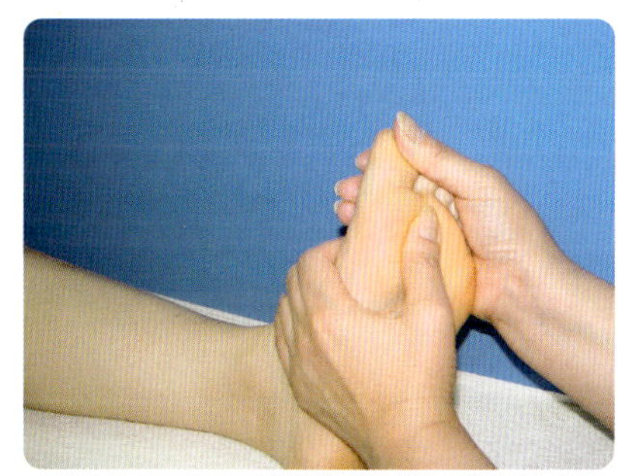

테크닉 **2**

보조 손으로 고정한 후 치료 손의 엄지를 반사점에 대고 압박하면서 추법으로 자극한다. 엄지를 밀착시켜 찰법으로 문지르기도 한다.

테크닉 **3**

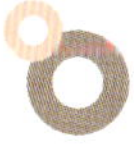
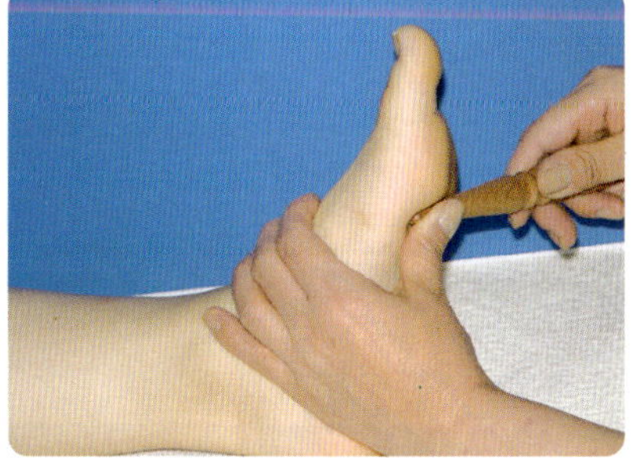
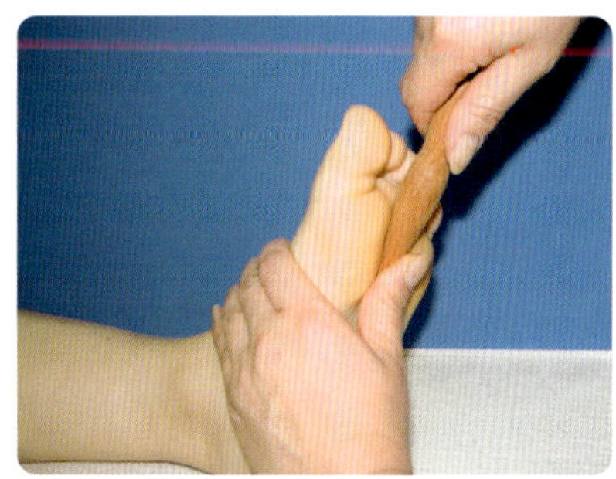

스틱을 위에서 아래 또는 아래에서 위 방향으로 누르면서 끌어준다.

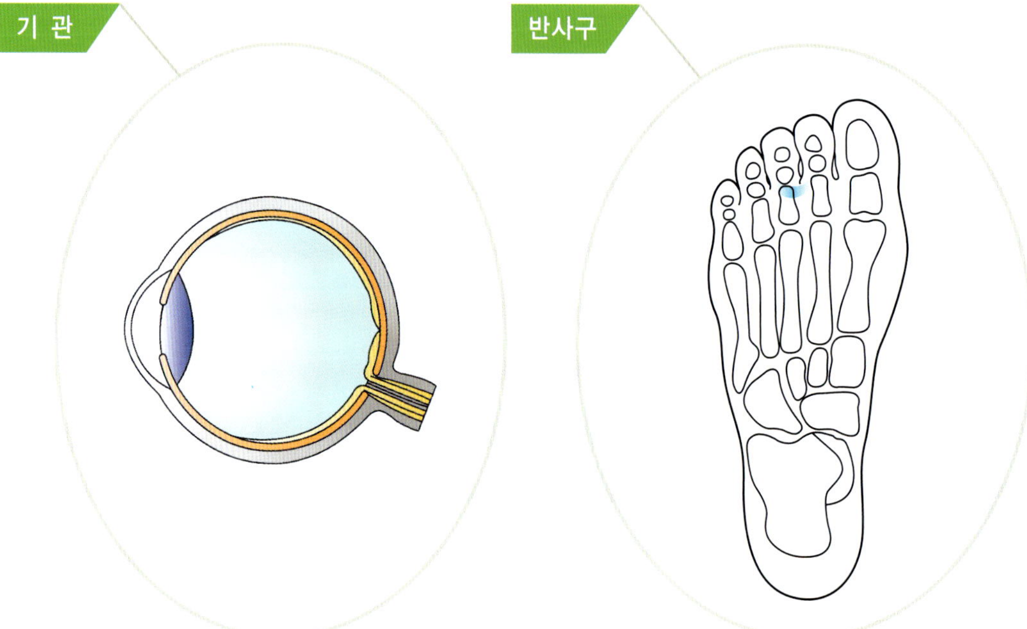

제2번, 3번 발가락 아래 볼 부분

눈 24mm의 지름을 가진 안구와 부속 기관을 가진다. 안구의 기능과 작용, 보호 역할은 부속 기관인 결막, 눈꺼풀, 근육, 눈물샘 등이 맡는다. 홍채는 빛(광선)을 조절하고 수정체는 근거리와 원거리 조정을 통해 물체를 식별한다. 망막은 안구 내면에 있는 세포로서 밝고 어둠의 식별과 색깔 식별을 맡는다.

효 과

안정피로, 시력 증강, 두정통(야스타치안 증후군), 결막염, 근시, 노안, 백내장

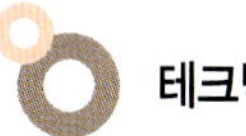 테크닉

1

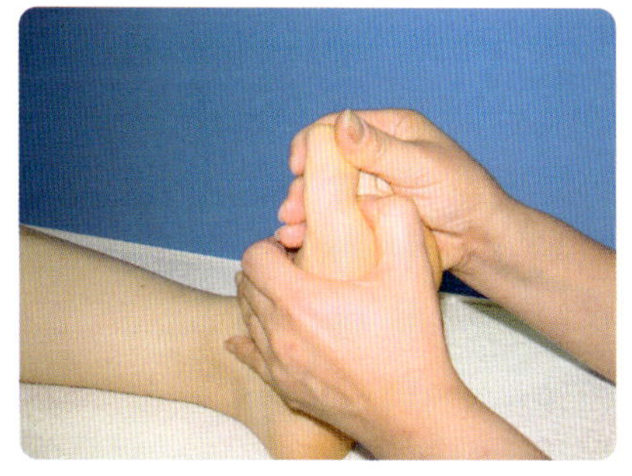 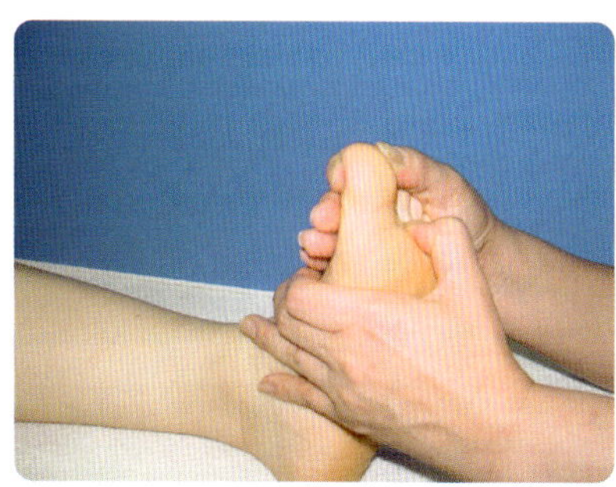

45° 각도로 구부린 엄지의 끝(손톱 끝 부분)을 반사 부위에 접촉한 다음 누르기와 걷기법을 병행한다.

2

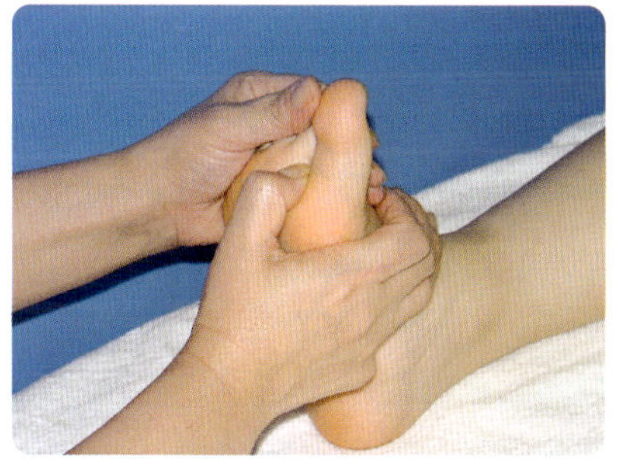 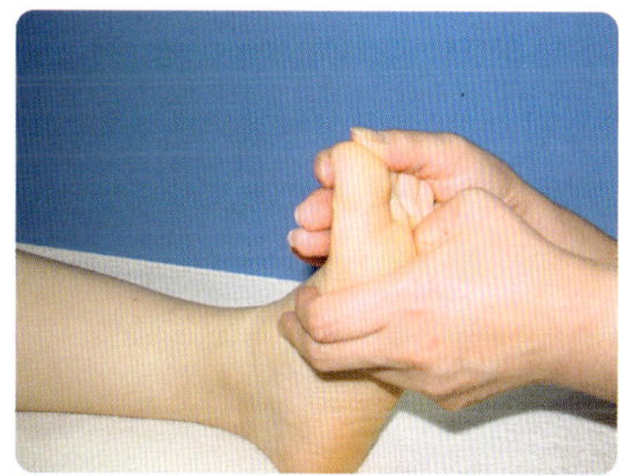

엄지 끝 부분으로 안법으로 끌어준다. 엄지를 구부려 관절의 끝 부분으로 압박하여, 점법으로 강하게 누르거나 유법으로 문지르기도 한다.

3

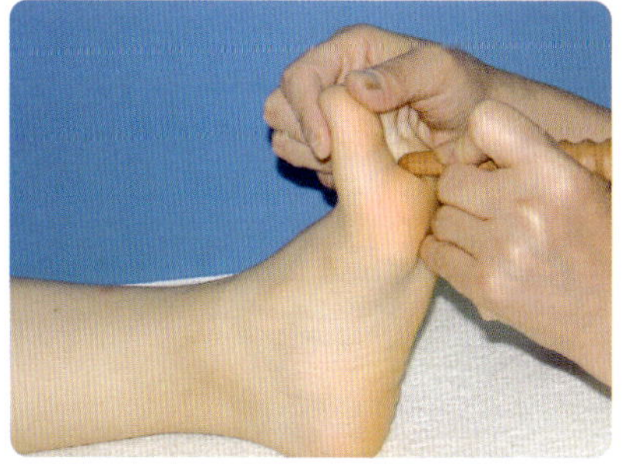 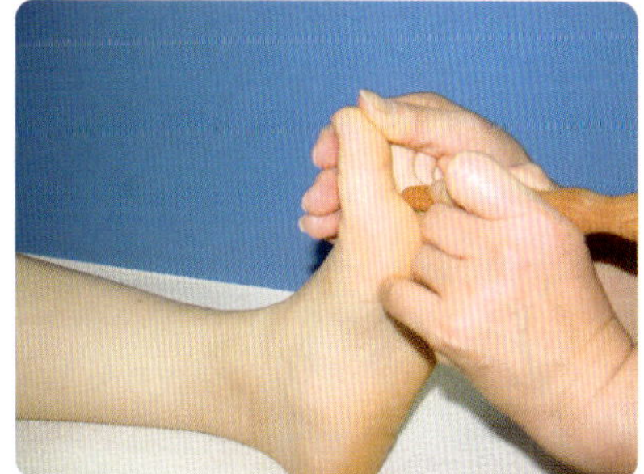

더블 테크닉을 사용하여, 끌기법으로 자극한다.

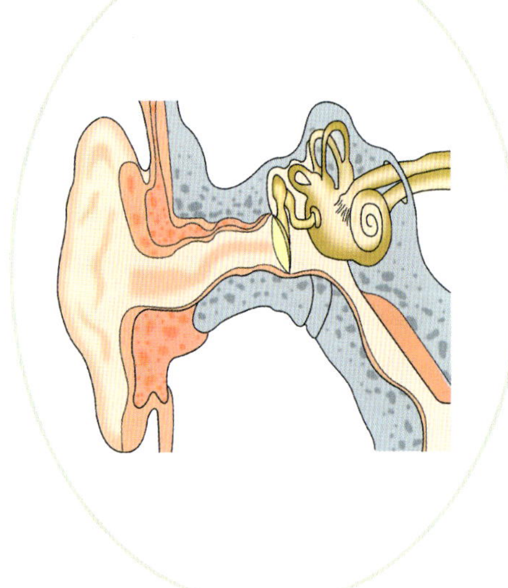

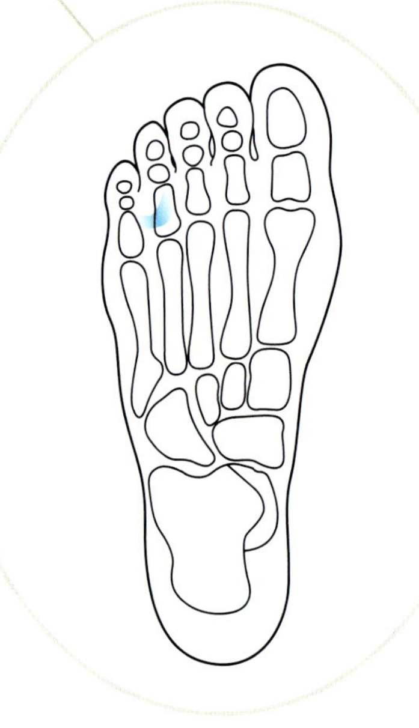

제3번, 4번 발가락 아래 볼 부분

귀 듣는 감각을 담당하고 균형 유지에도 관여한다. 음파가 고막에 도달하면 진동이 내이(內耳)에 전달되어 신경을 통해 뇌로 전도된다. 내이부에는 삼반규관(세반고리관)이 있는데 상하, 좌우, 전진 등의 운동을 인식하고 유지시키는 평형기관이다. 귀의 내면에는 코와 입, 귀, 눈을 잇는 유스타키오관(구씨관)이 있다.

효 과

이명, 현훈증, 각종 귀의 병 치료에 따른 보조요법

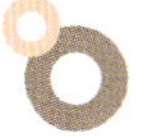 테크닉 1

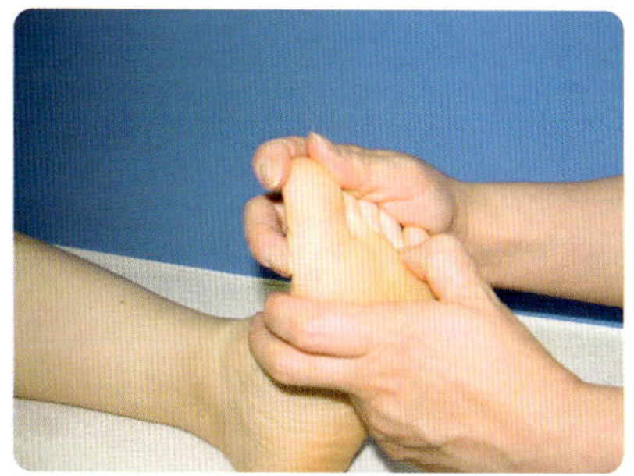 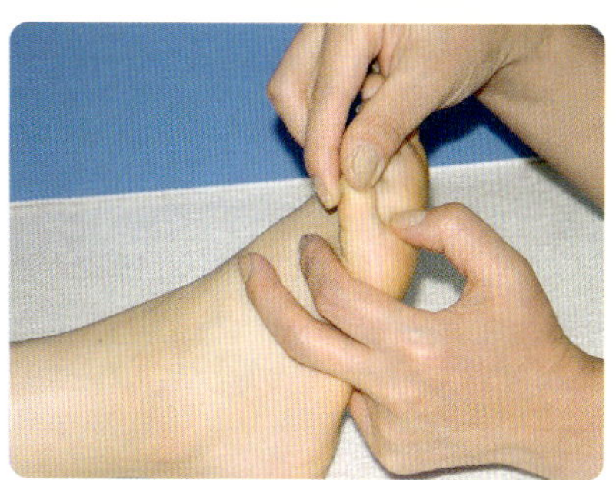

걷기법으로 자극한 뒤 밀기로 풀어주는 테크닉을 사용한다.

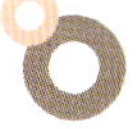 테크닉 2

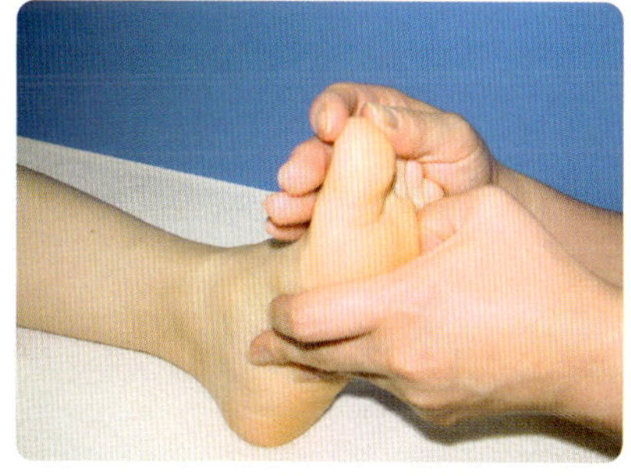 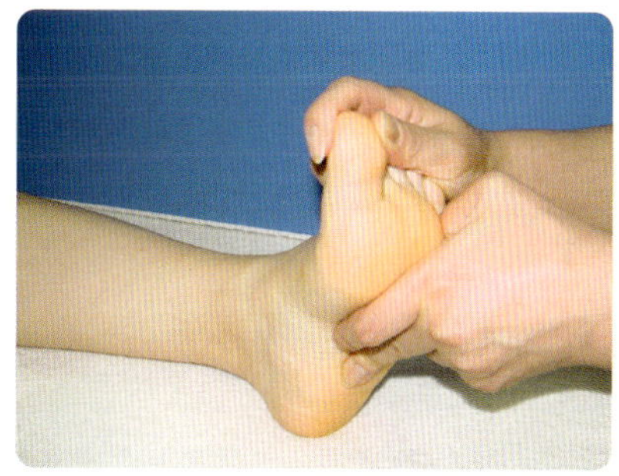

엄지 끝 손톱 부분으로 반사구를 끌어내리거나 검지를 구부려 관절의 끝 부위로
안법으로 압박하거나 유법으로 문질러 준다.

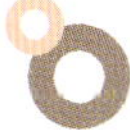 테크닉 3

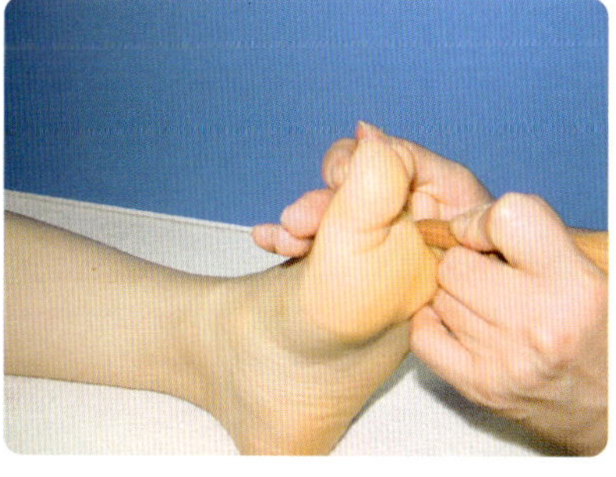 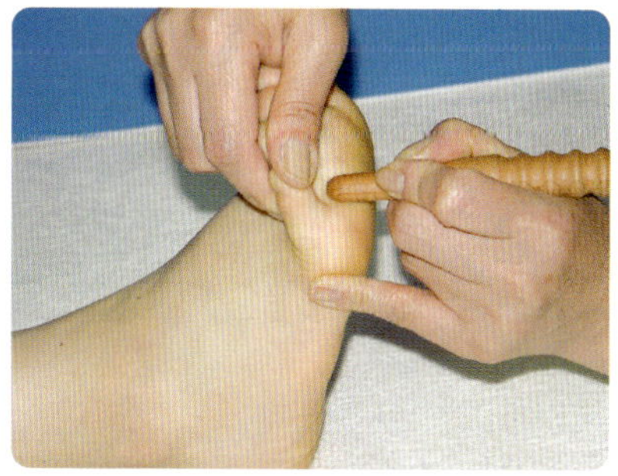

위에서 아래 방향으로 끌어내리거나 가로로 끌어 준다. 더블 테크닉을 사용한다.

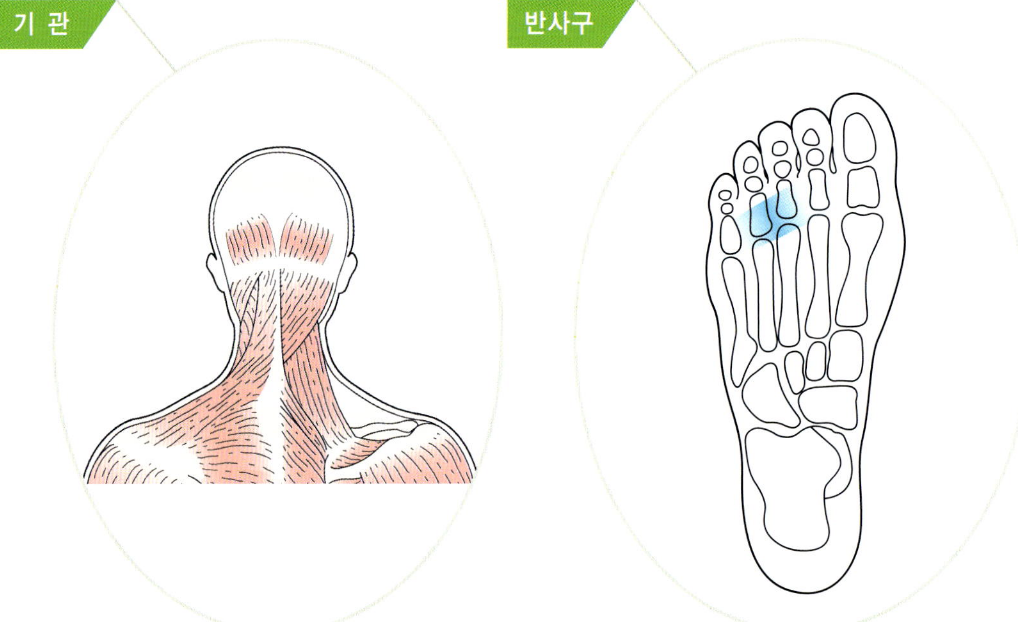

양 발바닥의 폐직기관 반사구와 중첩

승모근 목을 고정하고 어깨와 팔을 연결하면서 운동을 지배하는 삼각형의 커다란 근육이다. 후두부·경부·배면정중부에서 시작하여 외측으로 모여서 쇄골과 견갑골에 붙어 있다. 어깨를 후방으로 끌어당기는 작용을 한다. 스트레스나 자세의 불균형 등에 의해 긴장되면 전체 승모근이 경직된다.

효 과

두통, 어깨와 팔, 손의 운동장애, 오십견, 사십견의 보조요법

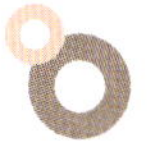 테크닉 1

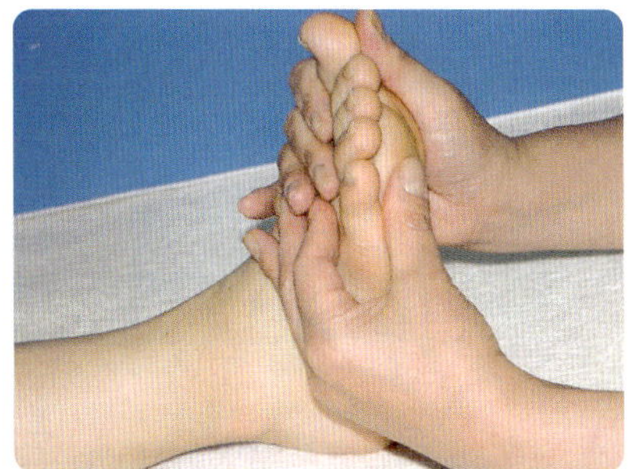

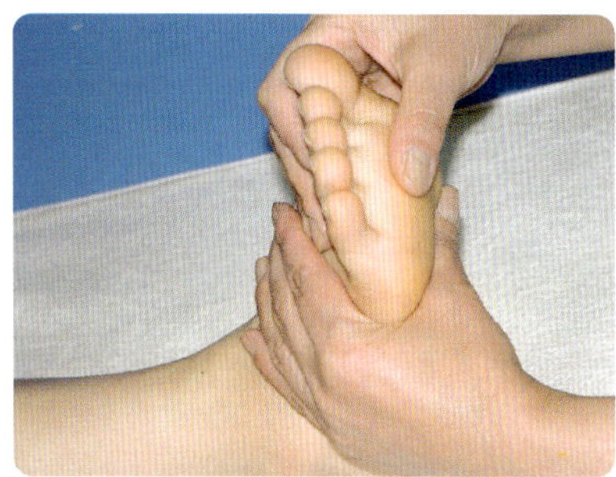

테크닉 2

1. 좌측에서 우측으로 또는 우측에서 좌측 방향을 향해 걷기법으로 자극한 뒤 밀기법으로 풀어준다.

2. 발등을 보조 손으로 고정한 다음 치료 손의 검지를 구부려 관절의 끝 부분으로 반사점을 점법으로 압박하면서 바깥쪽(새끼발가락 방향)을 향해 추법(밀기)으로 문지른다.

3. 가로나 세로 방향을 병행하여 끌기로 자극한다.

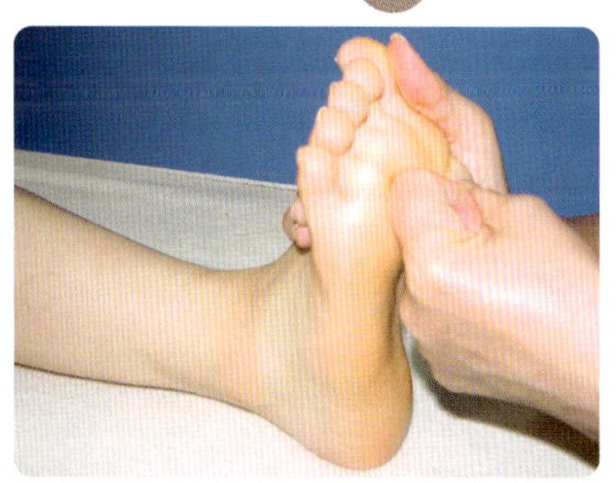

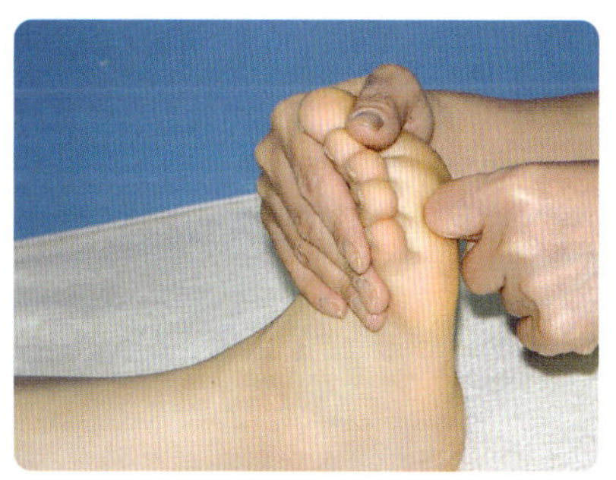

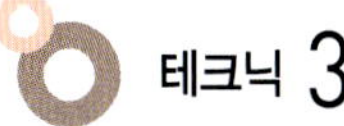 테크닉 3

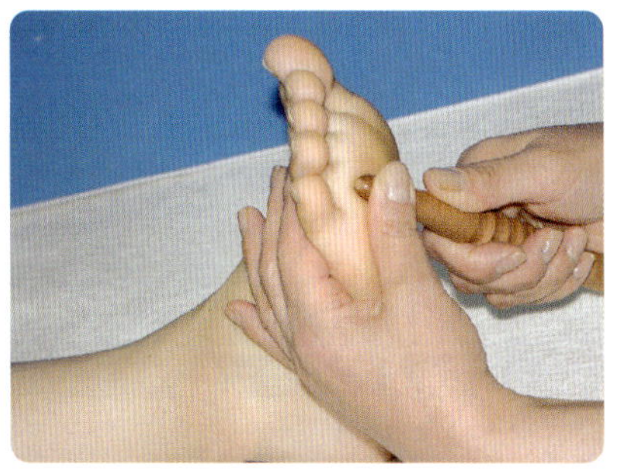

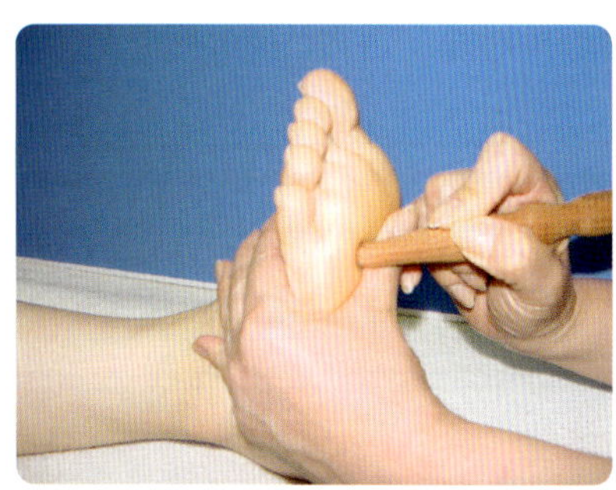

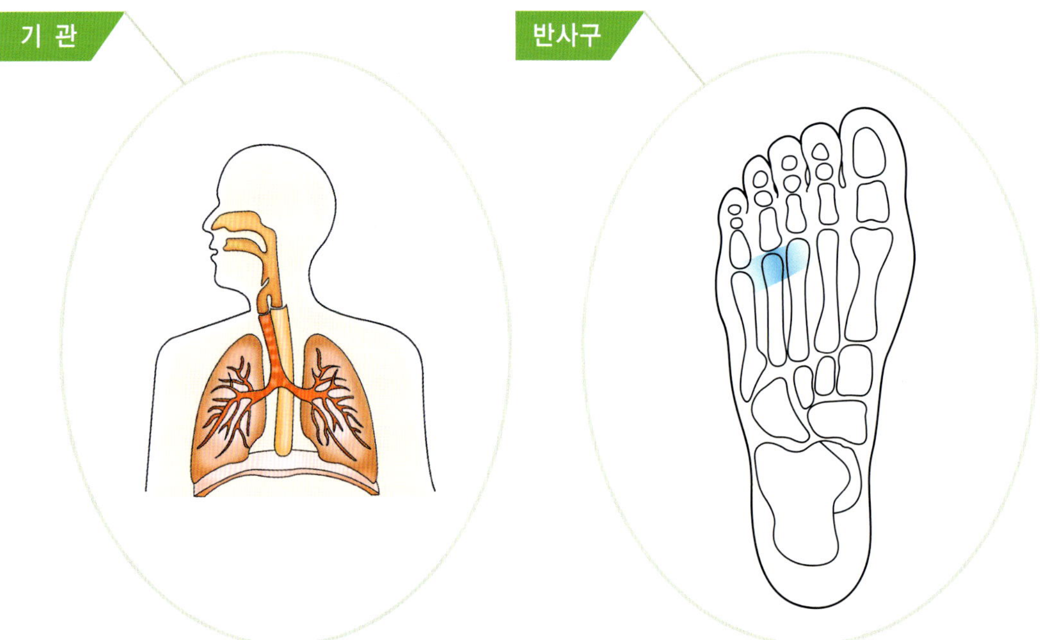

양 발바닥의 제2, 4, 5번 중족골의 머리 부분에 넓게 분포된 반사 구역

폐직기관 전체적으로 볼 때 반원추형으로, 좌우 1쌍이 있는데 종격을 사이에 두고 마주 대하여 흉강의 대부분을 차지한다. 폐 내부의 폐포는 가스 교환작용을 통해 산소와 이산화탄소를 교체시켜 준다. 호흡작용은 호흡중추인 연수에 의해 조정되며 1분에 20회의 호흡을 일으킨다.

효 과

호흡과 관련한 기관의 기능 강화, 가래, 기침, 천식, 폐렴

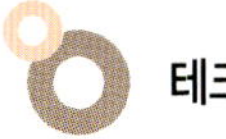

테크닉 1

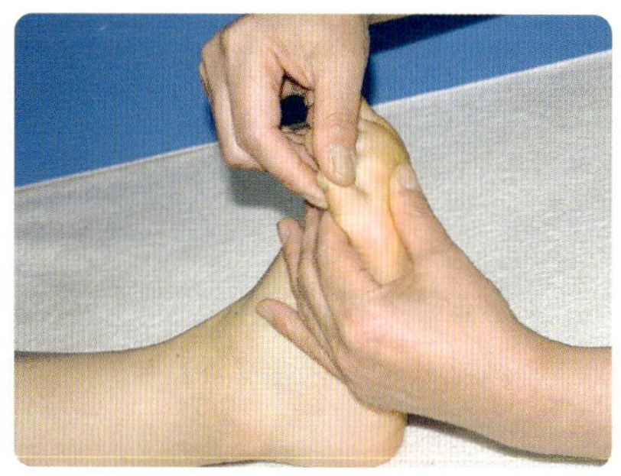 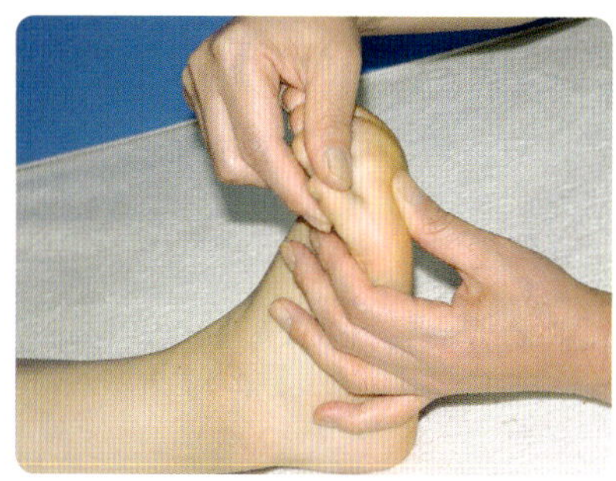

밖에서 안쪽으로 또는 안쪽에서 바깥쪽 방향을 향해 걷기법이나 밀기법으로 자극한다.

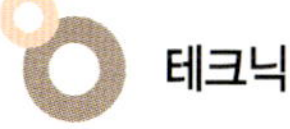

테크닉 2

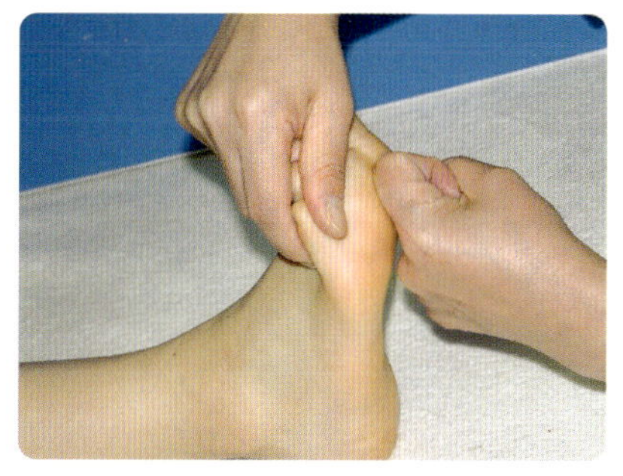 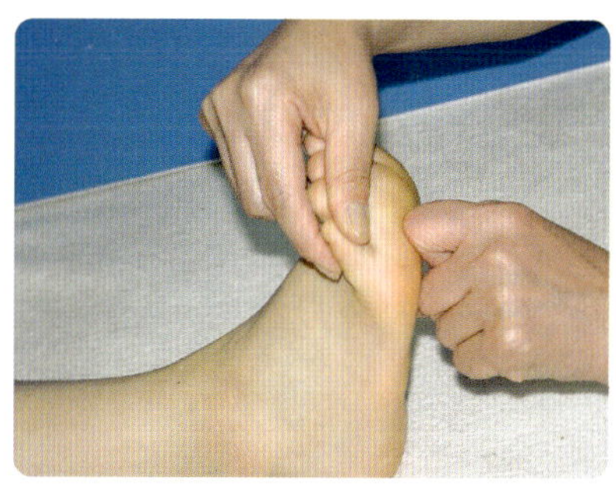

주먹을 쥔 상태에서 검지를 구부린 다음 관절의 끝 부분으로 반사점을 압박하여 새끼발가락 방향으로 추법으로 밀어주거나 유법으로 문지른다.

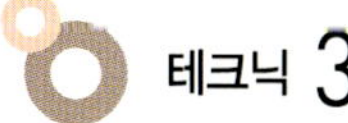

테크닉 3

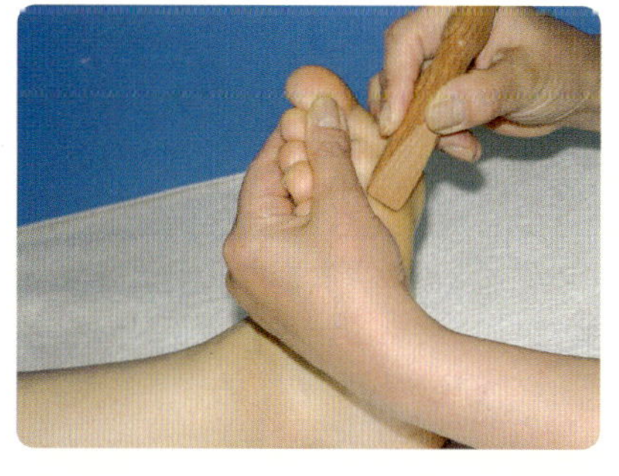 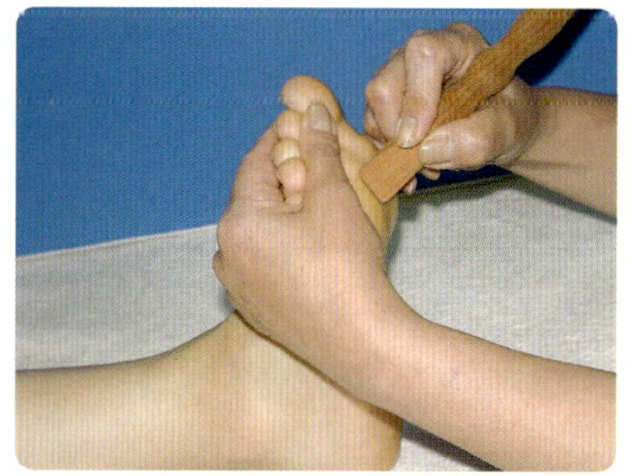

세로 또는 가로 방향으로 끌기법으로 자극한다. 압력의 세기는 크게 하는 것이 좋다.

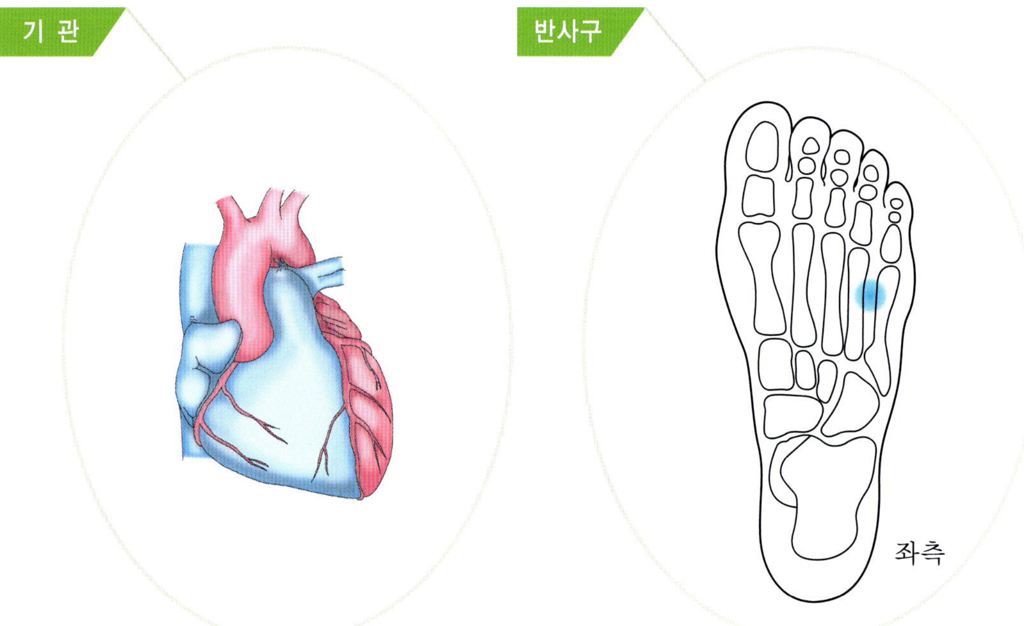

좌측 발바닥 제4번, 5번 중족골의 머리 부분, 비장 반사구보다 약간 위에 있는 구역

심장 원추형의 근육형 관으로 좌측 가슴의 양 폐 사이에 갈비뼈로 싸여 보호된다. 혈액을 공급하는 작용을 통해 에너지와 가스, 노폐물 등을 효율적으로 운송시킨다. 우심실에서 폐로 들어가 가스는 제거되고 산소와 결합된 혈액은 좌심방 좌심실을 통해 전체 조직과 기관으로 공급된다. 혈액은 우심방 → 우심실 → 좌심방 → 좌심실의 방향으로 순환된다.

효 과

심장병, 심근경색, 협심증, 동맥경화, 스트레스

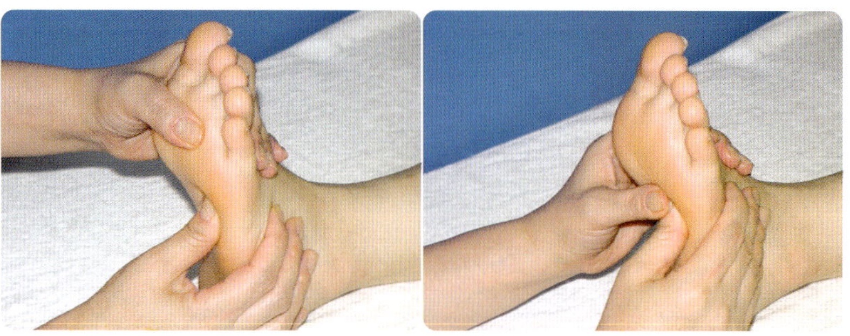

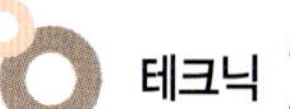테크닉 **1**

직각방향으로 누르거나 위로 밀어 올리는 듯이 누른다. 엄지와 엄지를 오버
랩시켜 누르기도 한다.

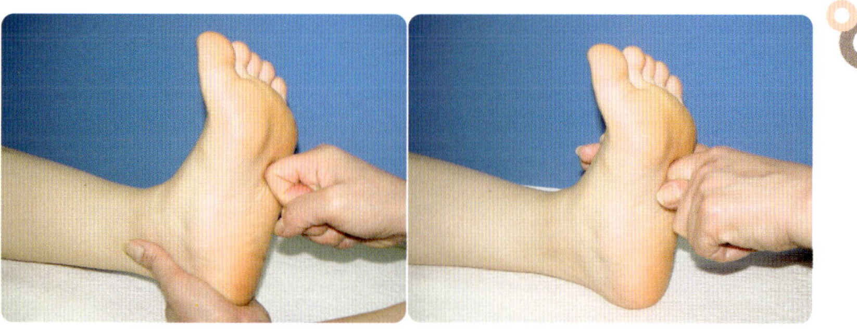

테크닉 **2**

보조 손은 발꿈치 또는 발등을 고정하고 치료 손의 검지를 구부린 다음 관절
끝 부분을 반사점에 대고 점법과 안법으로 누르거나 유법으로 문지른다.

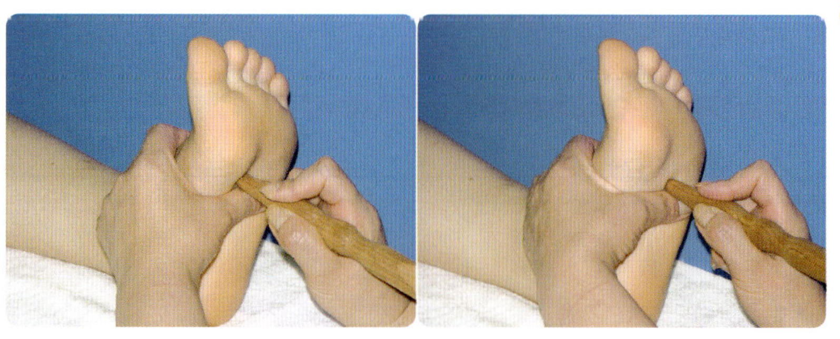

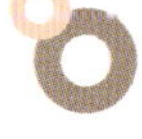테크닉 **3**

스틱을 직각으로 반사점에 접촉시킨 뒤 보통의 세기로 힘을 가한다. 보조 손
으로 스틱이 미끄러지거나 이탈하지 않도록 지지한다.

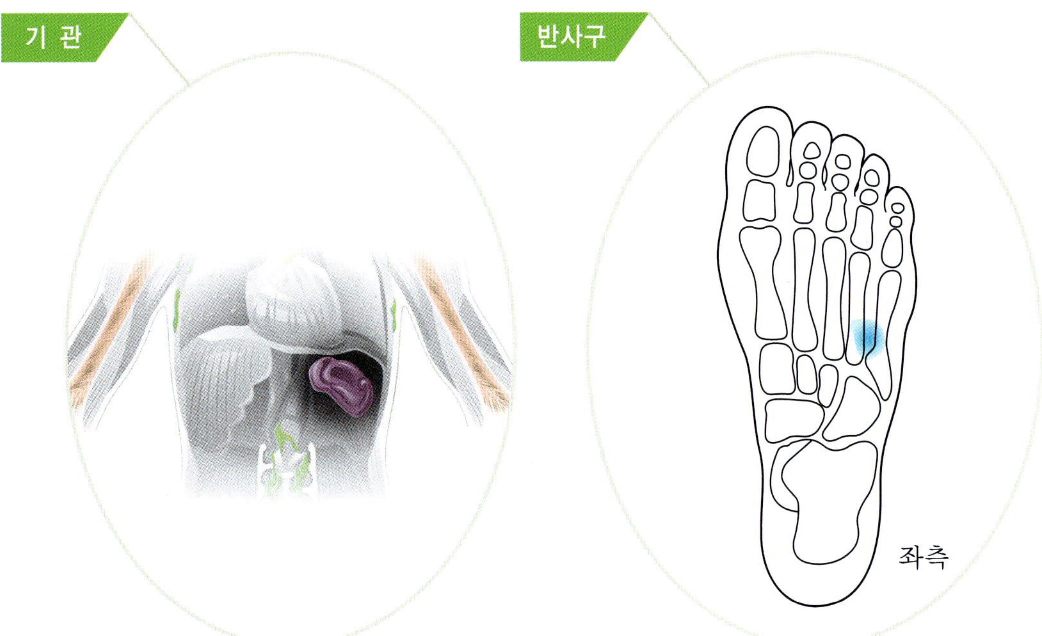

좌측 발 제4번, 5번 중족골의 뿌리 부분, 심장 반사구 아래에 위치한다.

비장 거대한 선(腺)이다. 인체의 좌측 위의 뒤편에 위치하고 있으면서 백혈구를 생성하고 수명이 다한 적혈구를 파괴한다. 림프액의 독소를 제거하고 바이러스를 학살 파괴하여 면역력을 증강시킨다. 골수의 조혈 기능과 혈액을 조절하는 일에도 관여한다. 비장을 지라라고도 칭한다.

효 과

빈혈, 만성 피로, 각종 암의 치료 시 보조요법, 당뇨병, 면역력 증강, 식욕부진, 소화불량

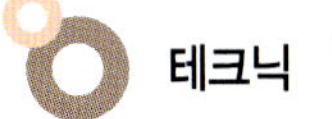
테크닉 1

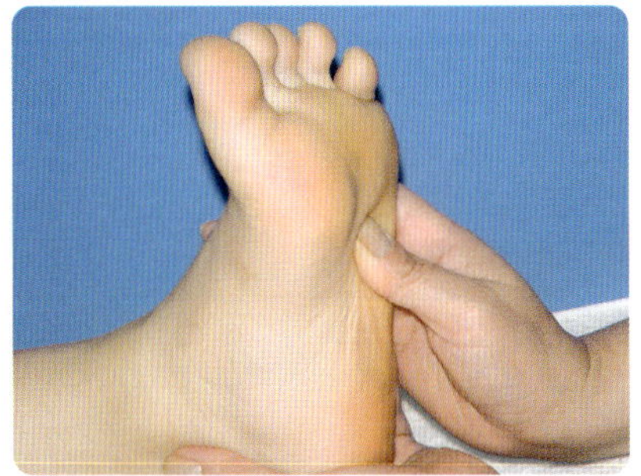 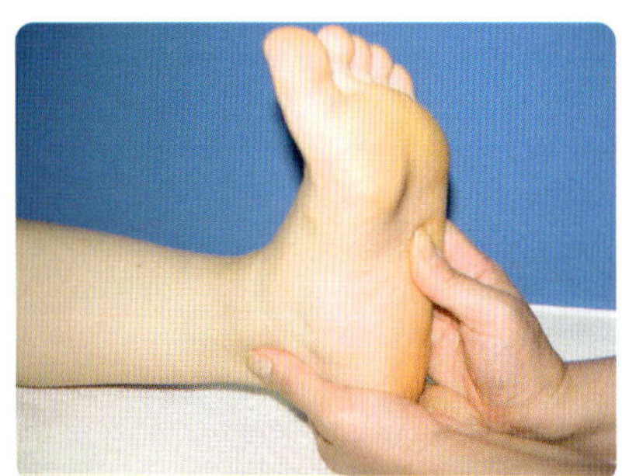

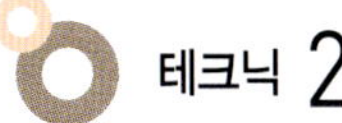
테크닉 2

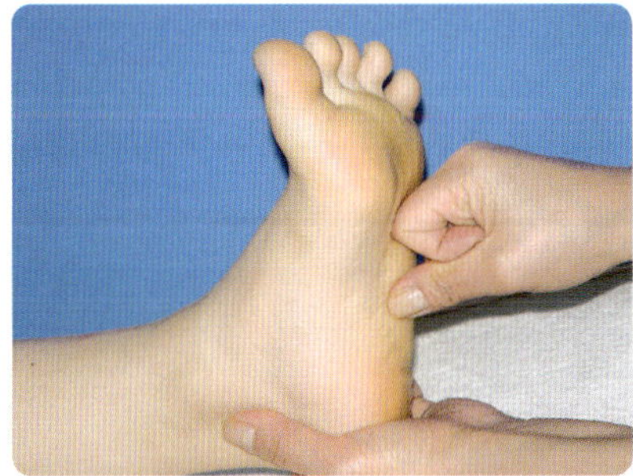 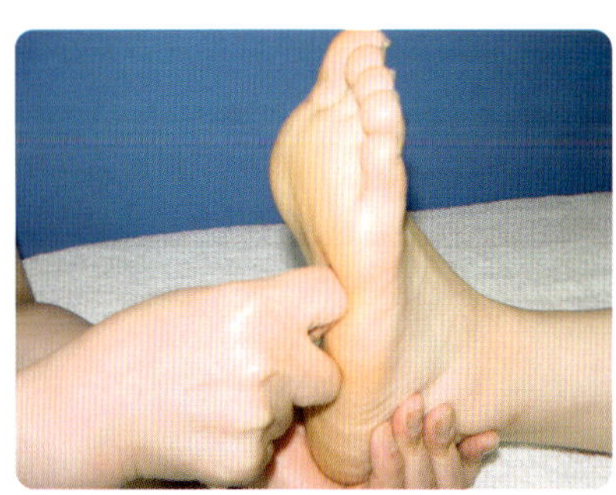

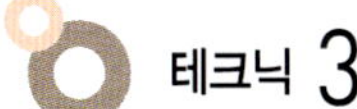
테크닉 3

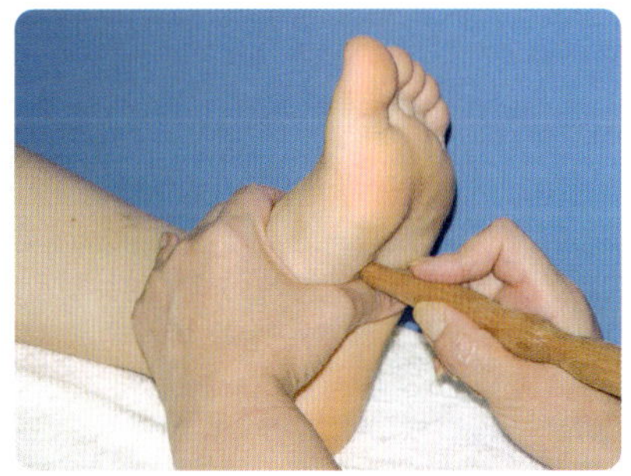 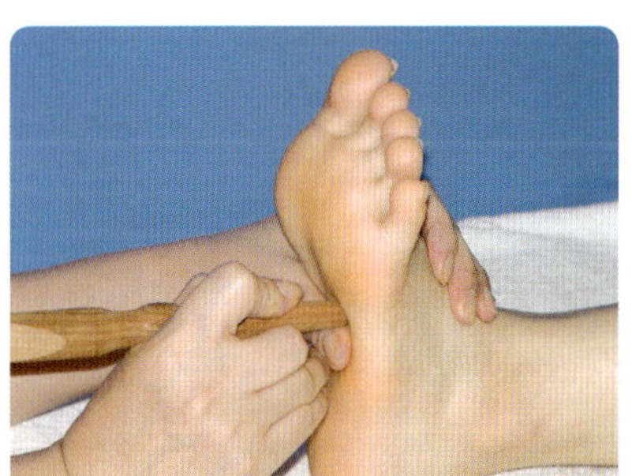

1. 누르고 회전시켜 주는 기법, 또는 누르기와 밀기를 동시적으로 사용하기도
   한다.

2. 검지를 구부려 관절의 끝 부분을 반사점에 대고 안법(누르기법)으로 압박한
   다. 유법으로 문지르거나 마법(비벼주기)으로 회전시켜 풀어주기도 한다.

3. 스틱을 반사점에 접촉시킨 뒤 보통의 세기로 압력을 가하면서 회전법을 사
   용한다.

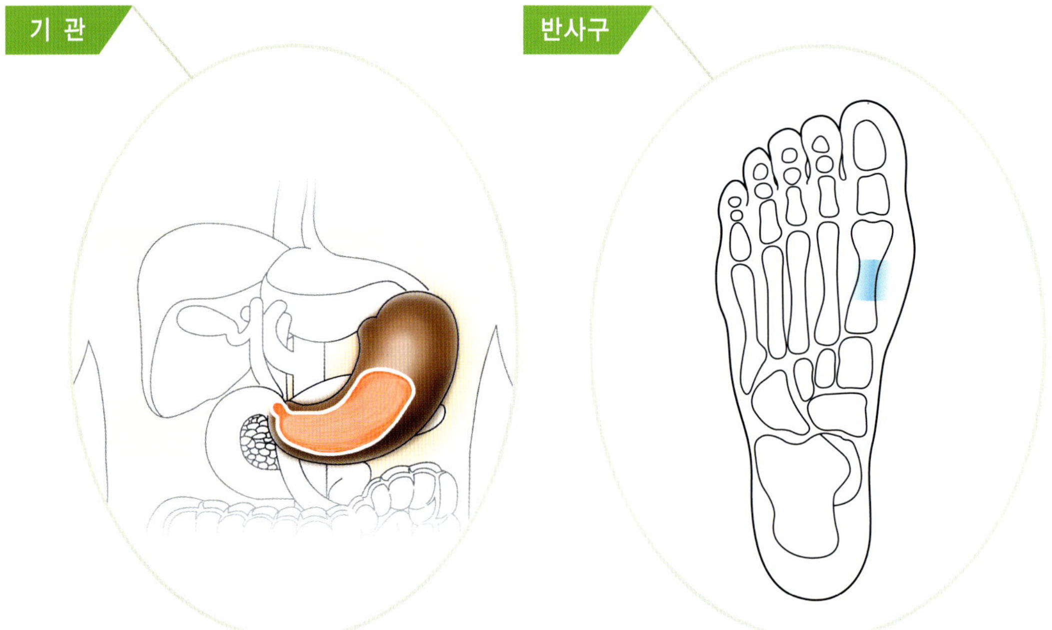

제1번 중족골 중앙 부위, 복강신경총 반사구와 중첩되어 있고, 췌장, 십이지장과 상관 반사구로 작용

위장 2L 가량의 용적량을 가진 근육낭(근육주머니), 인체의 좌측 횡격막 아래에 위치한다. 3천 5백만 개 이상의 선(腺)에서 하루 3L 위액(염산)을 분비시키고 펩신효소를 분비시켜 단백질 소화에 관여한다. 위의 입구를 분문이라고 하고 배출구는 유문이라고 한다. 주요 기능으로 음식물의 저장과 소화, 배출, 대장균 살균, 호르몬의 분비가 이루어진다.

효 과

위기능 강화(위산과다, 위경련, 소화불량, 위하수, 위염)

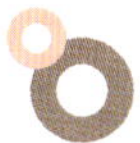

테크닉

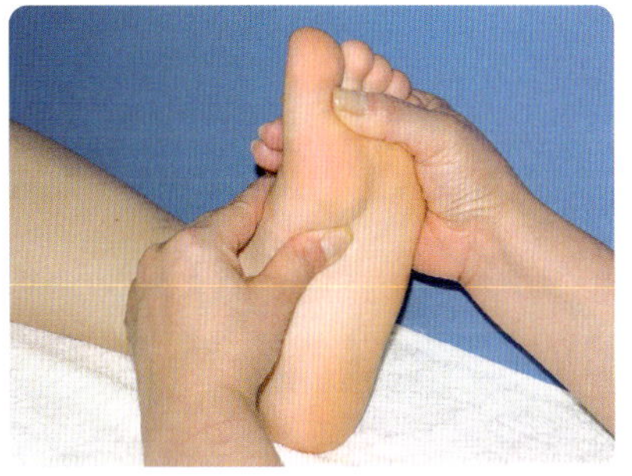 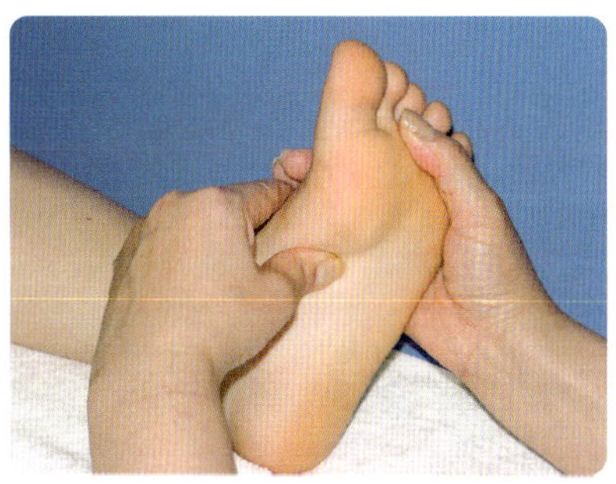

1

위에서 아래 방향으로 누르기, 밀기 또는 그 반대의 방향으로 누르기, 밀기를 한다.

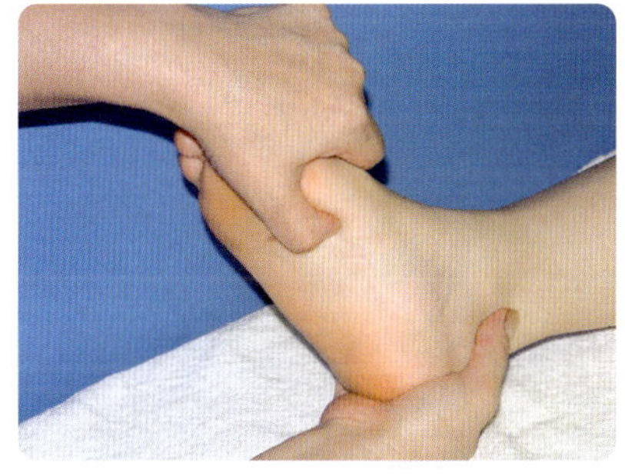 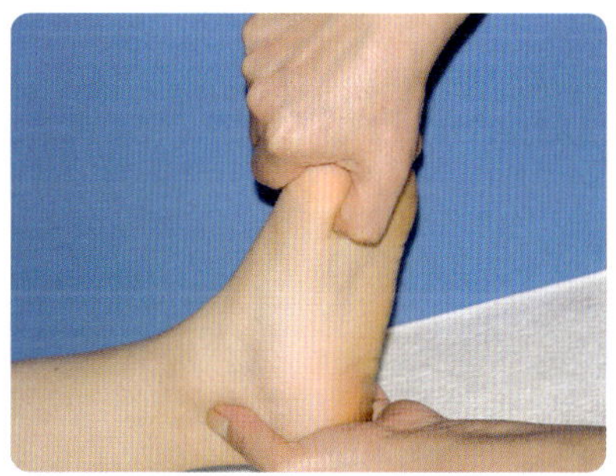

2

엄지를 반사점에 넓게 밀착시킨 상태에서 위에서 아래 방향으로 추법으로 밀거나, 삽법으로 강하게 찌르기도 한다.

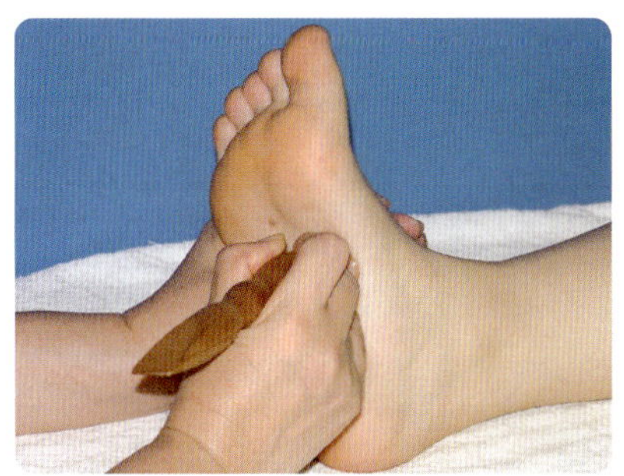 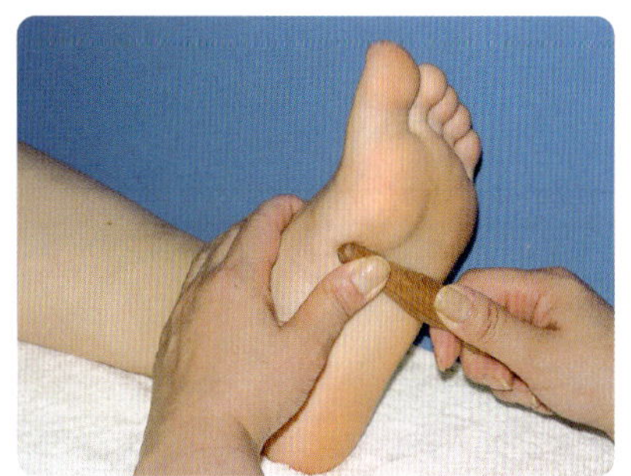

3

위에서 아래 방향으로 밀기법 또는 끌기법으로 자극한다.

22

췌장(膵臓 : pancreas)

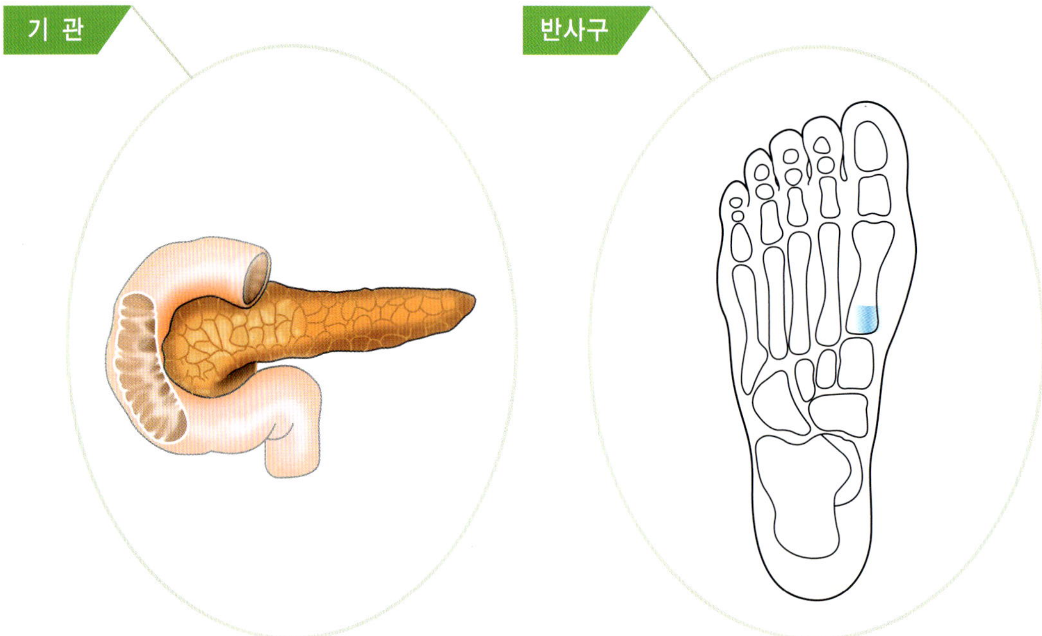

위, 십이지장, 소장의 반사구와 중첩되거나 연해 있으면서 상관 반사구로 작용함.

췌장 길이 15cm, 무게 58g 가량의 내분비선과 외분비선을 가지는 호르몬샘이다. 랑게르한스섬에서 분비되는 인슐린은 세포가 요구하는 에너지원인 포도당의 세포 내 흡수를 촉진시키고 간의 활성화에 관여한다. 췌장에서 분비되는 효소는 트립신, 스테압신, 아밀롭신으로 십이지장에서의 탄수화물, 단백질, 지방의 분해를 촉진시킨다. 췌장은 혈중 포도당 흡수를 촉진시키는 인슐린과 이와 반대로 혈중 농도를 상승시키는 글루카곤을 함께 생산 분비한다. 췌장을 이자라고도 한다.

효 과

소화기 계통의 이상, 당뇨병, 전신피로감의 해소

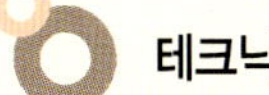 테크닉

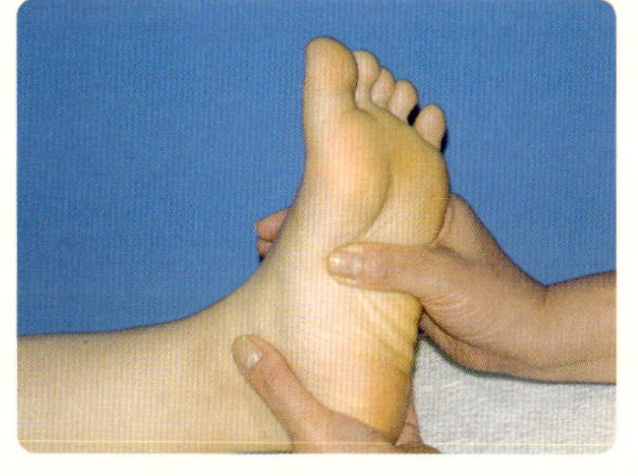 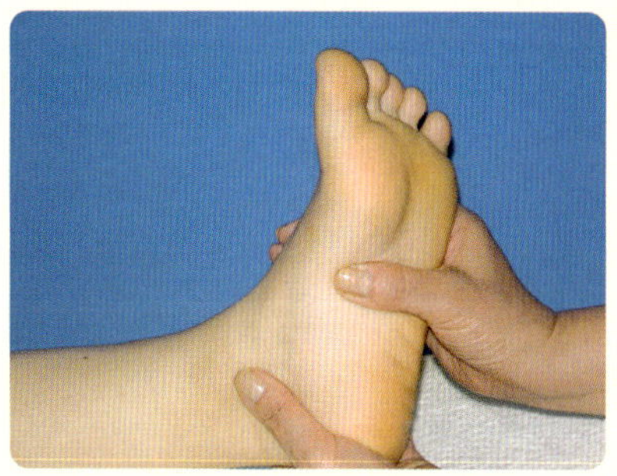

1 발의 외측에서 내측 방향으로 반사점을 마사지한다.

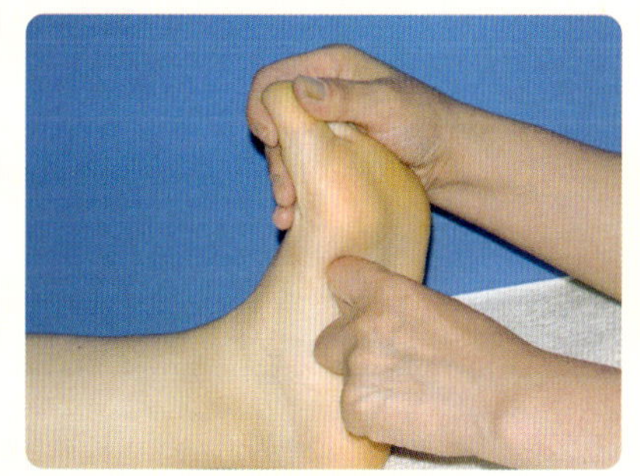 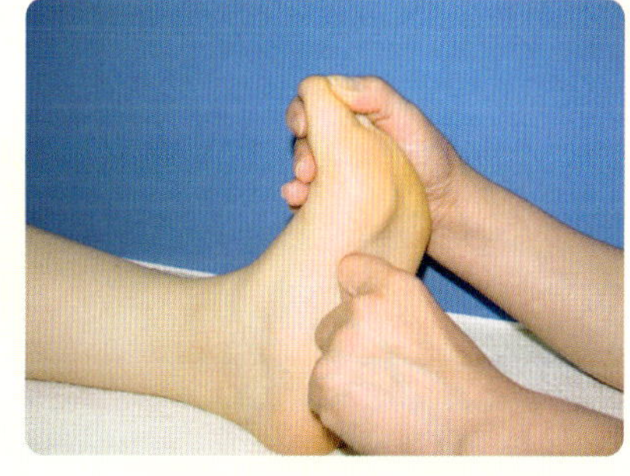

2 검지의 관절을 반사 부위에 밀착한 뒤 안법으로 누르면서 유법으로 풀어준다.

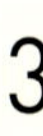 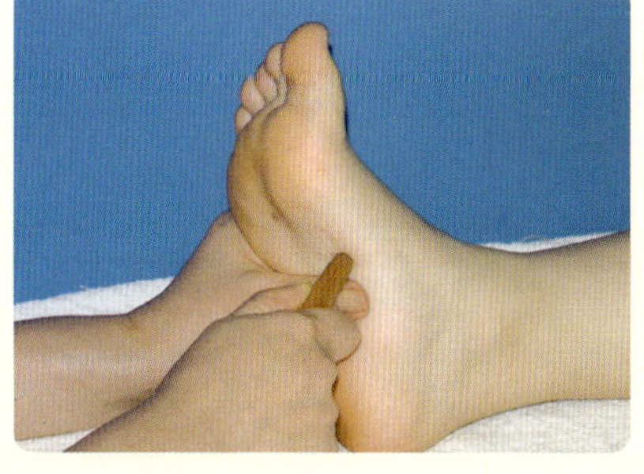 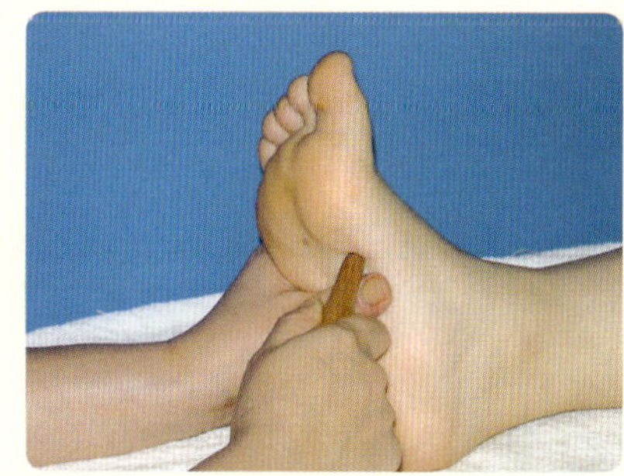

3 반사 부위의 바깥쪽에서 안쪽으로 자극한다.

23

십이지장(十二指腸 : duodenum)

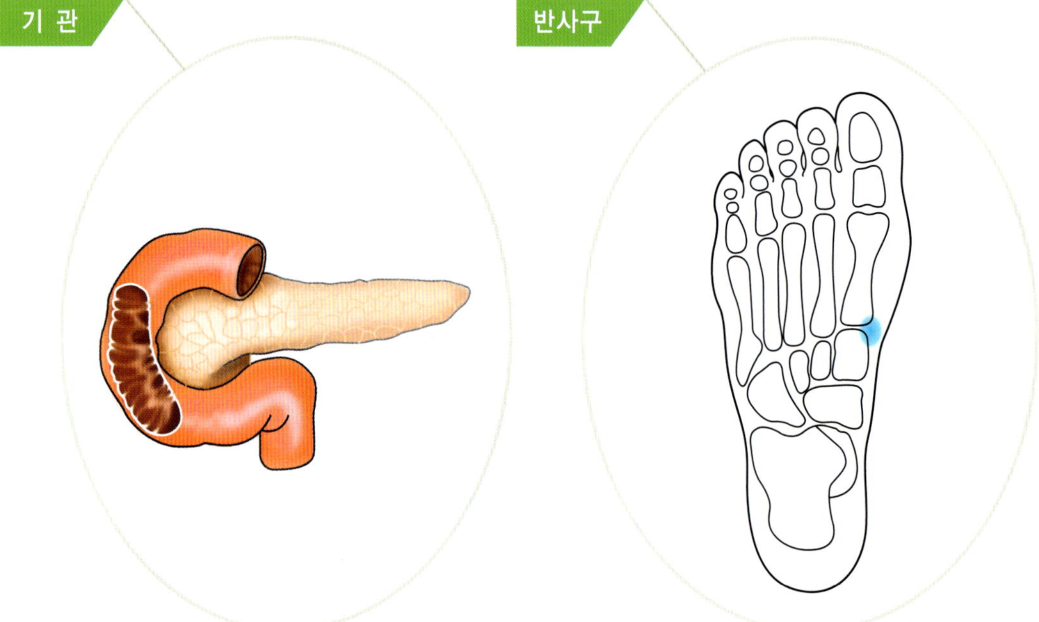

제1번 중족골의 뿌리와 제1번 설상골 사이의 발바닥 내측면 구역, 소장 반사구와 인접하고 췌장 반사구와 중첩되어 있다.

십이지장 소장의 일부로 위의 유문에서 공장에 이르는 말굽 모양의 부위를 말한다. 손가락 12마디쯤(25cm 가량)의 길이와 같다는 의미에서 붙여진 이름이다. 상부는 위의 유문과 연결되고 하행부는 담관, 췌관이 개구(開口)하여, 담즙과 췌액이 유입되어 음식물을 소화시킨다.

효 과

위기능 장애, 십이지장 궤양, 소화불량, 식중독, 식욕 증진

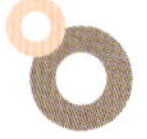 테크닉 1

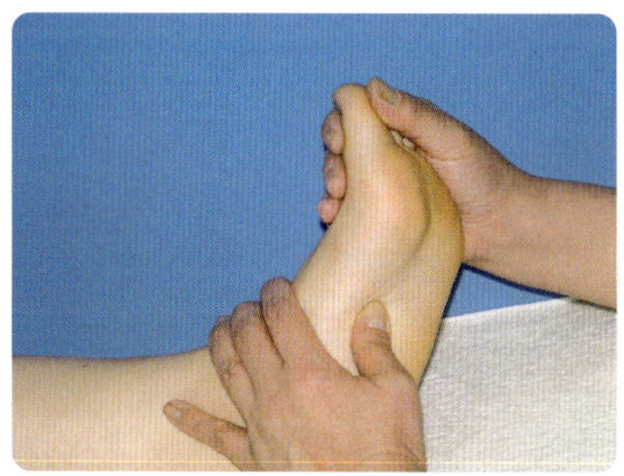 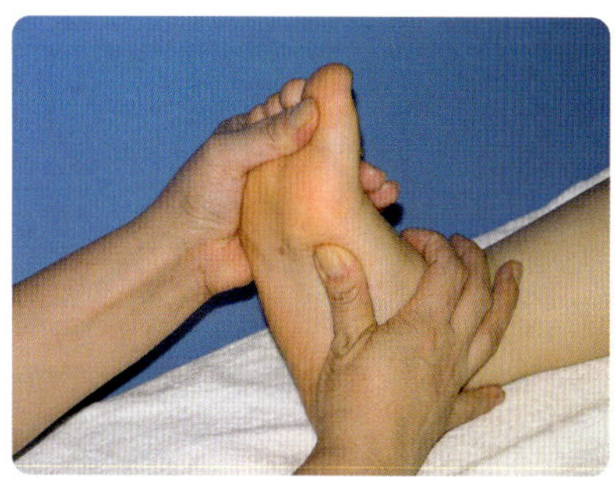

엄지를 넓게 밀착시켜 밀기법으로 마사지한다. 아래에서 위 방향으로 마사지한다.

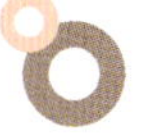 테크닉 2

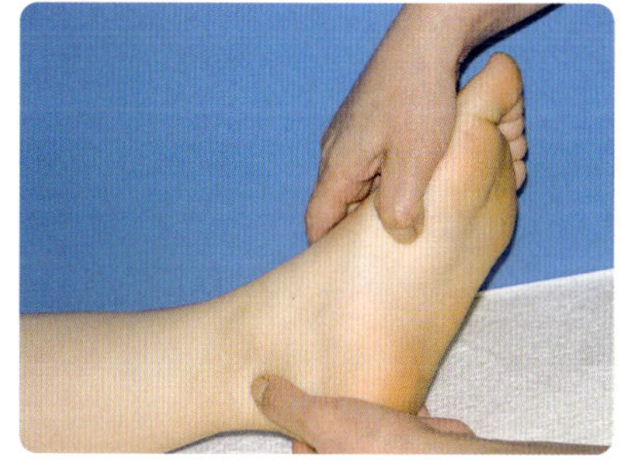 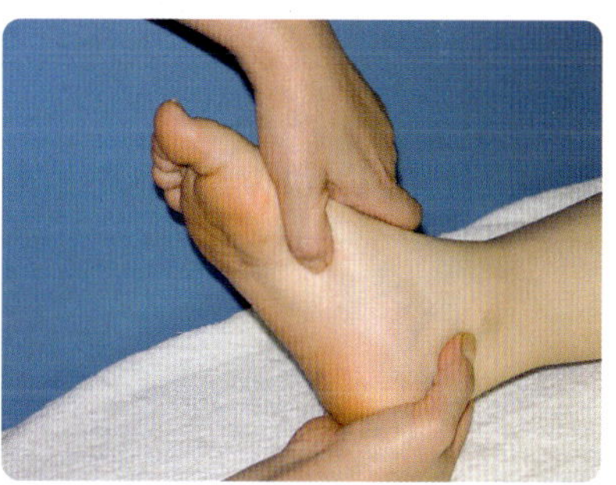

보조 손으로 발꿈치 부분을 받쳐 고정한 뒤 치료 손의 엄지를 구부려 그 끝으로 점법으로 반사 부위를 압박하면서 위 방향을 향해 추법으로 밀어준다.

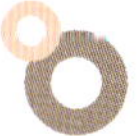 테크닉 3

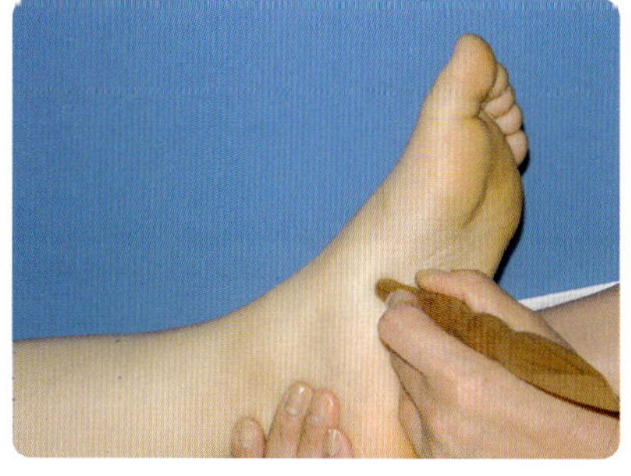 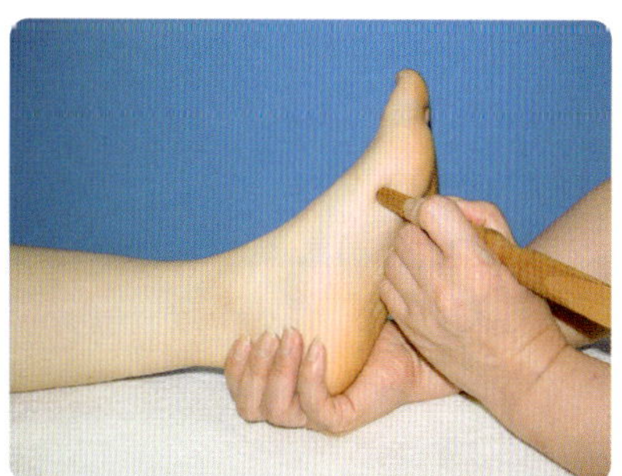

위 방향으로 반복적으로 끌기를 자극한다.

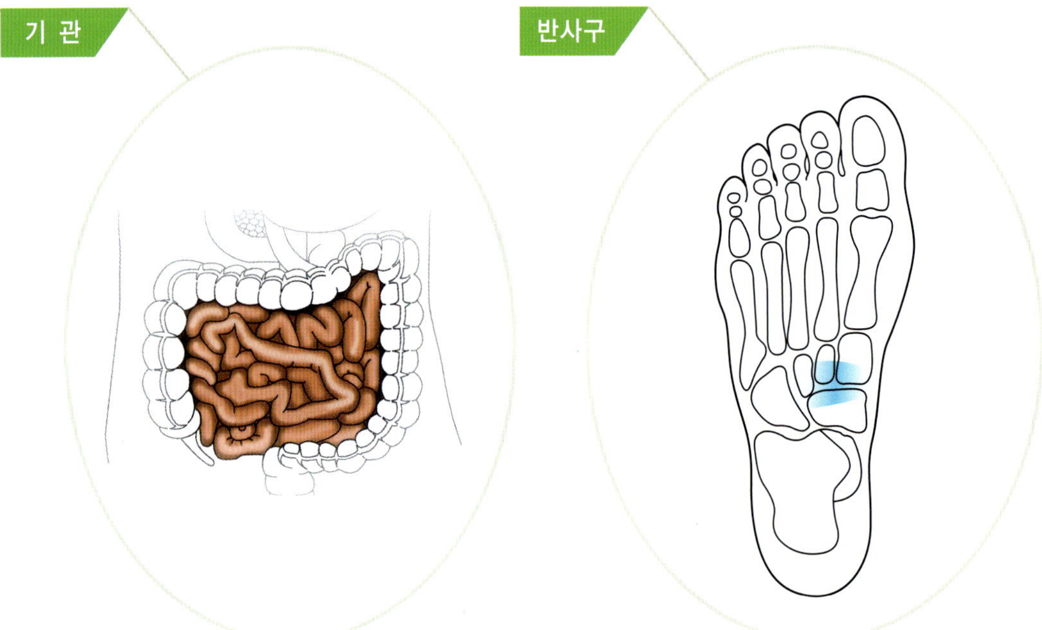

발바닥 중앙부 족궁의 내측면, 주상공과 제1, 2설상골에 이르는 구역

소장 6~7m 가량의 소화관으로 각 부분은 음식물의 흡수가 이루어지며 십이지장, 공장, 회장으로 나누어진다. 내면은 1mm 정도의 융모돌기가 돋아 있어 소화 흡수에 관여한다. 분당 8~11회의 분절운동을 통해 음식물을 분해하고, 추운동(왕복운동)으로 이를 이동시킨다. 소화작용을 위해 많은 소화 효소(트립신, 아미노프신, 스테압신, 말타아제)가 분비된다.

효 과

소화불량, 헛배 부른 데, 가스 찬 데, 복통, 비만관리, 설사, 복통

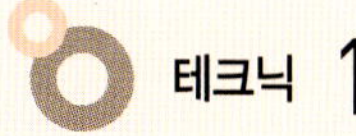

테크닉 1

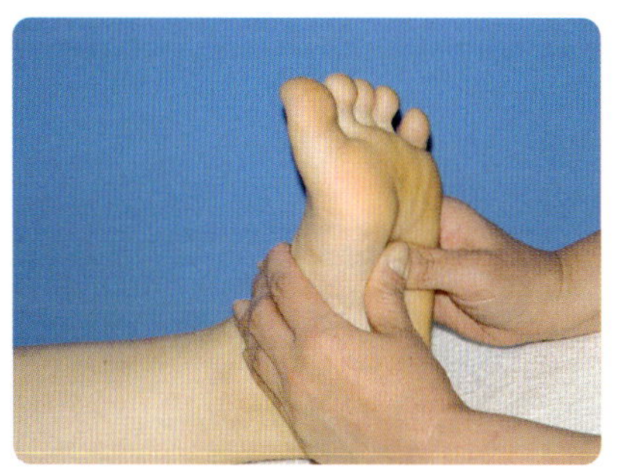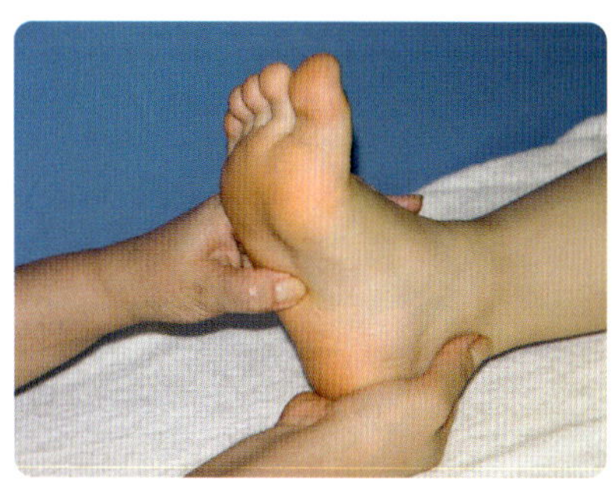

두 손의 엄지를 반사점에 밀착시켜 위로 밀어 올려주거나 좌측에서 우측 방향으로 걷기법을 사용하기도 한다.

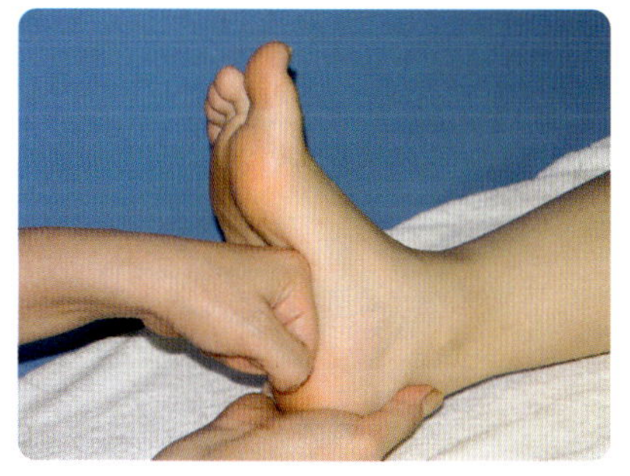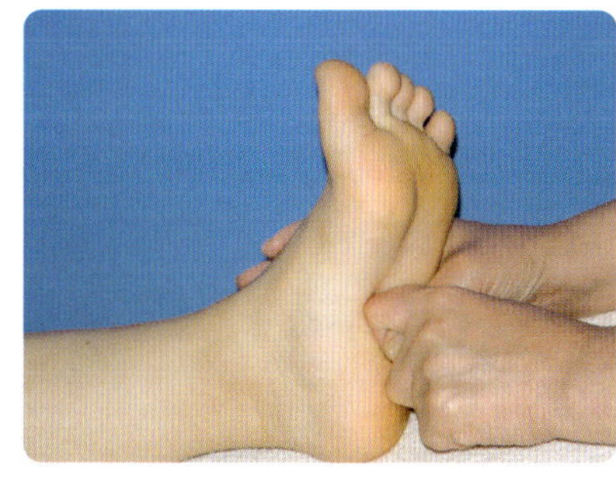

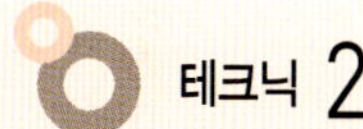

테크닉 2

주먹을 쥔 상태에서 각 손가락의 관절 부분을 반사 부위에 밀착시켜 점법으로 압박하면서 안법으로 끌어내린다.

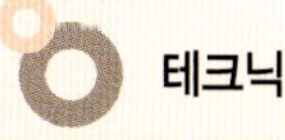

테크닉 3

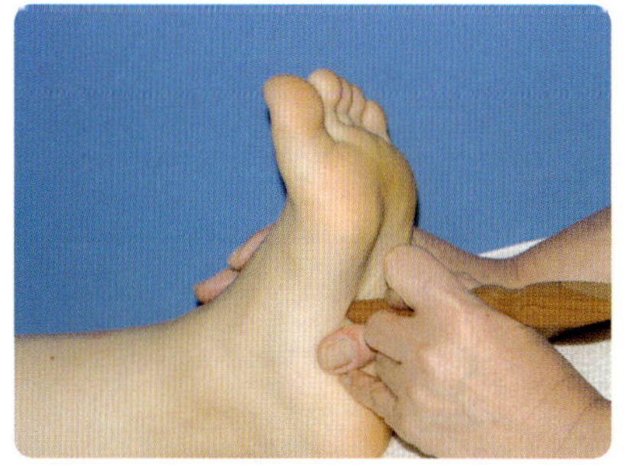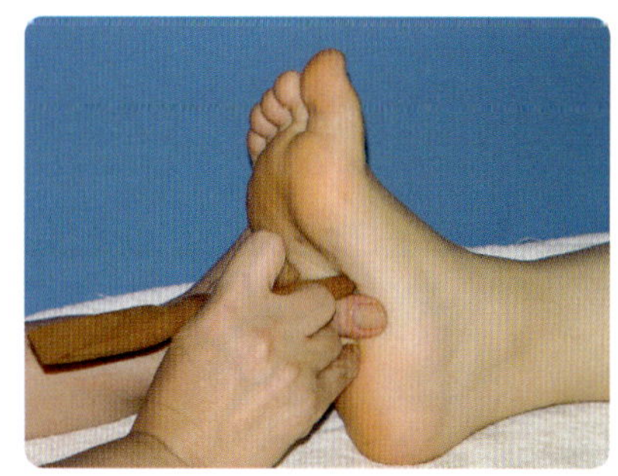

보조 손의 협력을 받아 반사 부위에 충분한 자극이 가해질 수 있도록 한다. 위에서 아래 방향으로 밀어주거나 좌측에서 우측 방향으로 밀기법을 사용한다.

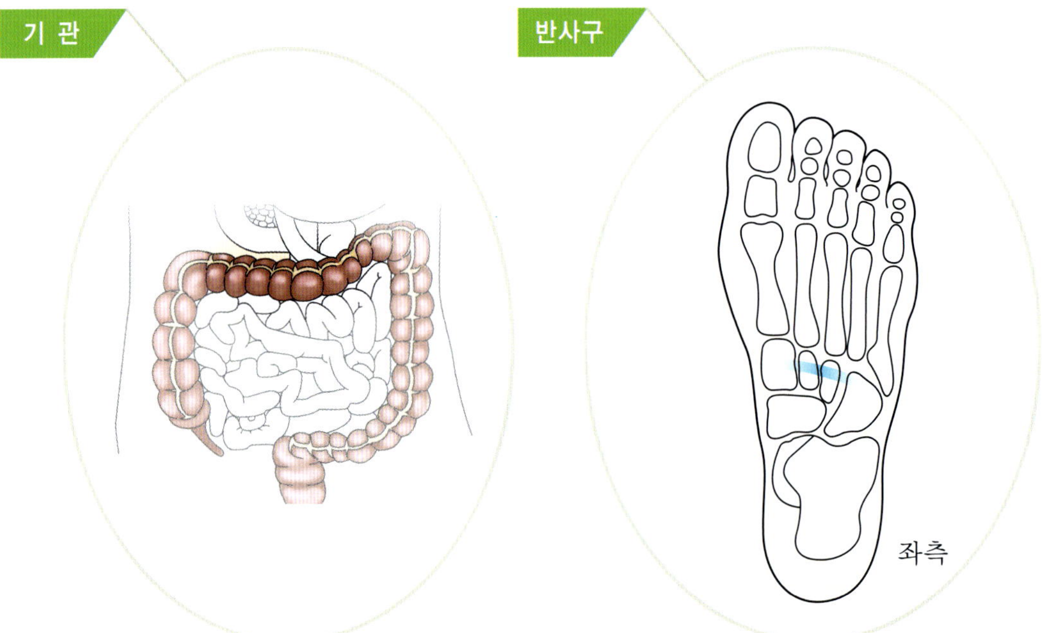

좌측 발바닥의 중앙부 주상골, 제1, 제2, 제3 설상골, 입방골에 이르는 횡단 구역

횡행결장 1.5m의 대장(大腸)에서 배꼽의 위치까지 가로로 배치된 결장(結腸)을 횡행결장이라고 한다. 연동작용(운동)을 일으킨다. 자율신경계의 이상으로 변비, 설사를 일으키기도 한다. 숙변 또는 변비로 인해 발생한 독소가 인접한 간장 또는 비장에 나쁜 영향을 미친다.

효 과

복통, 당뇨병, 간장병, 갑상선 이상, 장염과 설사

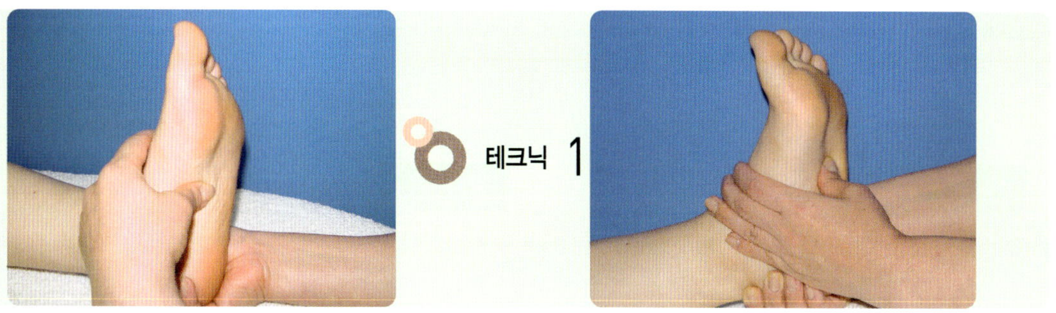

테크닉 1

장의 연동방향으로 밀어주거나 걷기법으로 자극한다.

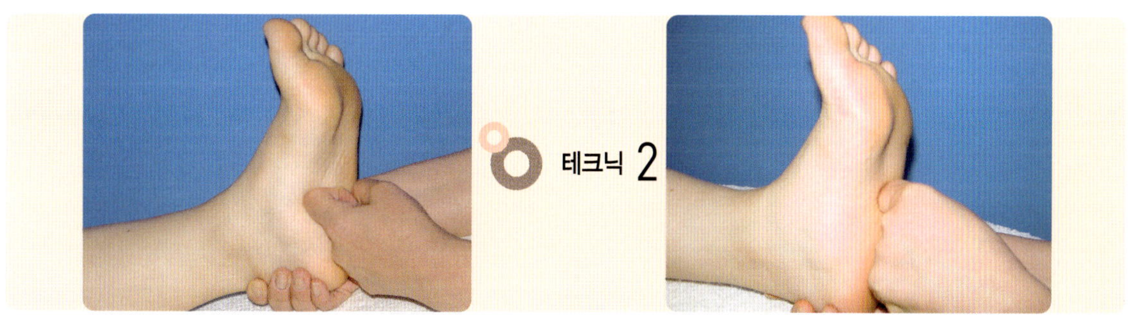

테크닉 2

발을 안정되게 고정시킨 다음, 치료 손의 검지를 구부려 삽법으로 찌르기한 상태에서 추법으로 강하게 밀어준다.

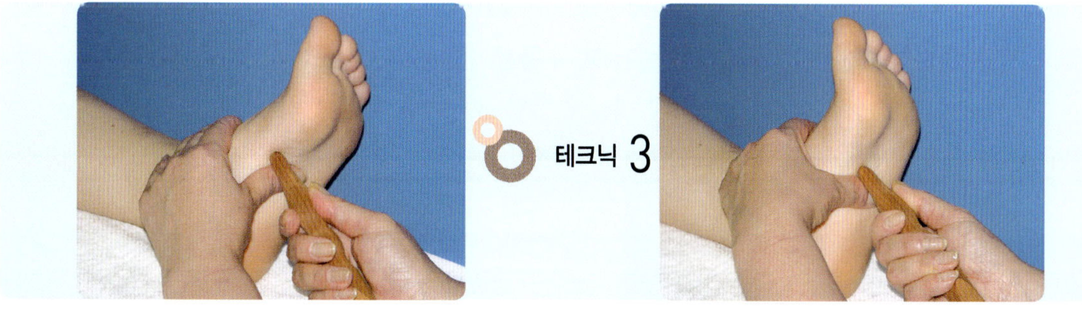

테크닉 3

보조 손으로 반사 부위를 확보한 뒤 스틱이 미끄러지거나 이탈하지 않도록 하여 밀기법 또는 끌기로 자극한다.

26

하행결장(下行結腸 : descending colon)

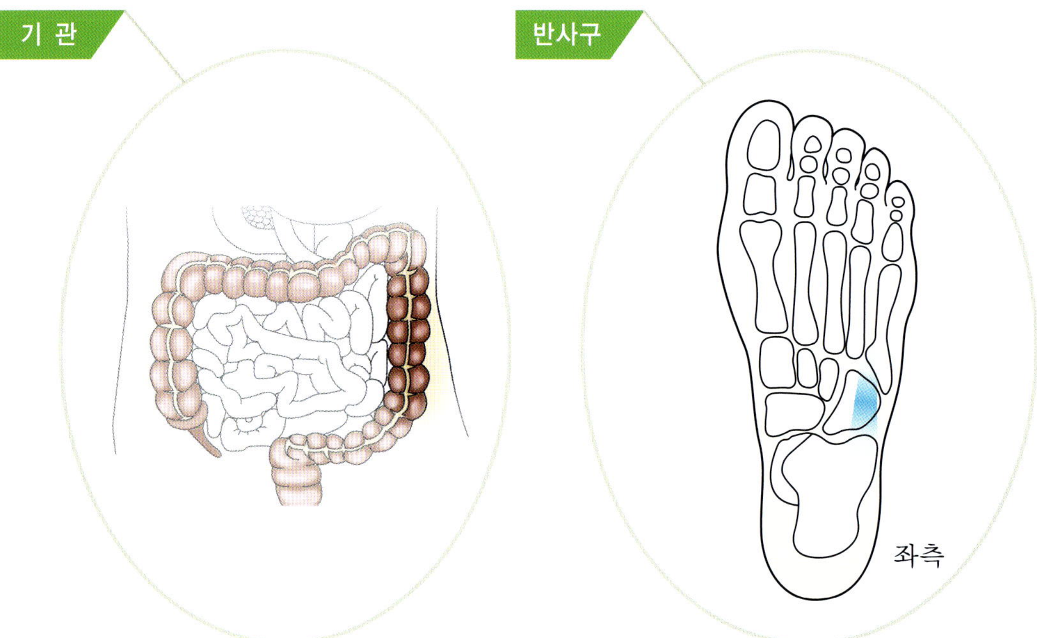

좌측 발바닥 제4번, 5번 중족골의 뿌리에서 입방골에 이르는 구역

하행결장 좌측 늑골에서 아래방향으로 내려가는 지점에 위치하면서 S상결장과 이어진다. 장 내 내용물 1g 중에는 50여 종의 대장균이 1천억 이상 존재한다. 변비나 숙변의 형태가 장 내에 오래 머물게 되면 유해독소(메탄, 탄산, 인돌, 유화수소, 암모니아 등)가 발생되어 혈관에 흡수된다.

효과

변비, 복통, 설사, 장염

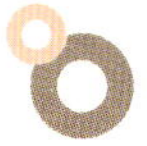 테크닉 1

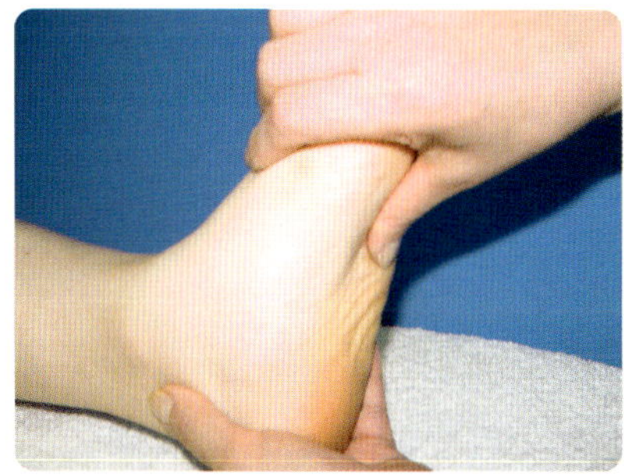 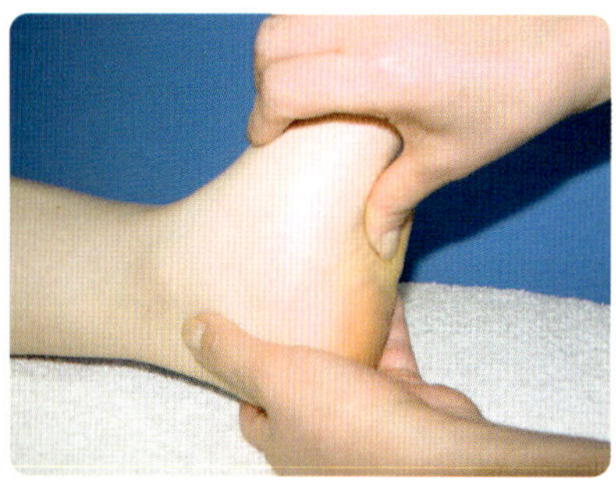

장의 연동방향에 맞추어 위에서 아래를 향해 밀기법으로 마사지한다.

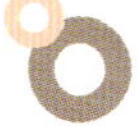 테크닉 2

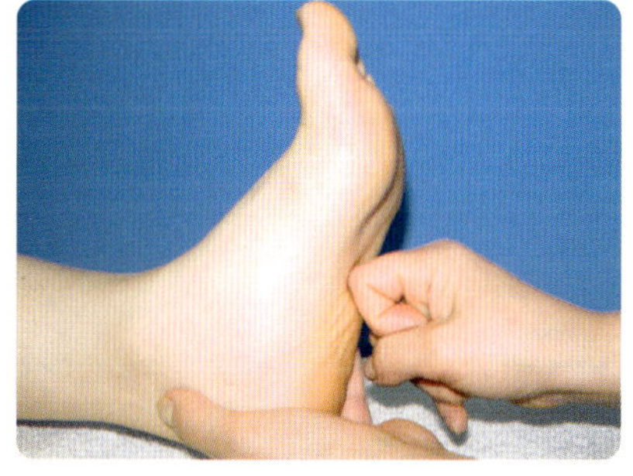 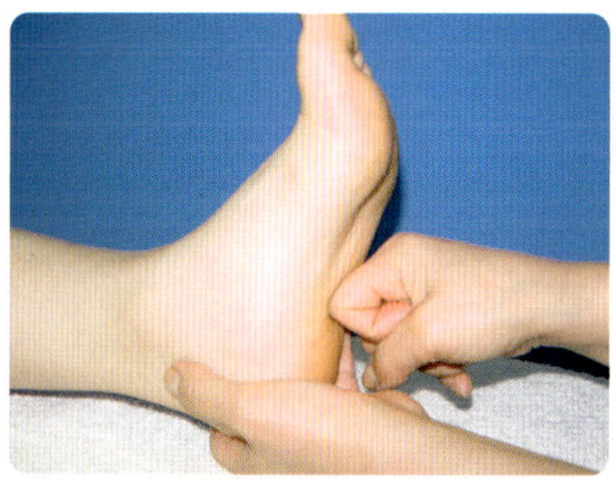

발을 고정하고 검지를 구부려 반사점에 밀착하여 점법으로 강하게 누르면서 추법으로 밀어내린다.

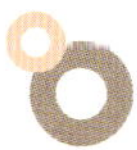 테크닉 3

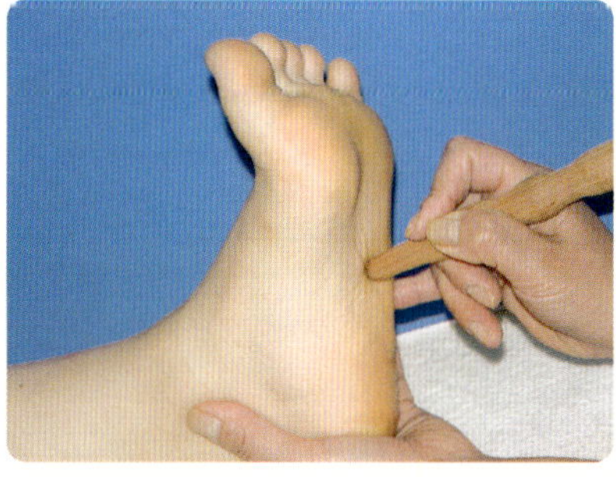 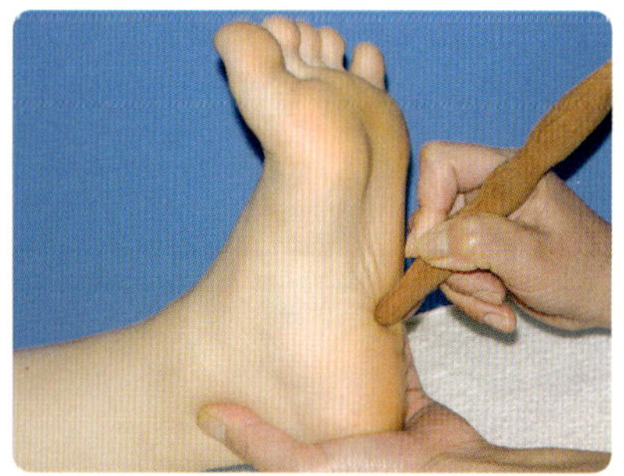

보조 손의 엄지로 스틱의 끝 부분을 지지한 뒤 위에서 아래 방향으로 강한 압력의 세기로 자극한다.

27

S상결장(S狀結腸 : sigmoid colon)

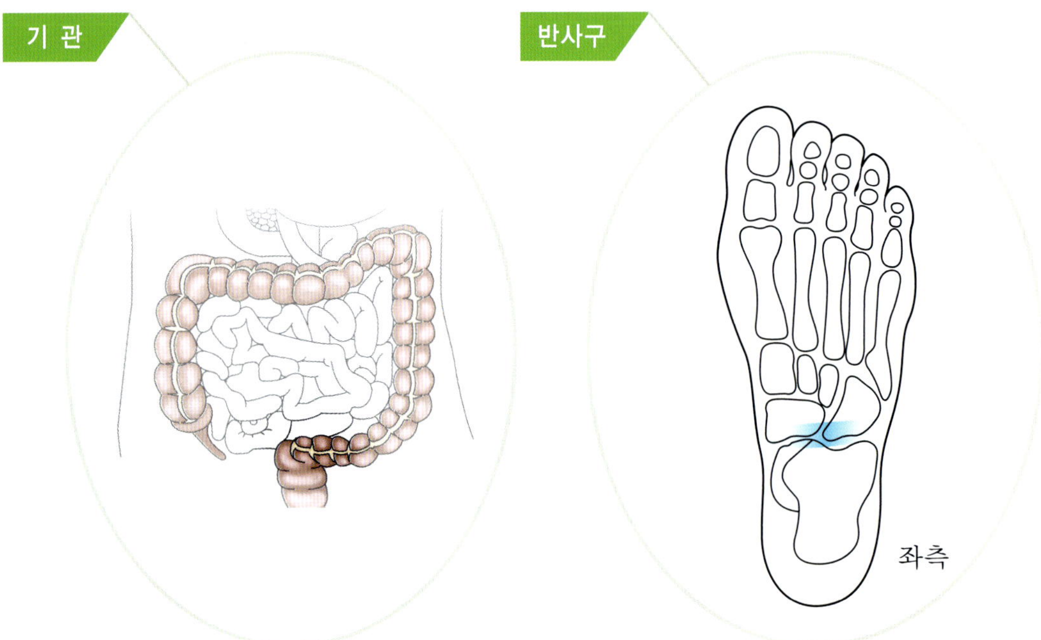

좌측 발바닥의 하단부, 가로 횡단 부위 주상골과 입방골을 연결하는 구역

S상결장 하행결장이 끝나는 마지막 부분으로 직장과 연결된다. 상행과 횡행, 하행의 결장이 끝나는 지점이기 때문에 비정상적인 숙변과 내용물이 오랫동안 정체되는 곳이다. 내용물이 S상결장까지 이르는 데 소요되는 시간은 대략 8~16시간 정도로, 72시간 이상 경과되면 인체에 나쁜 영향을 미치게 된다.

효 과

설사, 변비, 장염

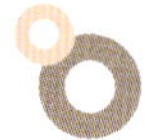 **테크닉**

1. 치료 손의 엄지를 사용하여 반사점을 누르고 풀어준다.

2. 발목을 잡고 고정한 다음 검지의 마디 관절을 밀착, 안법을 사용하여 강한 세기로 누른 후 추법으로 민다. 보조 손의 엄지에 치료 손의 검지를 고리로 걸어 점법으로 누르기도 한다.

3. 스틱을 접촉시킨 후 보조 손의 협력을 받아 누르기 또는 회전법을 사용한다.

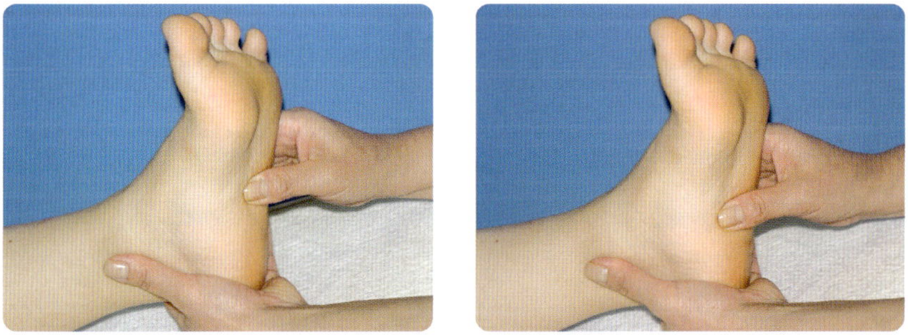

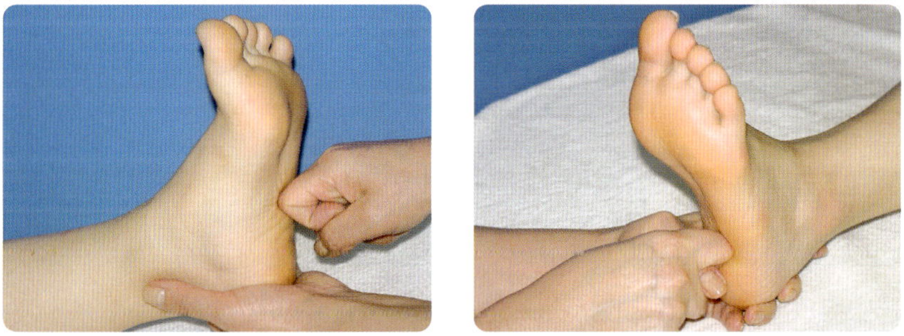

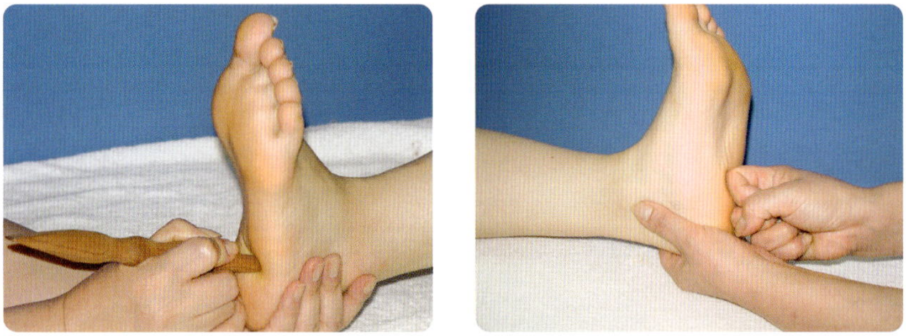

28

항문(肛門 : anus)

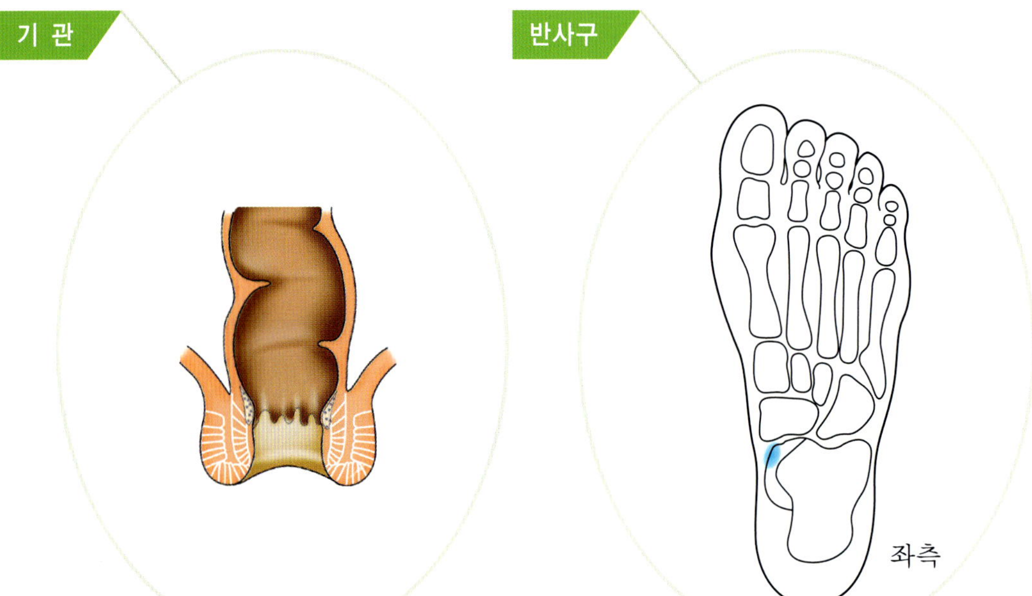

좌측 발바닥, 안쪽 하단, 중족골과 주상골이 인접한 지점

항문 직장과 연결된 배출구로 전체 12m 가량의 소화기관의 맨 끝지점이다. 항문은 신경 반사에 의해 이완되는 내항문괄약근(불수의근)과 수의근인 외항문괄약근이 작용되어 배변이 이루어진다. 항문의 윗부분인 직장은 항문과 함께 강한 근육으로 구성되어 있기 때문에 많은 양의 대변을 마음대로 저장 배출시킬 수 있다.

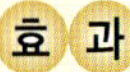 **효 과**

치질, 치핵, 항문괄약근 운동

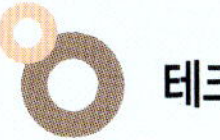 테크닉 1

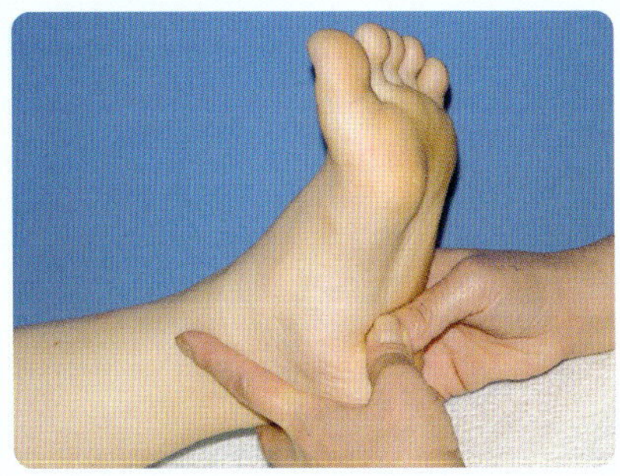 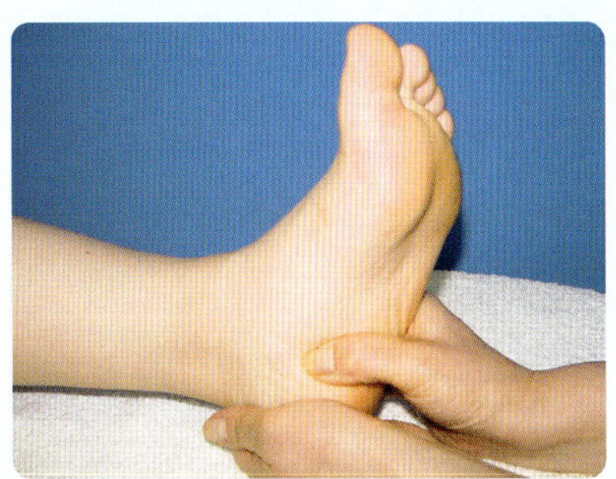

누르기와 밀기법을 병행하여, 우측에서 좌측 방향으로 누른다.

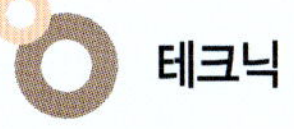 테크닉 2

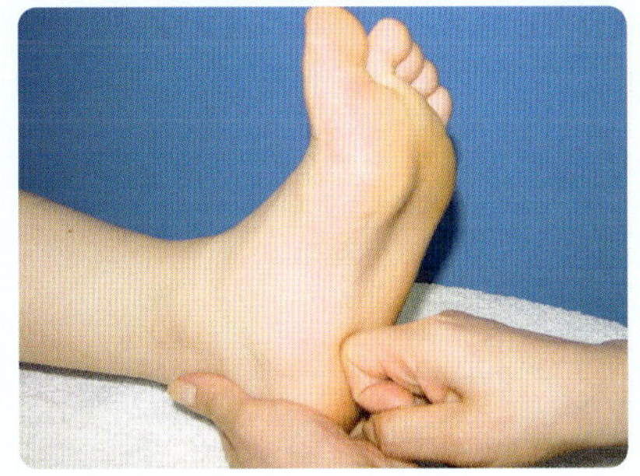 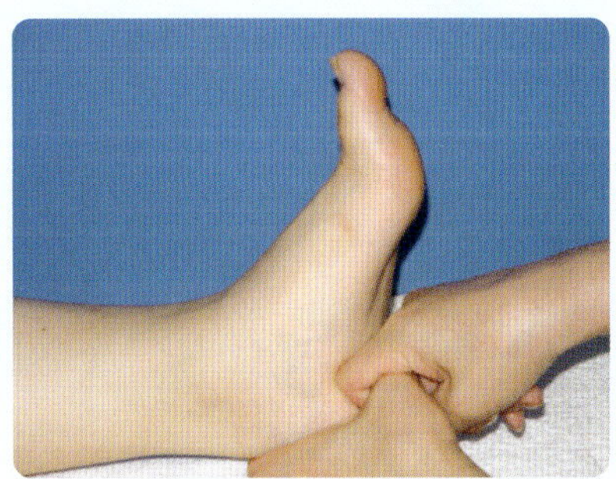

점법으로 강하게 누르거나 안법으로 압력을 반감시킬 수도 있다. 보조 손의 엄지
에 치료 손의 검지를 걸어 강한 점법으로 사용하기도 한다.

테크닉 3

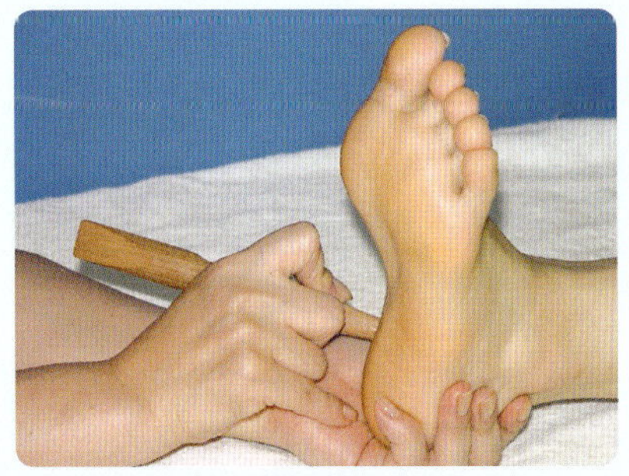 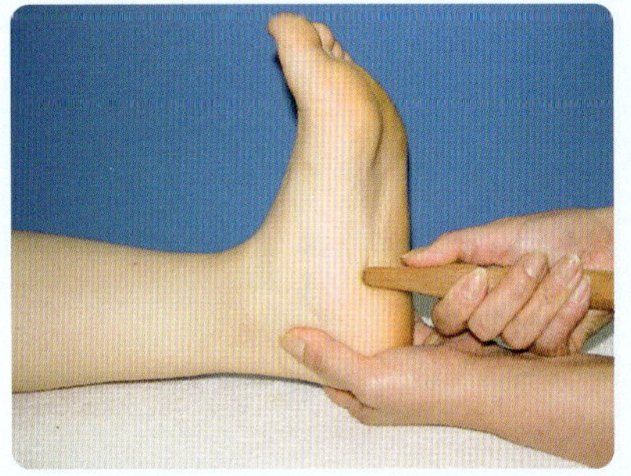

스틱의 끝 부분을 보조 손으로 지지한 후 누르기와 끌기법으로 자극한다.

기 관	반사구

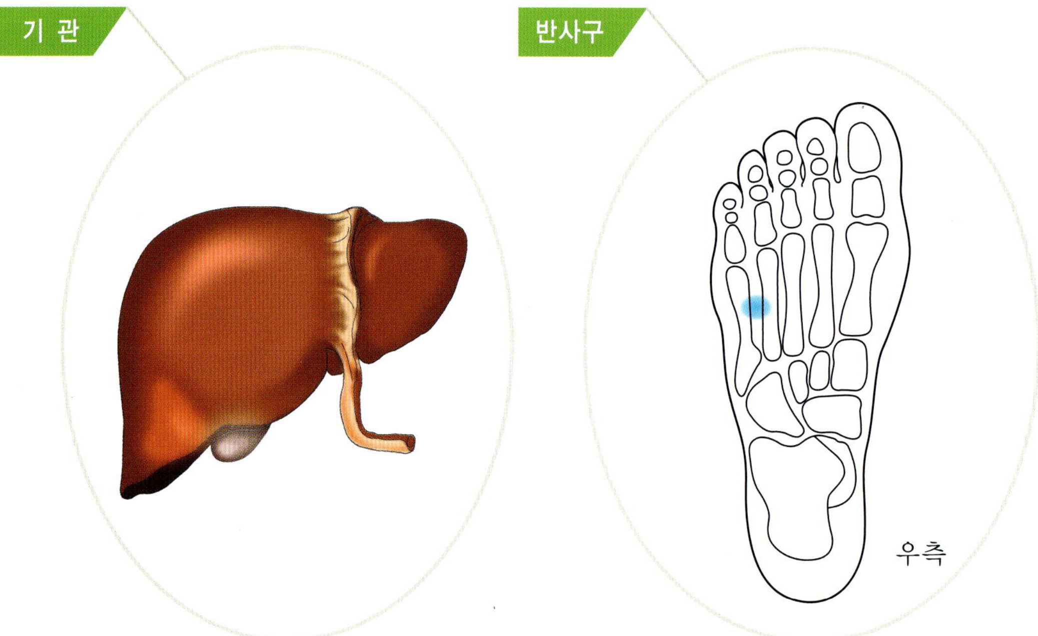

우측 발바닥 제5번, 4번 중족골의 상단 부위, 폐 반사구의 아래에 있으면서 중첩된다.

간장 인체에서 가장 큰 장기로 생명 유지에 필요한 많은 기능을 수행한다. 복막에 감싸여 우측 늑골 내 횡격막 아래에 고정되어 있다. 우엽과 좌엽으로 나누어진 간은 1천여 종 이상의 효소와 담즙을 생산하며, 해독작용, 영양소의 저장, 에너지원(글리코겐)의 저장 등을 수행한다.

효 과

만성 피로, 소화기 계통 강화, 숙취 해소, 알코올 분해, 간염, 지방간, 간경화, 스트레스

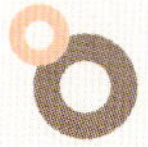

테크닉

1

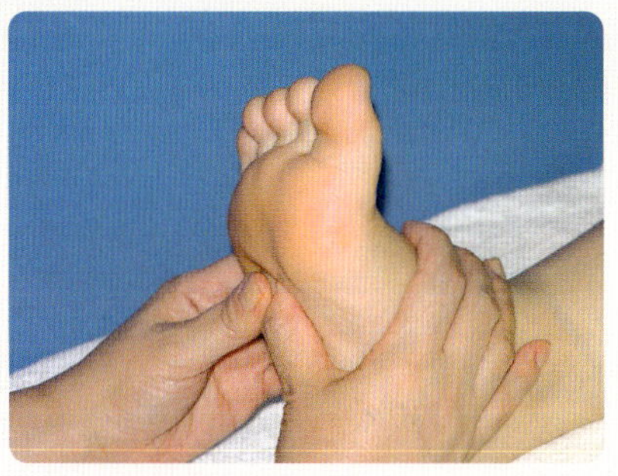 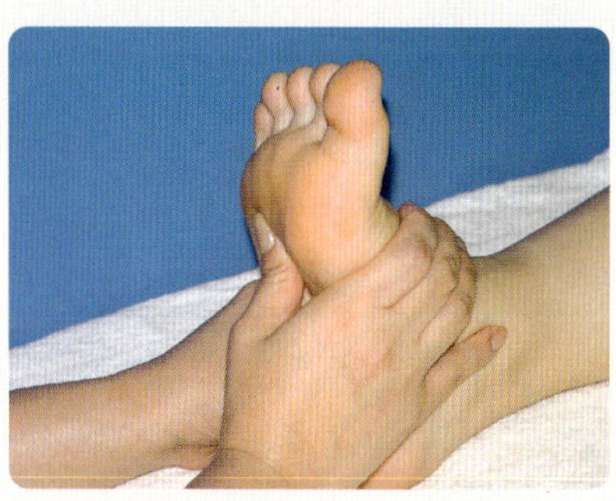

두 손의 엄지를 오버랩한 후 반사점에 접촉하여, 강한 압력의 세기로 누르기한 후 회전법으로 풀어준다.

2

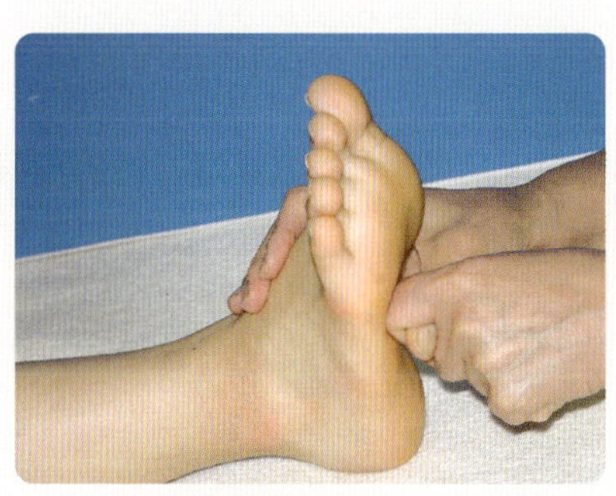 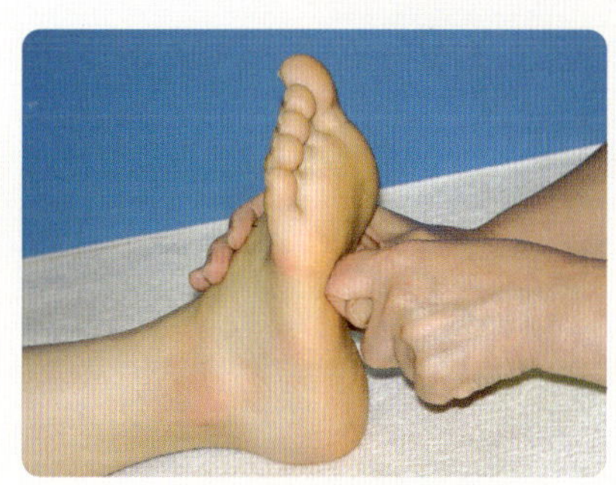

발등을 고정하고 치료 손의 검지를 구부려 점법으로 강하게 압박한다.

3

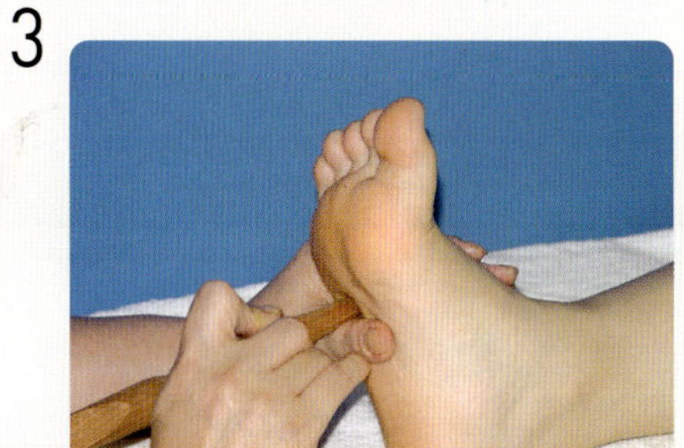 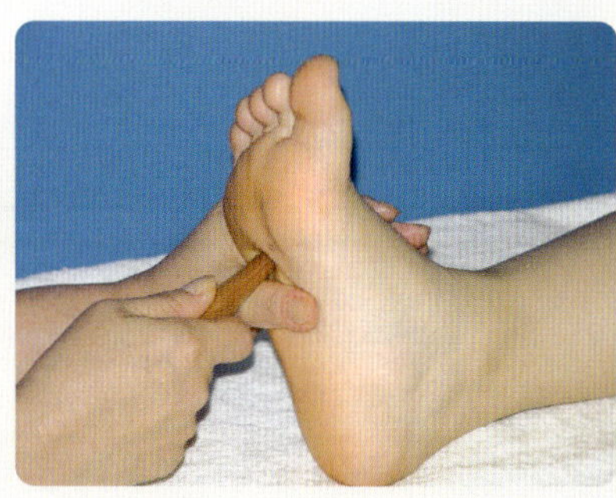

밀기법과 끌기를 병행한다.

담(膽 : gallbladder)

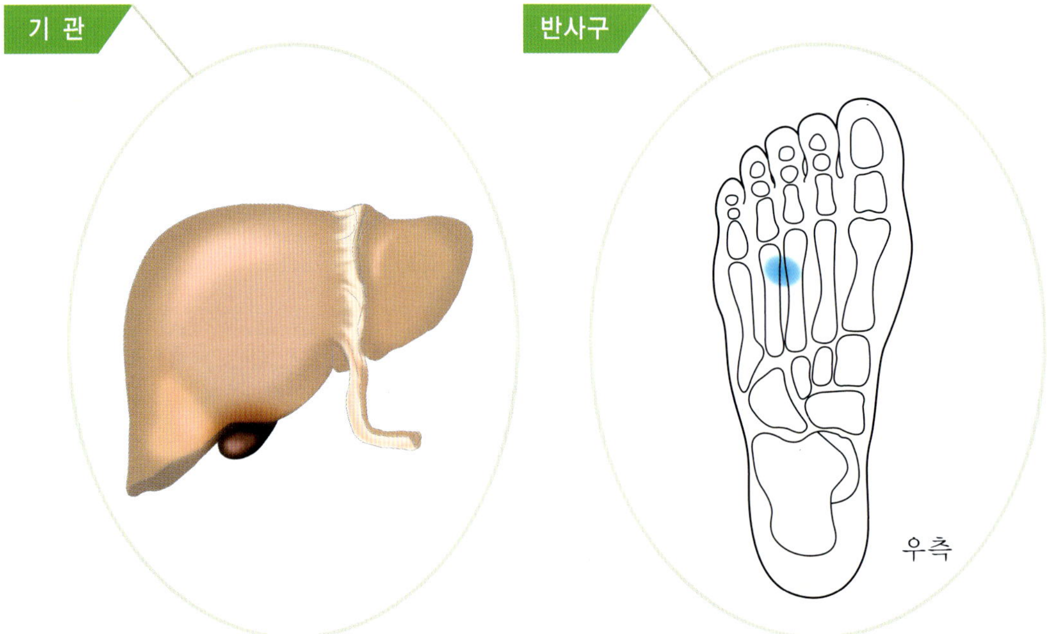

우측 발바닥 제4번, 3번 중족골의 머리 부분, 폐 반사구의 약간 아래에 있고, 간 반사구의 바로 옆에 인접함.

담 간에서 분비된 쓸개즙을 저장하는 주머니로 담낭이라고도 한다. 작고 근육질이며 간 바로 아래에 붙어 있다. 음식물을 소화시키기 위한 쓸개즙을 분비한다. 쓸개즙은 하루에 1000cc 이상 분비되지만 쓸개 속에서 50~60cc로 농축된다. 담은 한 가지 물질만 저장하는 유일기관이다.

효 과

담석증, 소화불량, 옆구리 결림, 황달, 담낭염, 담결석

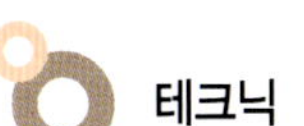 테크닉 1

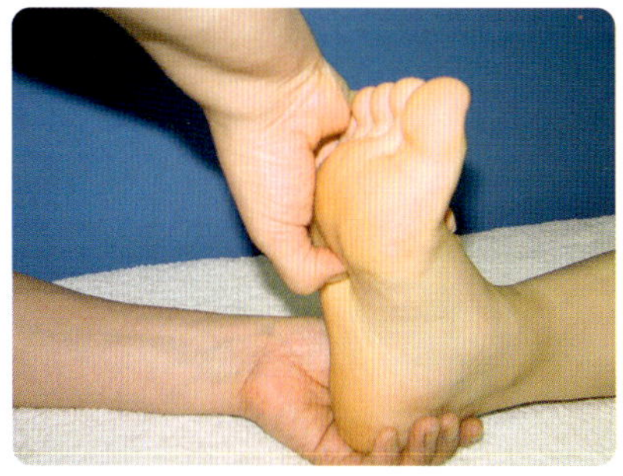

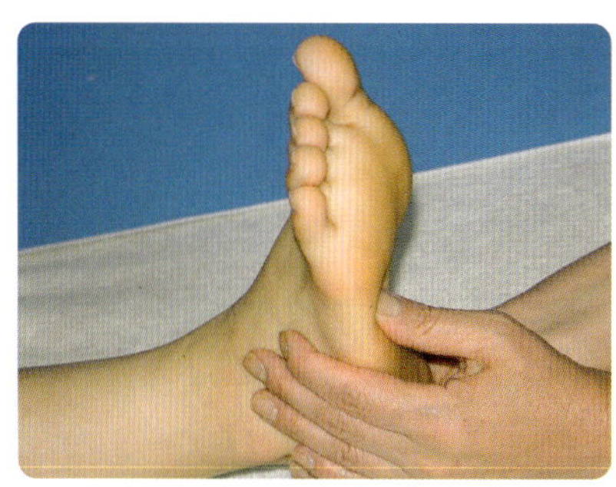

1. 엄지를 사용하여 누르기와 회전법
   을 병행한다.

2. 왼쪽 손으로 발등을 잡아 고정시킨
   뒤 치료 손의 검지를 엄지에 걸어
   밀착 압박한다. 점법이나 유법을
   사용한다.

3. 스틱이 반사 부위에서 이탈하지 않
   도록 보조 손의 협력을 받아 누르기
   와 회전법으로 자극한다.

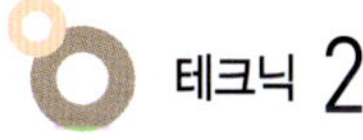 테크닉 2

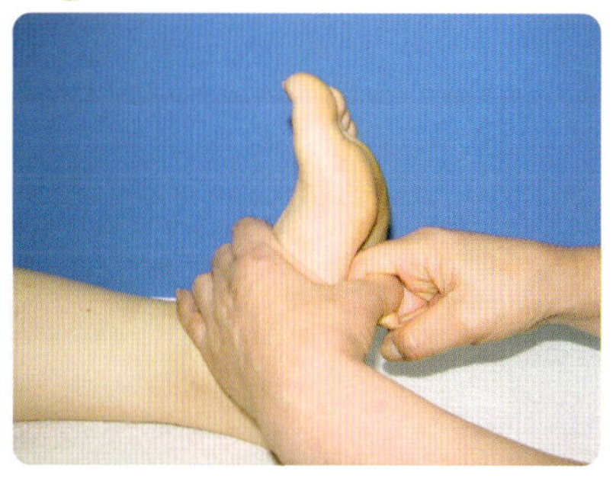

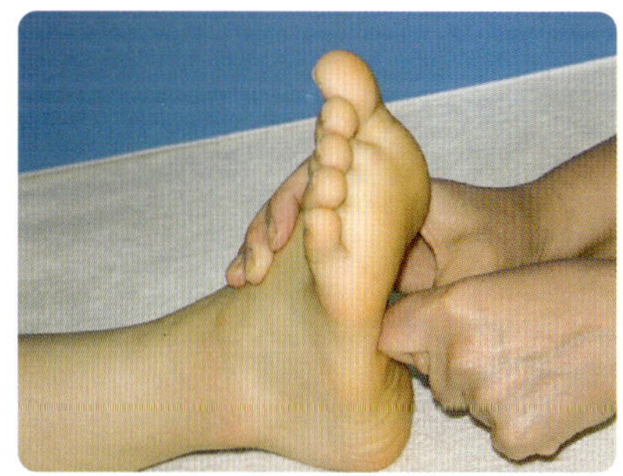

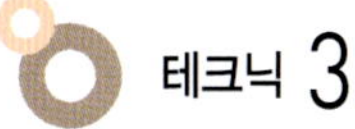 테크닉 3

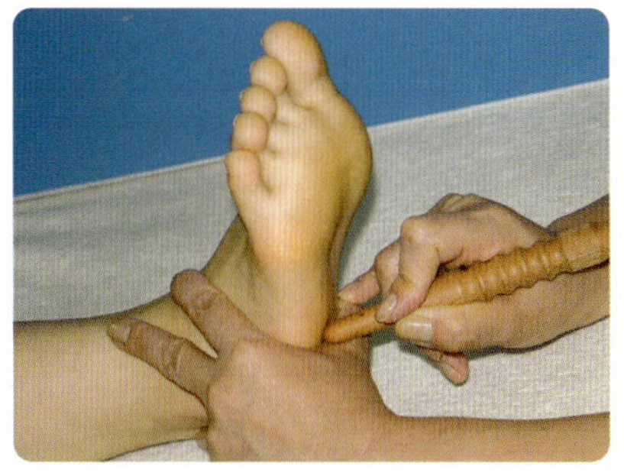

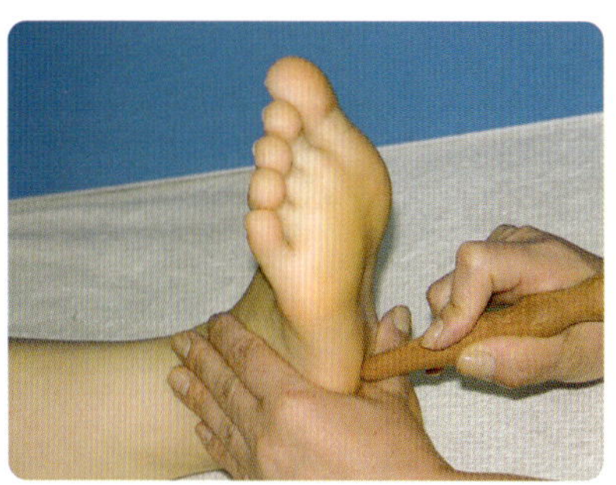

맹장(盲腸 : caecum)

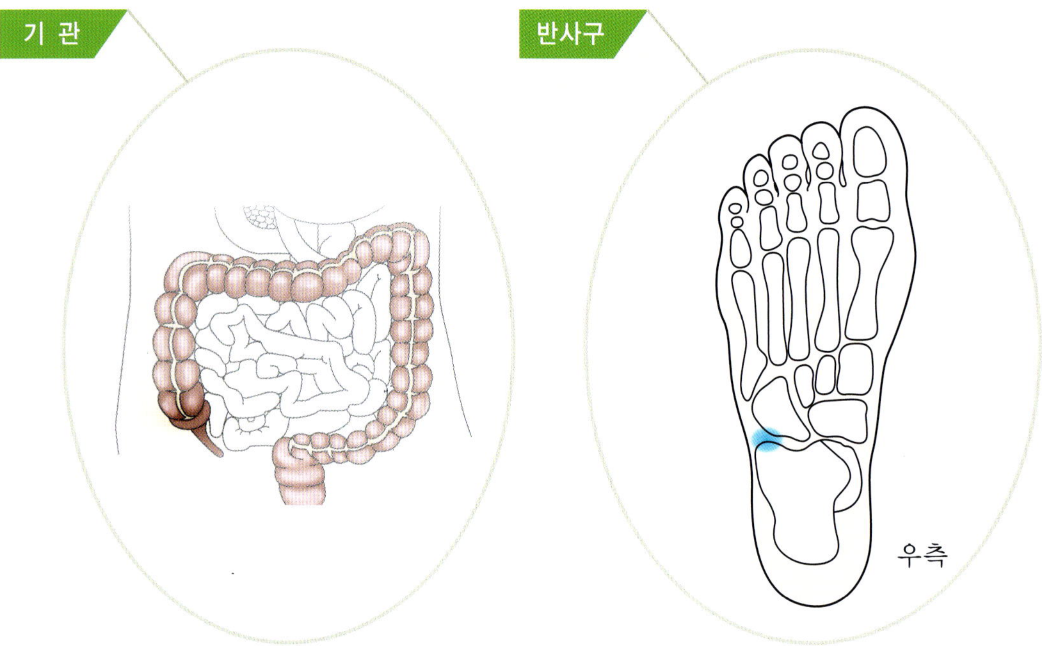

우측 발바닥 하단 부위, 회맹판 반사구와 근접, 종골과 입방골 간의 관절 부분

맹장 회맹판에서 상행결장으로 이어지는 부위로 충수가 있다. 충수는 길이가 7.5cm 가량으로 꼬리 모양을 하고 대장의 상행결장이 시작되는 맨 아래 하단부에 달려 있다. 충수는 임파조직이 존재하는 창자이다. 바이러스나 질병이 침범하면 임파계가 활발하게 작용하면서 편도선과 상부, 하부 등 전임파 조직이 붓거나 긴장하게 되는데 이때 충수의 임파도 붓는다. 기전은 확실하지 않지만 맹장과 충수가 장의 연동작용과 임파면역계에 관여한다는 것이 밝혀졌다.

효 과

변비 치료, 장의 연동작용 강화, 피부 미용, 여드름, 거친 피부

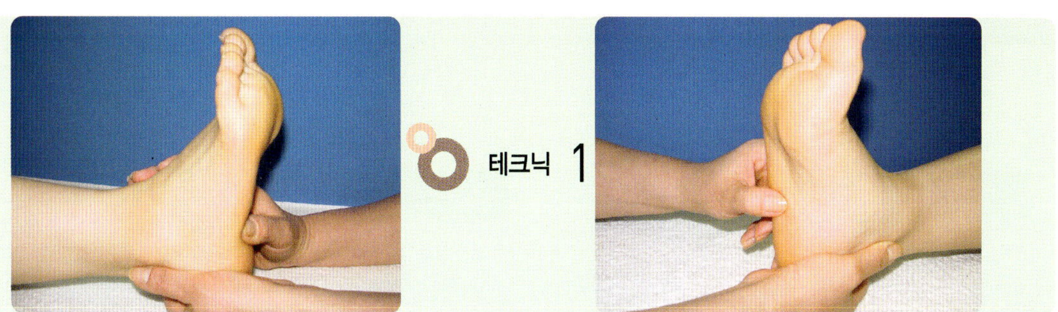

치료 손의 엄지를 반사점에 밀착하여 누르기와 회전법 풀어주기를 병행한다.

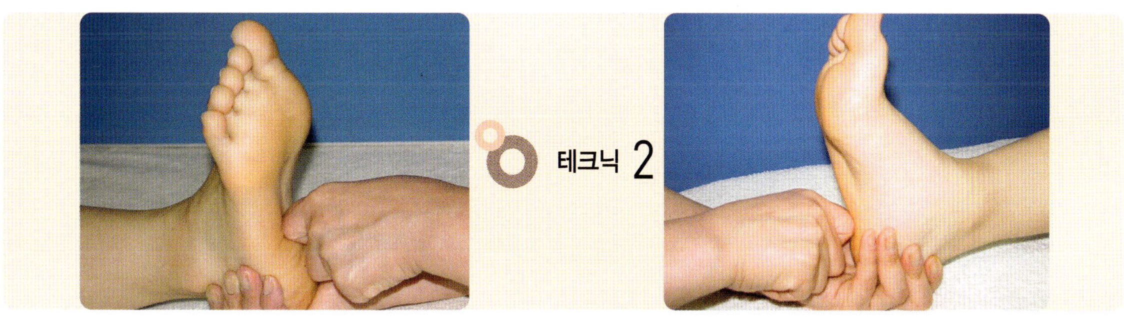

중지를 구부려 반사점에 밀착시킨 상태에서 안법으로 압력을 가한다. 유법으로 회전시켜 풀어
주기도 한다.

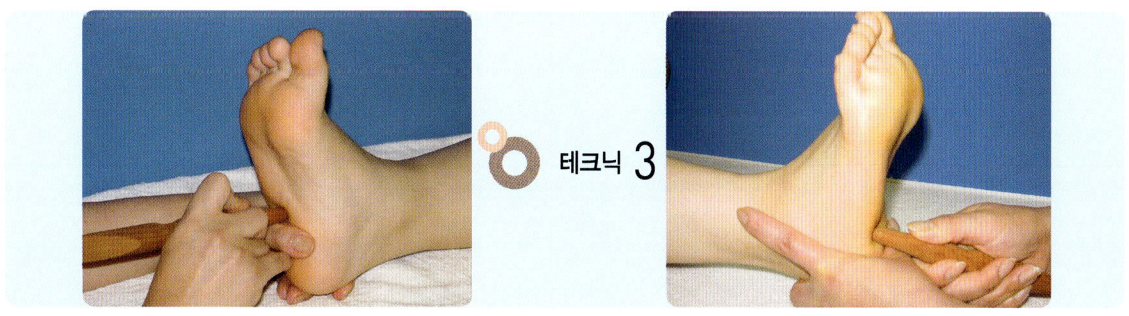

보조 손은 스틱이 반사 부위를 이탈하지 않도록 지지하면서 힘의 세기를 조절하고 자극을 유도
해야 한다.

회맹판(回盲瓣 : ileocecal valve)

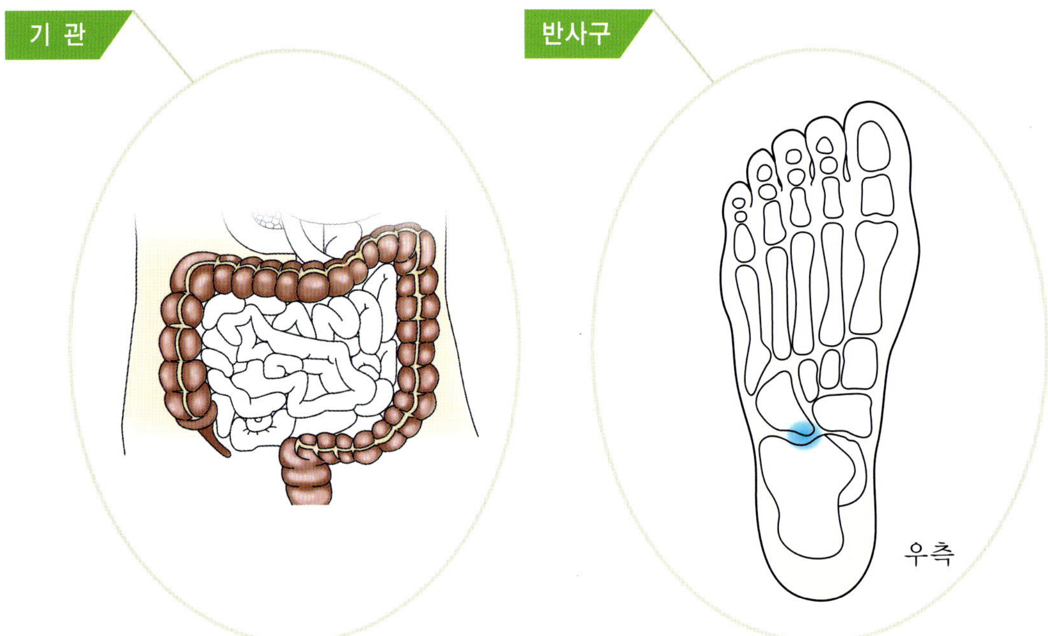

우측 발바닥 하단 부위, 입방골과 종골, 주상골의 관절 접합 부분

회맹판 7m 가량의 소장이 대장으로 분리되는 지점에, 내용물의 역류를 차단하는 판이 존재한다. 회맹판은 소장과 대장 간의 통로를 확보 보호하고, 점액을 분비시키며, 내용물을 소장에서 대장으로 이동시키는 과정을 주도한다.

효과 --

장의 운동 활성화, 변비 해소, 복부 팽만감, 가스 찬 데, 복통

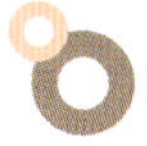 **테크닉**

1. 한쪽 손의 엄지를 직각 상태로 반사점에 접촉한 뒤 누르기, 밀기로 자극한다.

2. 치료 손의 검지를 구부려 끝 부분으로 반사점에 밀착하여 안법으로 누른다. 유법을 사용하여 반사 부위를 회전시켜 풀어주기도 한다.

3. 보조 손으로 반사점을 확보한 뒤 스틱(봉)을 유도한다. 누르기와 끌기법을 병행한다.

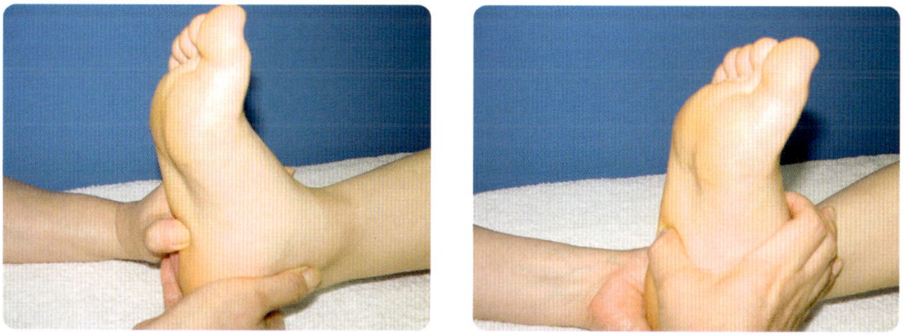

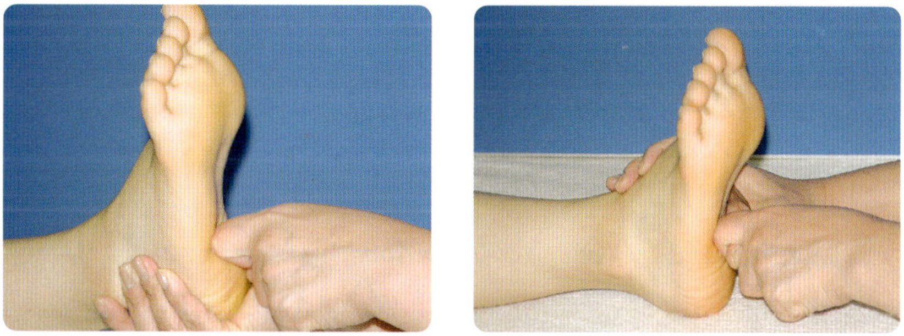

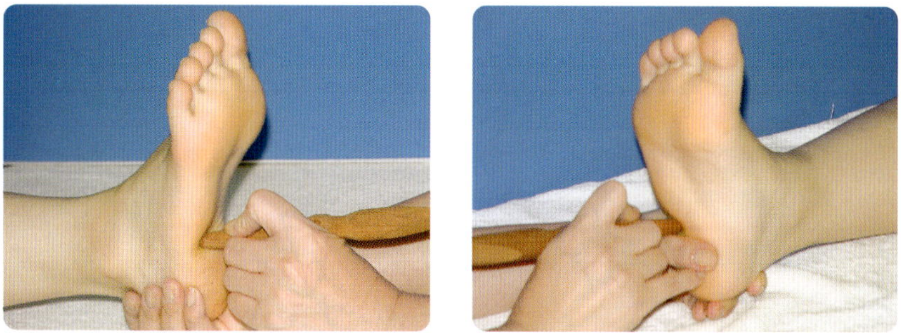

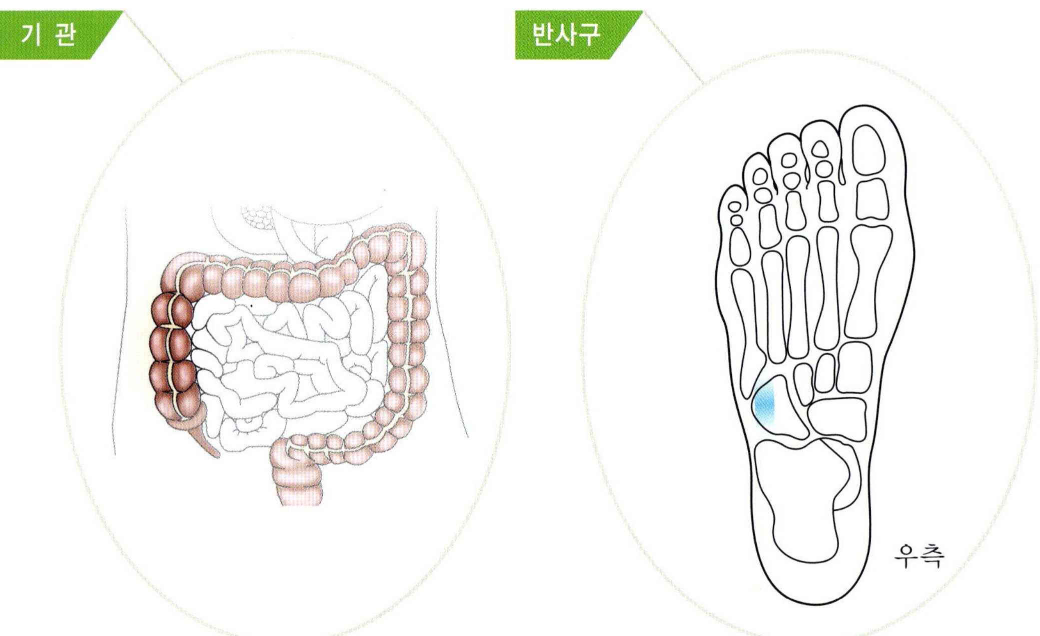

우측 발바닥 외측면, 제5번 중족골 뿌리에서 입방골에 이르는 구역

상행결장 결장의 처음 단계로써 소장에서 이송된 내용물을 회맹판으로부터 건네받아 신속하게 상행시켜 준다. 강한 연동작용을 통해 많은 양의 내용물을 우결장곡까지 이송한다. 수분을 흡수시켜 내용물을 고형화시키고 장벽의 보호와 장 내 세균총의 균형을 위해 알칼리성의 대장 점액질을 분비시키기도 한다.

효 과

여드름, 거친 피부, 변비, 장염, 복통, 설사

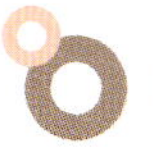 **테크닉**

1 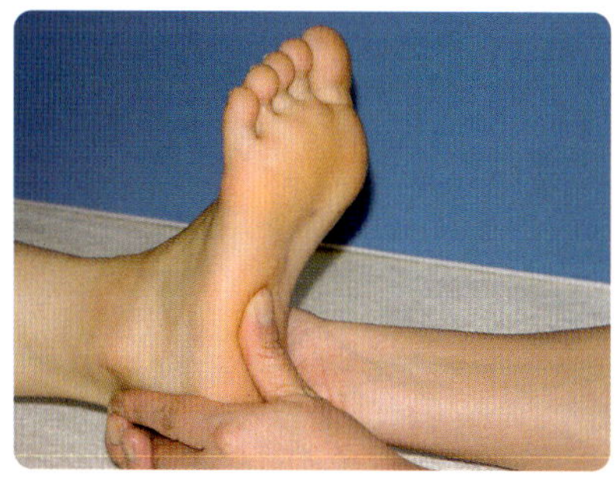

수직으로 밀어 올린다. 엄지는 평면으로 밀착하고, 압력의 세기는 강할수록 효과
적이다.

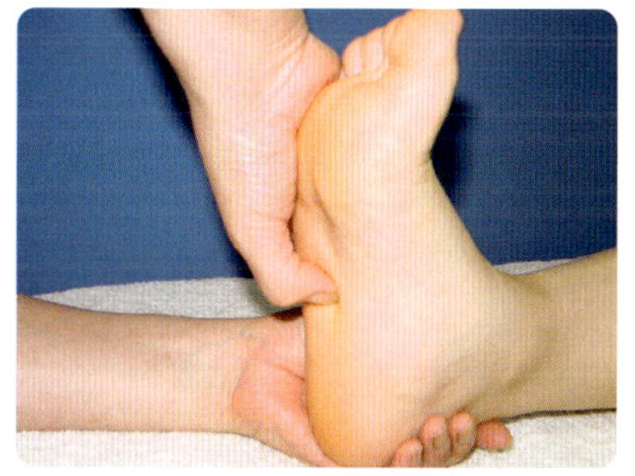 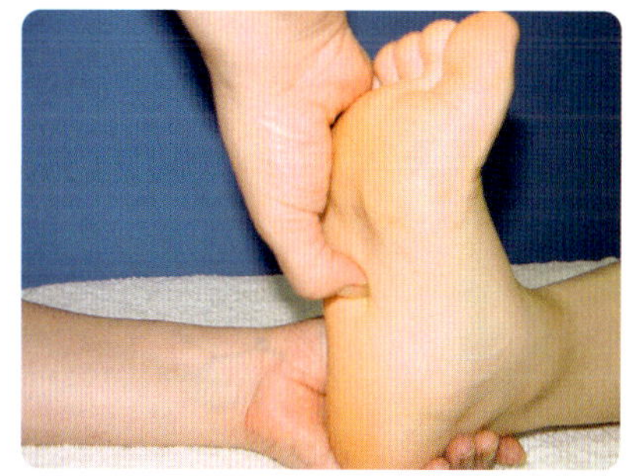 **2**

엄지를 45° 정도 구부리고 반사점을 밀착 압박하면서 끌어 올린다. 삽법과 추법
이 사용된다.

3 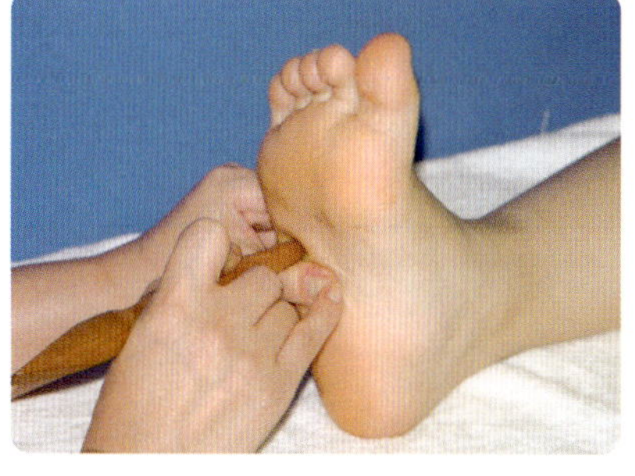 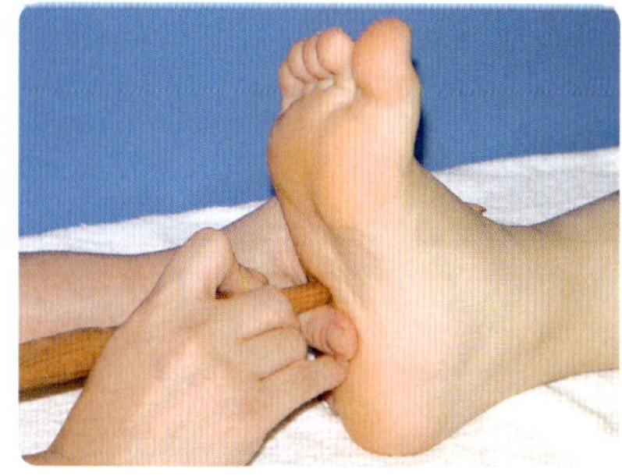

보조 손의 엄지로 스틱을 지지하여 압력과 힘의 세기가 반사점에 충분히 흡수될
수 있도록 협력한다. 누르면서 위 방향으로 밀어 올린다.

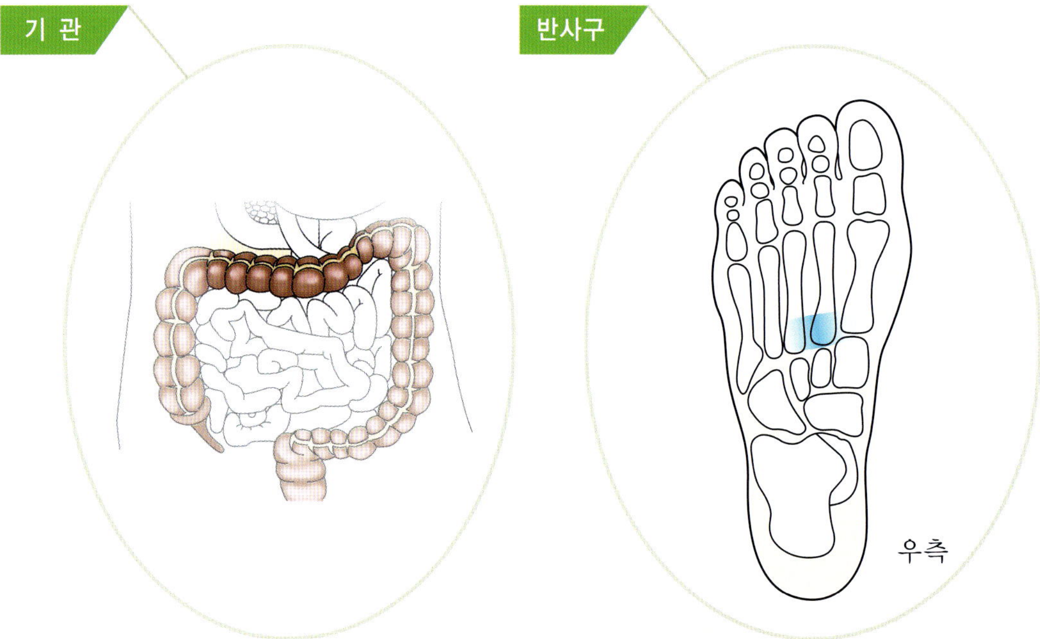

우측 발의 중족골 하단에서 좌측 발의 중족골 하단까지 이어지는 반사구이다.

횡행결장 상행결장부에서 좌방향으로 연동하며 비장 아래에 이르러 하행결장방향으로 이어지는 대장으로 운동성이 강하다. 길이는 약 50cm이며, 우결장곡에서 좌신장 앞쪽, 비장 아래끝 안쪽의 좌결장곡까지 거의 수평으로 십이지장 앞쪽에 위치한다.

효 과

신장병, 결석, 관절염, 만성피로, 당뇨, 천식, 기침, 정신안정, 복통과 설사, 장염

테크닉 1

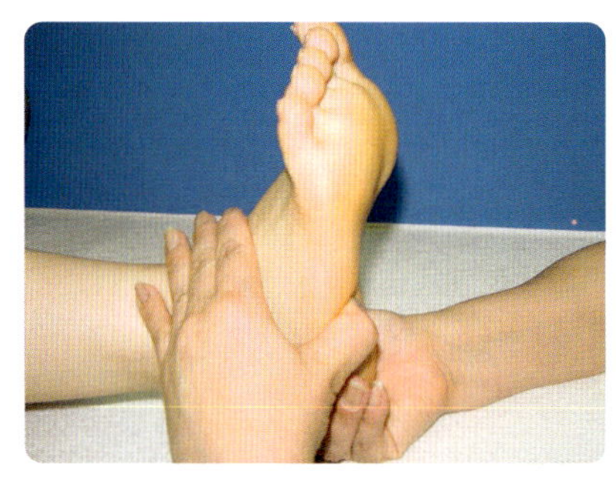 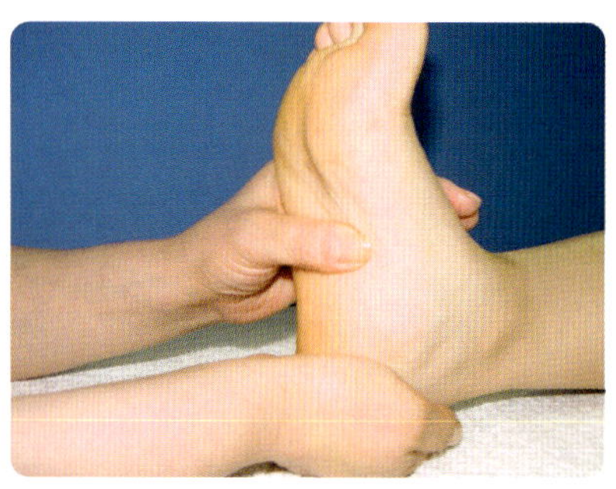

보조 손으로 발꿈치를 그립(grip)하고 치료 손의 엄지로 외측에서 내측 방향으로 밀어준다.

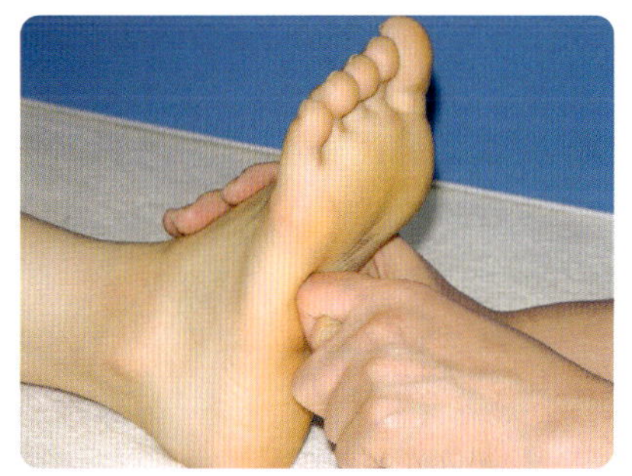 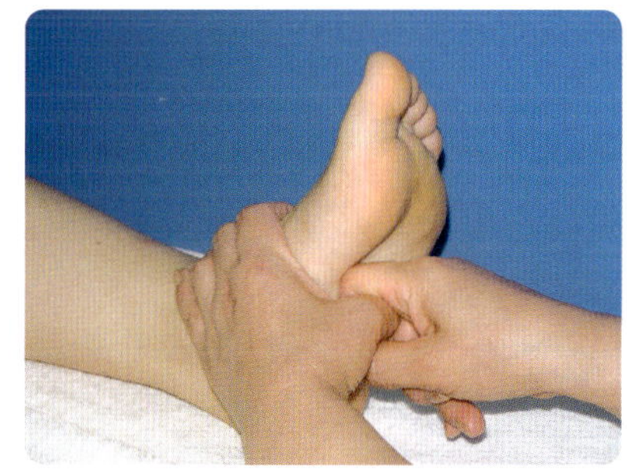

테크닉 2

보조 손의 엄지에 치료 손의 검지를 끼워 구부린 관절의 끝 부위로 횡행결장의 연동방향을 따라 안법과 유법으로 자극한다.

테크닉 3

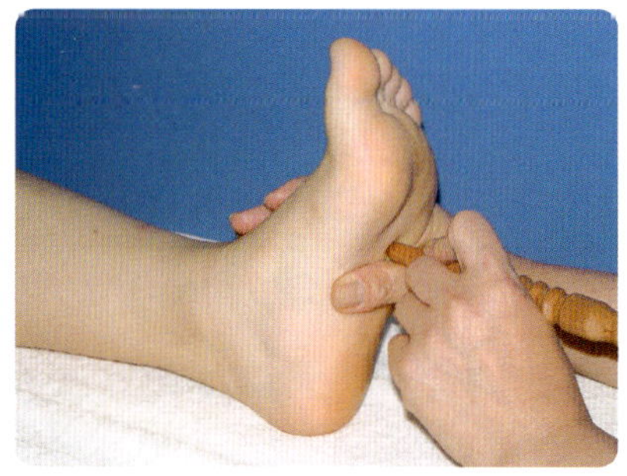 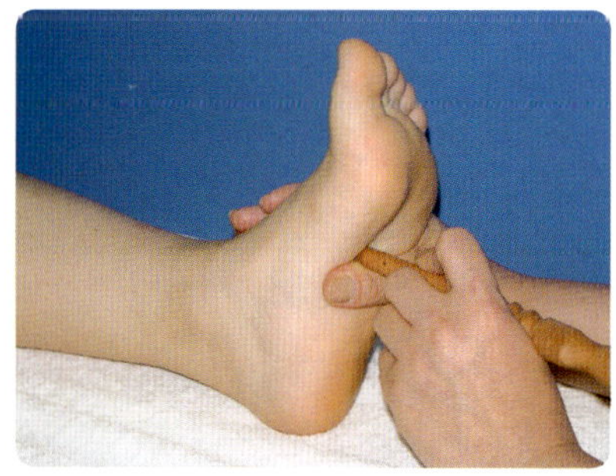

우측 발의 횡결장에서 좌측 발의 횡행결장 반사구까지 연결하여 밀기법으로 자극한다.

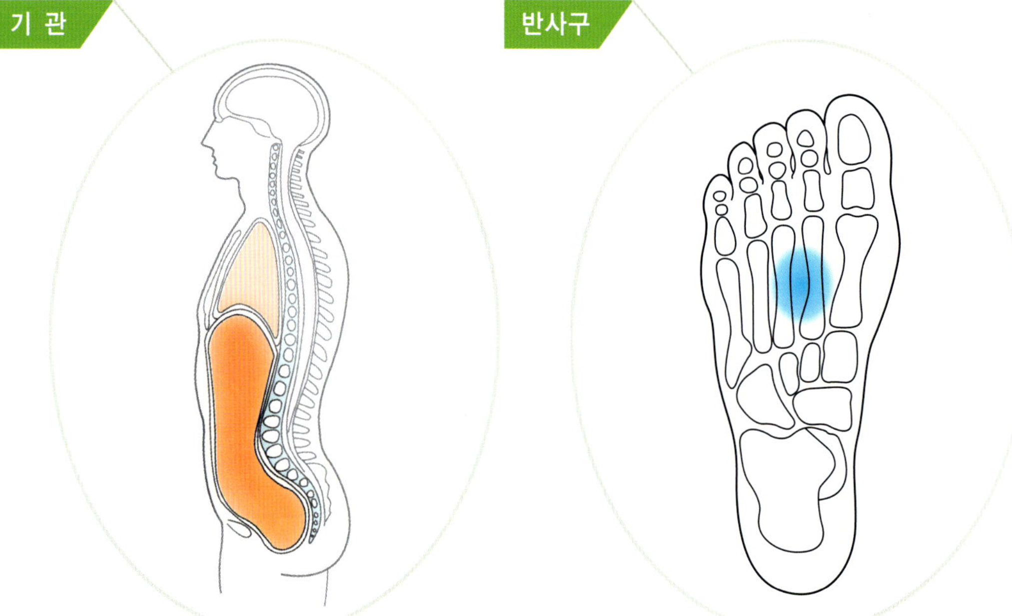

발바닥의 중심부, 용천혈(湧泉穴)의 중앙 부위

복강신경총 또는 태양신경총이라고도 한다. 복부의 신경절이 모여 있는 조직으로 횡격막 아래의 복부 기관에 신경을 공급하는 역할을 수행한다. 횡격막 앞쪽, 위장의 뒤편에 있다.

효 과

위장장애, 신경과민, 스트레스 해소, 피로 회복, 긴장 완화, 천식 치료, 알레르기, 딸꾹질, 위경련

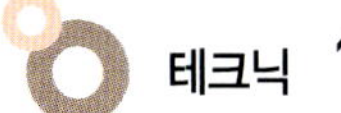
테크닉 1

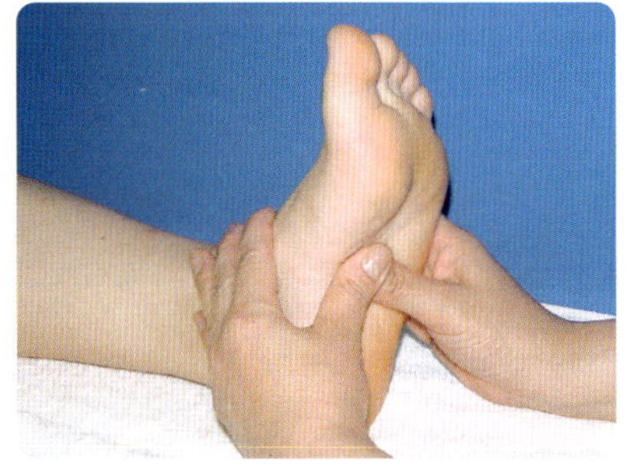 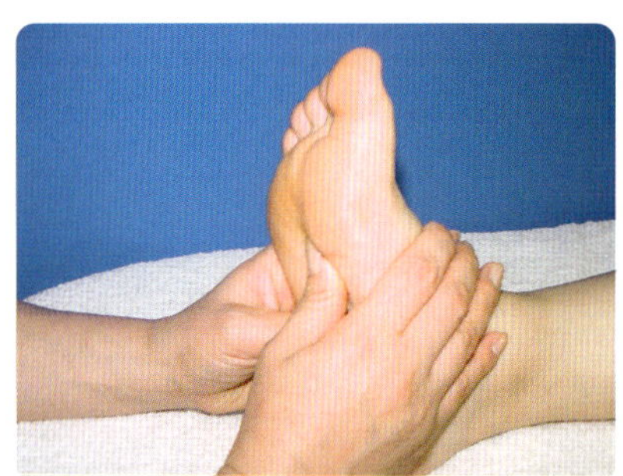

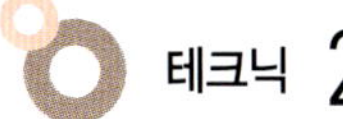
테크닉 2

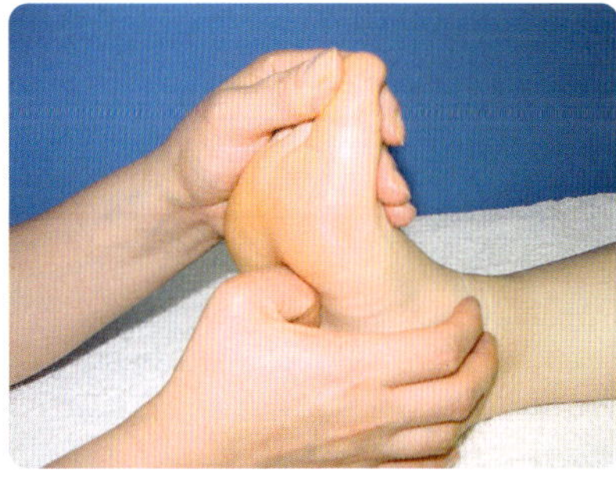 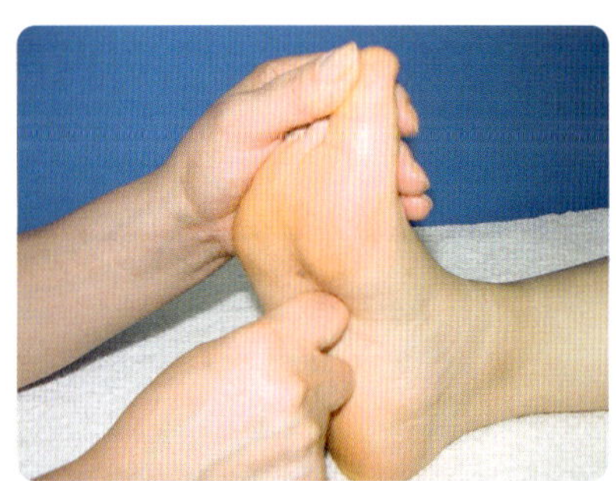

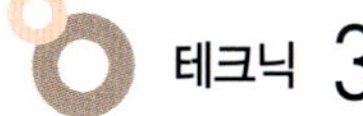
테크닉 3

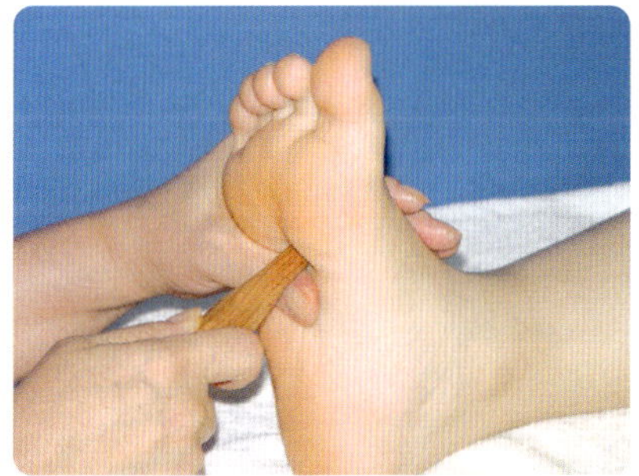 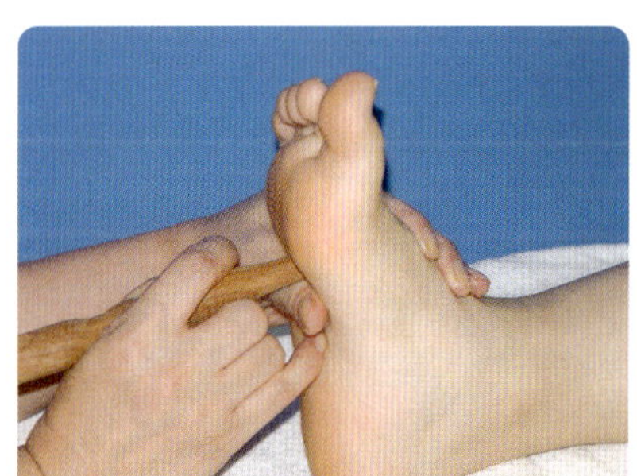

1. 양손의 엄지를 오버랩하여 넓게 밀착한 뒤 밀기 또는 회전(pivoting)기법으로 자극한다.

2. 엄지손가락을 구부린 뒤 관절의 끝 부분을 반사점에 밀착시키거나 검지의 관절을 사용하기도 한다. 안법이나 추법으로 자극한다.

3. 반사 부위가 넓기 때문에 더블 테크닉을 사용하여 자극이 고르게 반영될 수 있도록 보조 손을 잘 움직여 주어야 한다. 힘의 세기는 보통으로 한다.

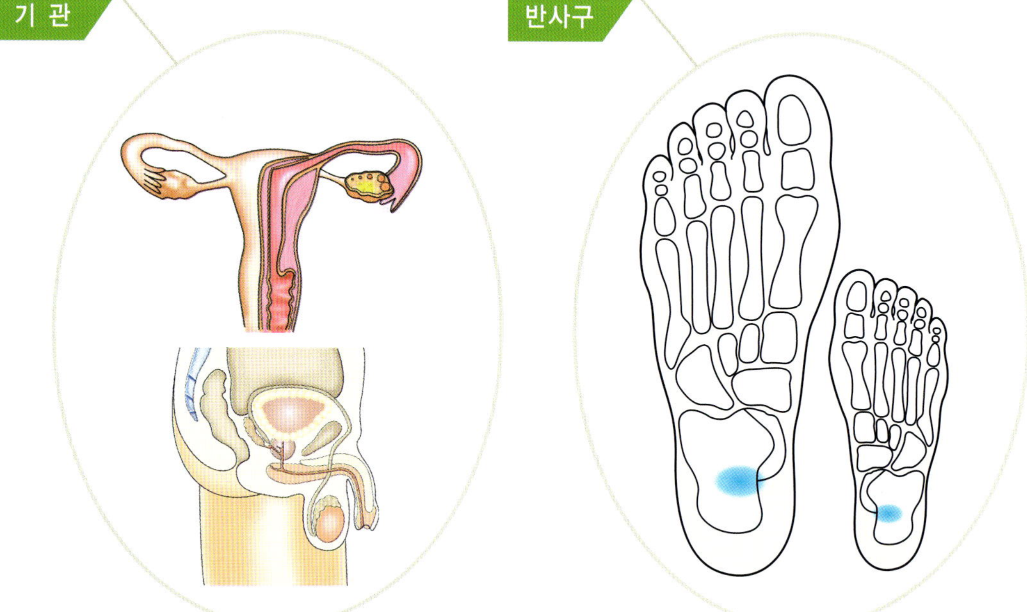

발바닥 중골 중앙 부위, 실면혈(失眠穴)과 일치함.

생식선(난소, 정소) 난소는 한 쌍으로 골반 깊숙한 곳에 위치한다. 난자 (卵子)를 생성시키면서 여성 호르몬(난포 호르몬, 황체 호르몬)을 분비하는 내분비 선이다. 난포 호르몬은 여성의 유방과 체형, 생식기를 발육시키고, 자궁을 발달시 킨다. 정소는 한 쌍으로 된 고환으로 길이 4cm, 무게 15g 가량의 음낭이다. 정자의 생산량은 1일 5천만 개이다. 전립선의 분비물은 정자를 보호하는 정액이 된다. 남 성 호르몬인 테스토스테론(testosterone)이 분비된다.

효 과

성욕 증강, 남녀 정기 증강, 불임, 당뇨병 치료, 신부전증, 불면증의 치유

테크닉

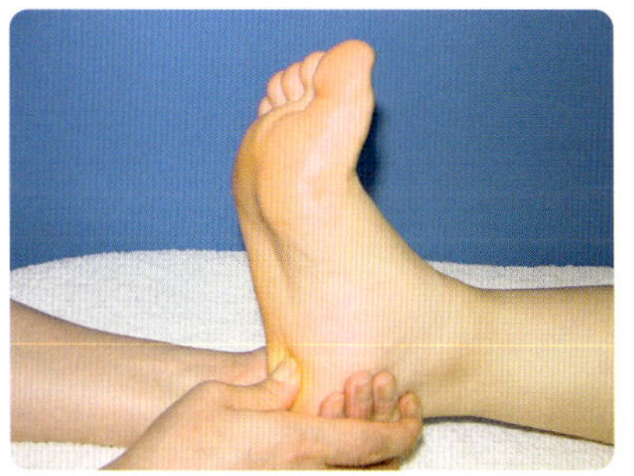

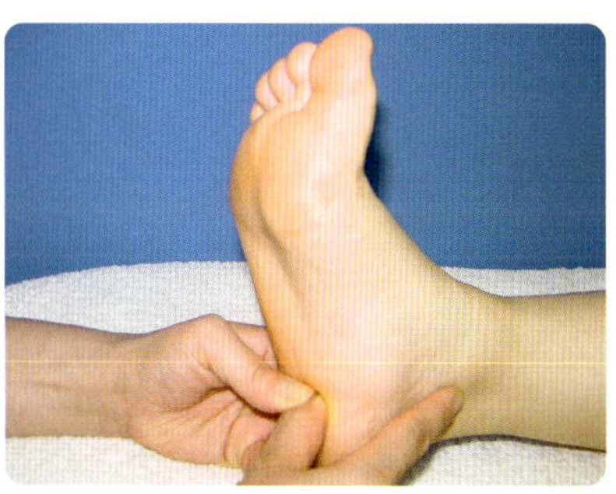

1

양손으로 발을 그립(grip)하고 양손의 엄지를 오버랩하여 누르기한다.

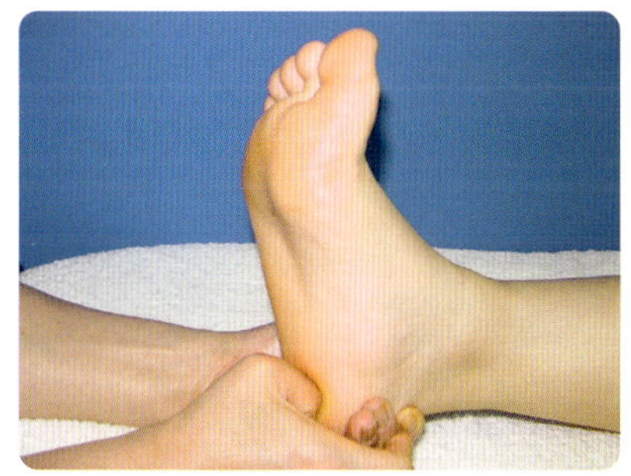

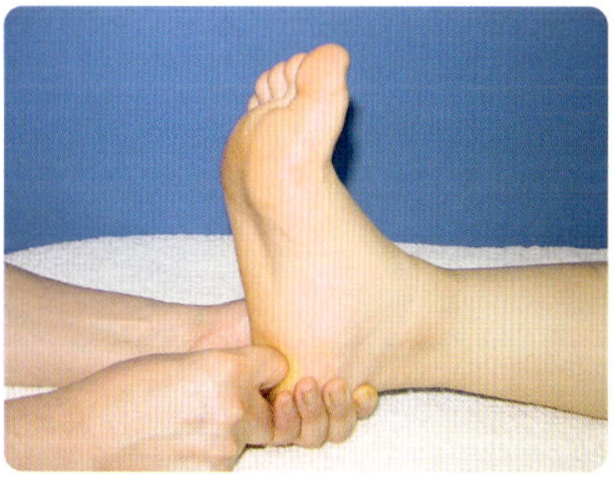

2

엄지 또는 검지의 관절을 구부린 뒤 끝 부분을 반사점에 밀착시켜 안법으로 강하게 누른 뒤 추법으로 밀어준다.

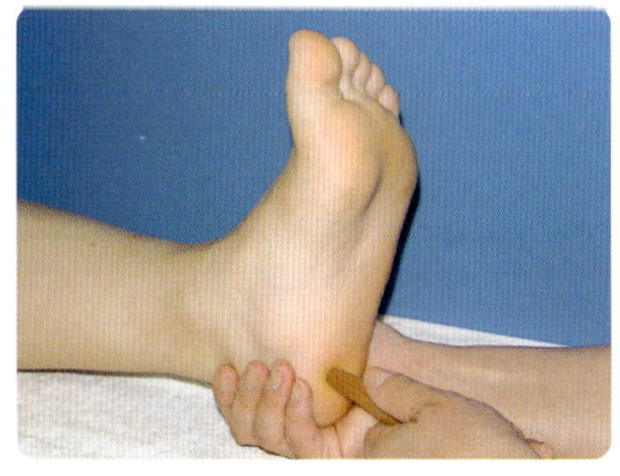

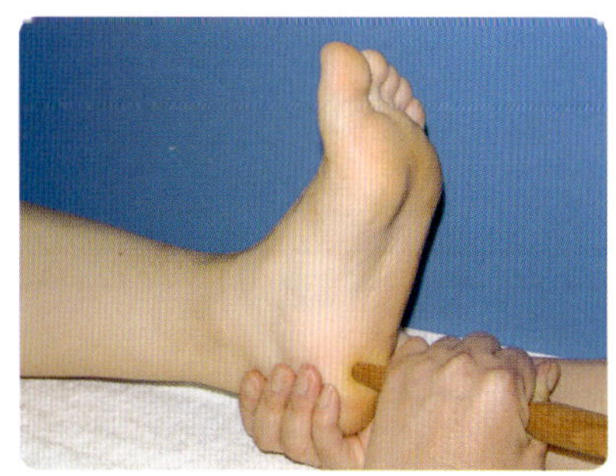

3

매우 강한 압력의 세기가 필요한 반사점이므로 보조 손이 스틱의 방향과 반사점의 위치를 벗어나지 않도록 잘 잡아주어야 한다. 누르기, 끌기법을 병행한다.

37

흉추(胸椎 : dorsal rertebra)

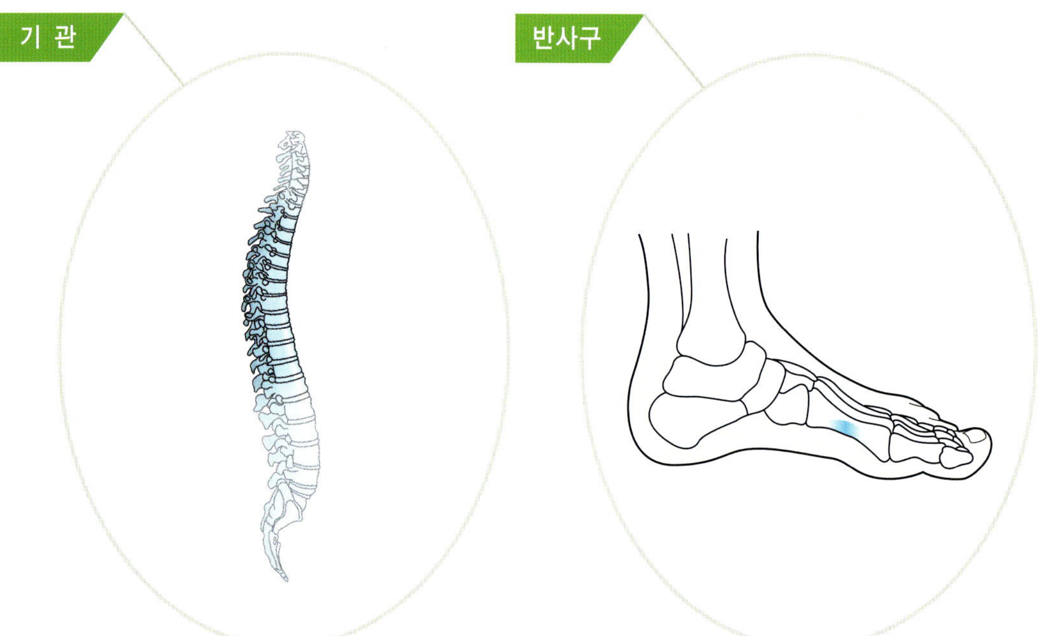

발의 안쪽 족궁 아랫부분의 넓은 구역, 제1번 중족골 뼈와 연함.

흉추 33개의 추골 중 12개의 흉추는 흉부 내 각 기관에 영향을 미치는 신경을 지배한다. 이 신경에 손상이 가해지면, 연결된 기관에 고장이 생긴다. 흉추에는 강한 압력(체중)과 충격을 흡수하는 연골 섬유 조직인 추간판이 있다. 신체 불균형 또는 척추측만증에 의해 무리한 압력이 가해지거나 과부하가 걸리게 되면, 추간판이 밀려 나가거나 찢겨져 나가게 된다. (추간판탈출증)

효 과

생체의 항상성 유지, 심신 안정, 스트레스 해소, 허리 통증과 어깨결림

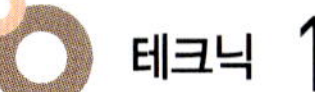

테크닉 1

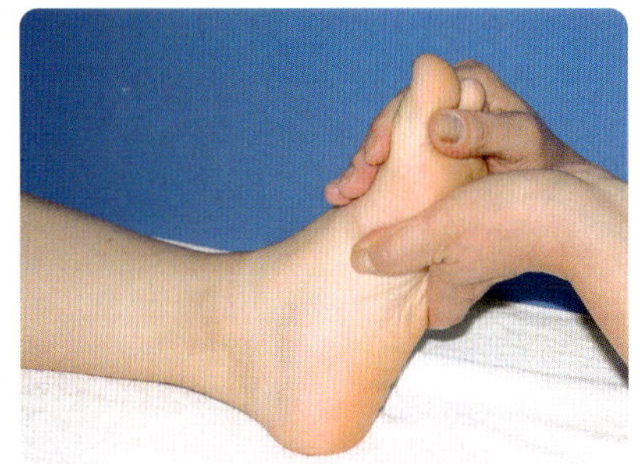
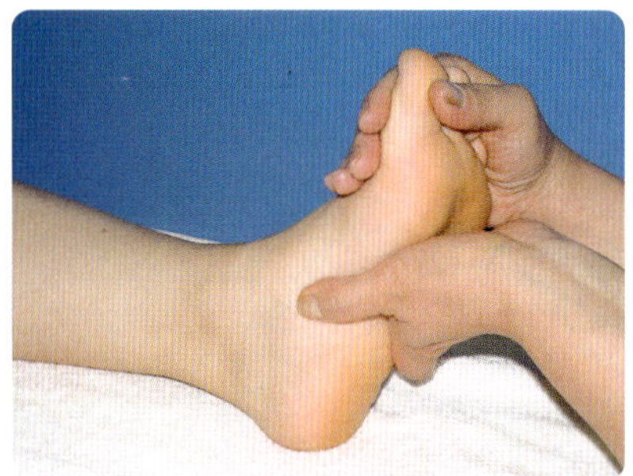

테크닉 2

1. 상단에서 하단을 향해 밀기로 자극한다.

2. 엄지를 반사 부위에 밀착시킨 다음 삽법과 추법으로 밀어준다.

3. 보조 손의 검지 또는 엄지를 반사 부위에 밀착시켜 스틱이 이탈하지 않도록 지지하고 밀기법을 더블 테크닉으로 사용한다.

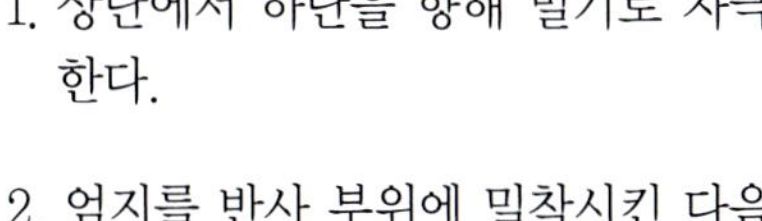
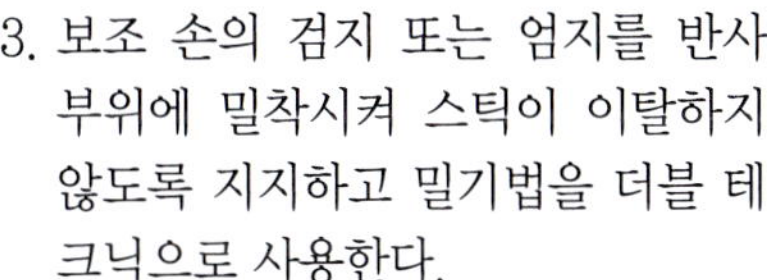
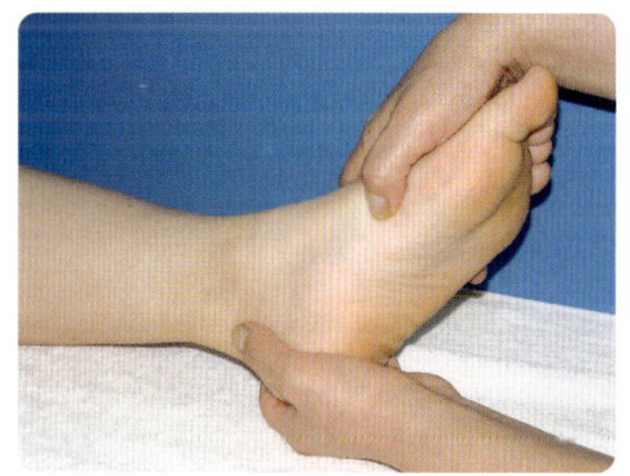

테크닉 3

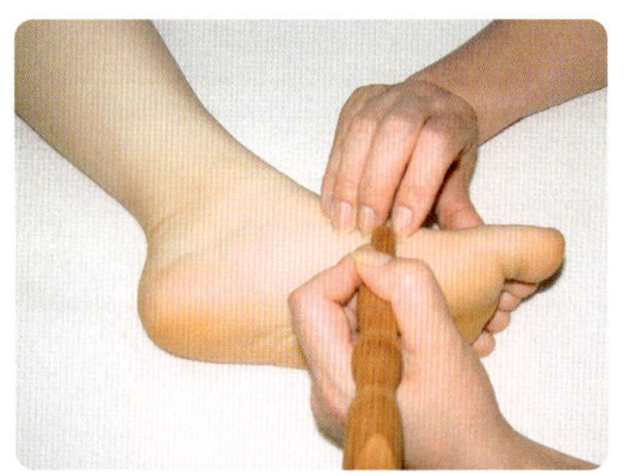
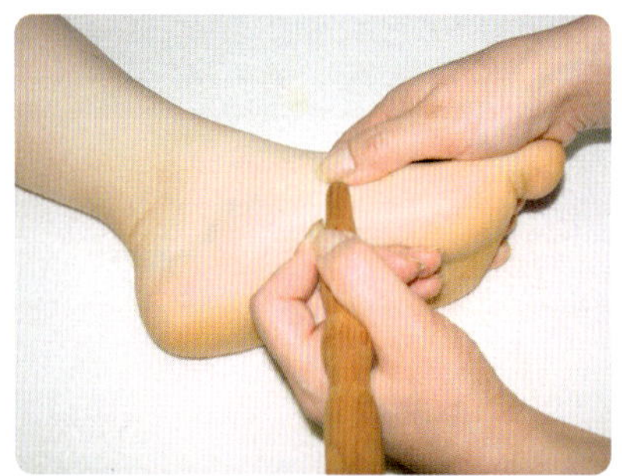

38

요추(腰椎 : lumber bertebra)

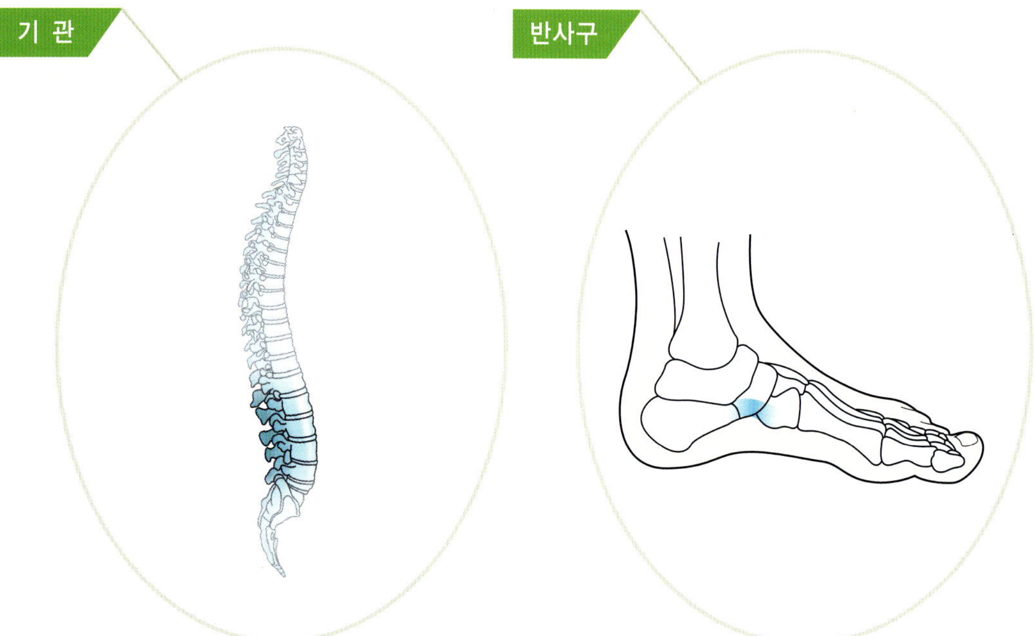

내미골, 선골의 반사구와 연결되고 발 안쪽 족궁 아랫부분 제3설상골과 주상골 간에 위치함

요추 5개의 추골로 신체 전반에 영향을 미치는 역학적 구조와 기능을 가진다. 체중과 충격을 흡수하면서, 운동성이 크다. 각 뼈에는 신체 각 기관과 연결된 신경이 나와 있기 때문에 신체 불균형에 의해 무리한 힘이 가해져 추간판 탈출이 일어나면 나쁜 영향을 받게 된다. 1번 요추는 대장, 2번 요추는 복부, 충수, 대퇴, 회맹판, 3번 요추는 성기와 방광, 4번 요추는 전립선과 좌골신경, 5번 요추는 다리와 발을 지배한다.

효 과 --

허리 통증, 성기능 저하, 심신 안정, 하복부 통증

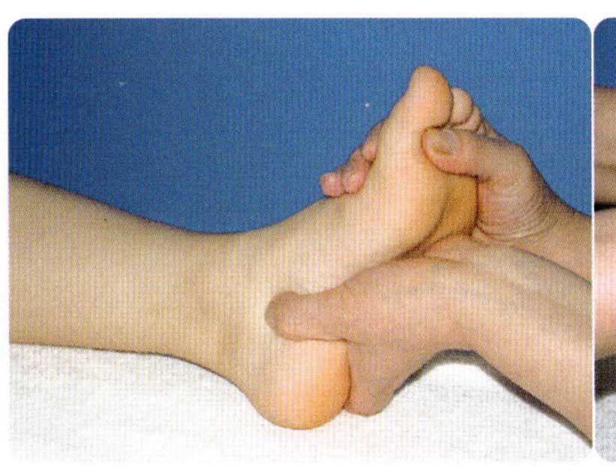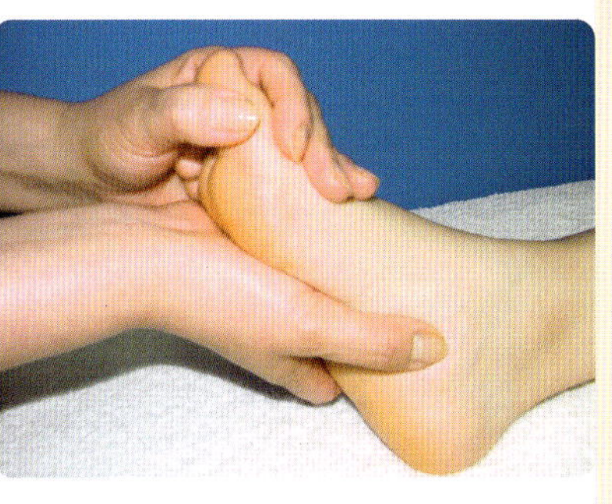

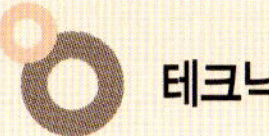

엄지를 반사점에 밀착시킨 뒤 추법과 찰법을 사용하여 밀기법의 강한 압력으로 자극한다.

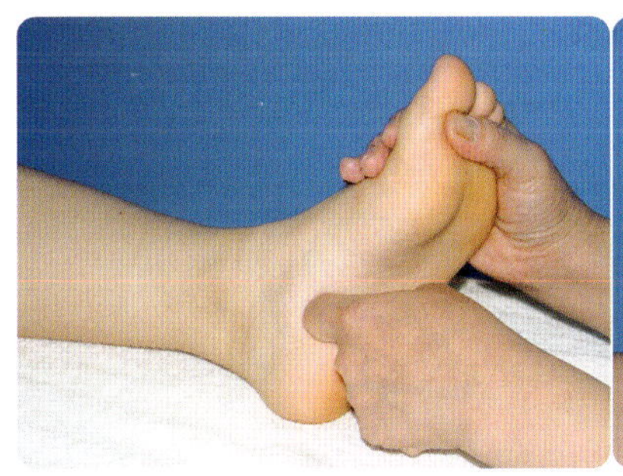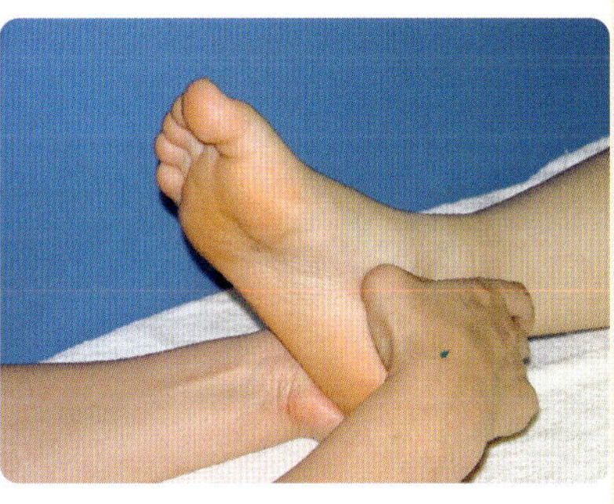

검지를 구부린 관절의 끝 부위를 압착시켜 점법으로 자극하거나 엄지를 구부린 관절 끝 부위로 마법(비비기)으로 풀어준다.

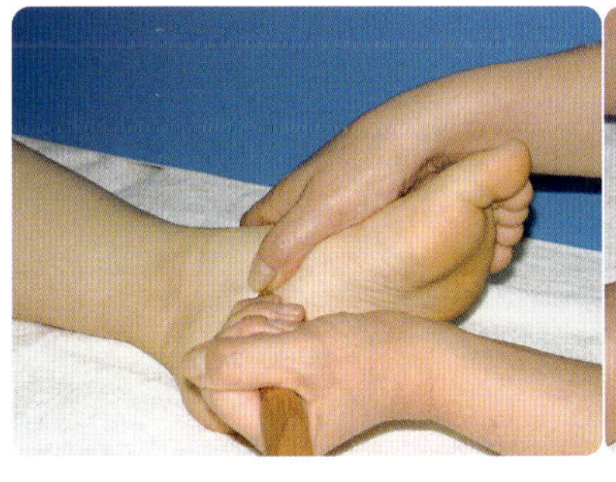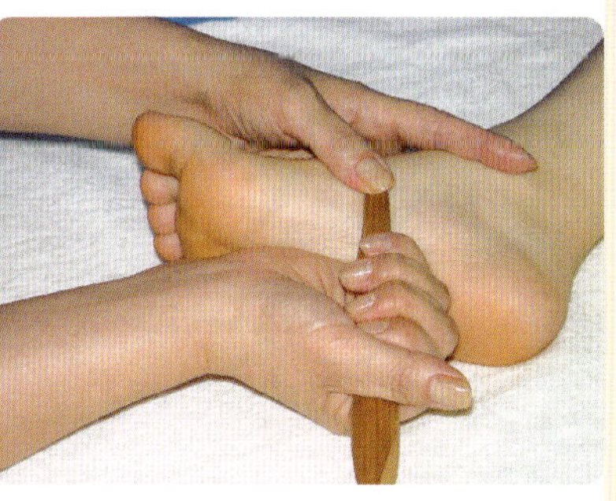

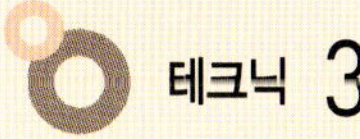

흉추와 요추를 잇는 동작법을 익혀야 한다. 흉추에서 요추 반사점에 다다르면 수직의 직각 방향에서 눌러 자극한 후 보조 손의 엄지를 이용하여 회전기법으로 풀어준다.

39

선골(仙骨 : sacrum)

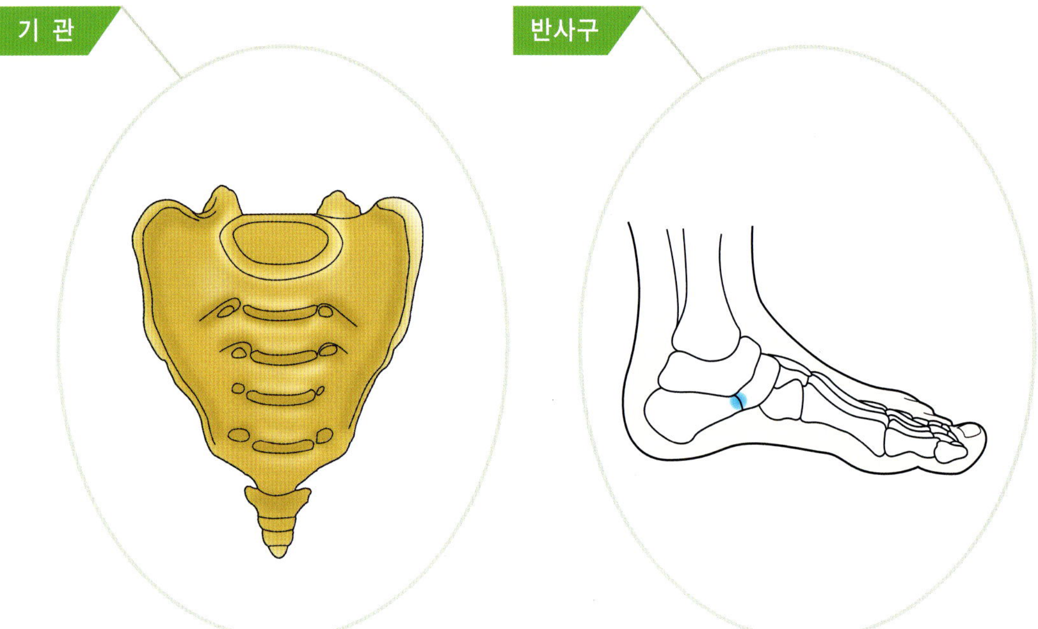

발 안쪽 발목 관절의 하단 아랫부분, 주상골과 거골 간에 위치, 누르면 통증이 나타나는 움푹한 지점

선골 골반을 구성하는 뼈로 5개의 천추가 융합해서 된 것으로 척주를 구성하는 척추 중에서 가장 크다. 남성의 선골은 비교적 길고 폭이 좁으나, 만곡이 심하다. 여성은 비교적 짧고 폭이 넓으며, 만곡이 작다. 하트 모양의 융합체로 좌우로 4쌍의 천골궁이 있고, 여기에서 뻗어나오는 각 신경은 생식기 계통의 기능에 관여한다. 위로는 요추와 아래로는 미골과 연결된다.

효 과 ───

좌골신경통, 성기능 강화, 남녀 정기 증강, 수태 · 배란 촉진, 유산, 전립선 이상

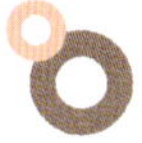 테크닉 **1**

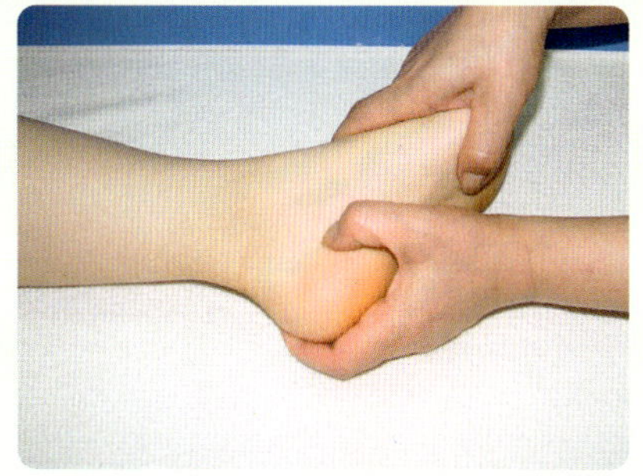 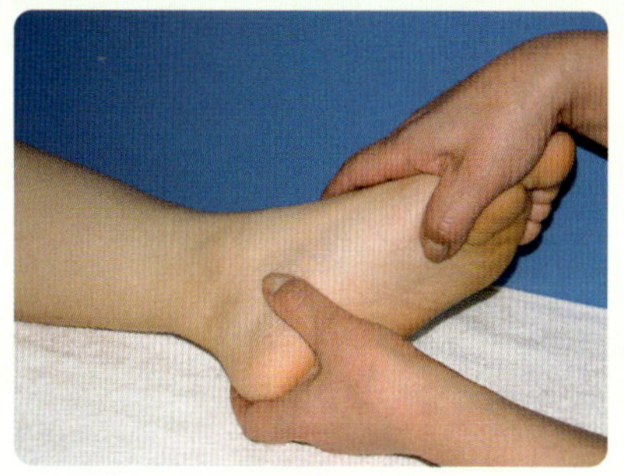

누르고 밀어주기를 함께 반복적으로 사용하여, 복사뼈 방향으로 힘을 가한다.

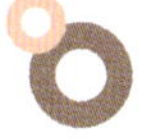 테크닉 **2**

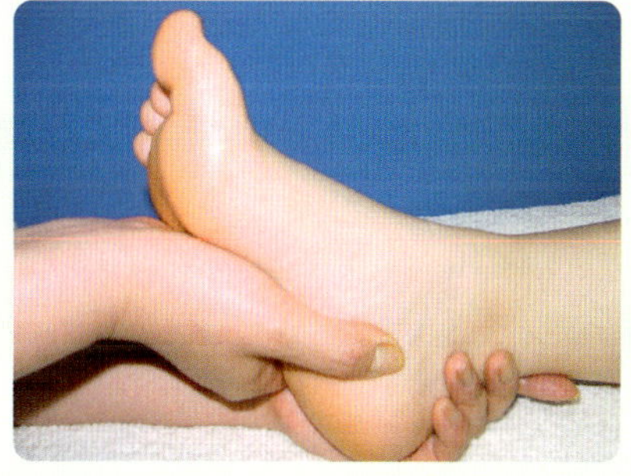 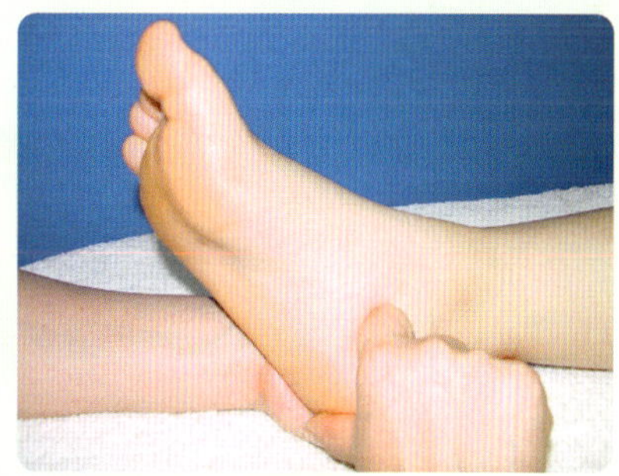

엄지가 직각이 되게 반사점에 놓고 삽법으로 깊게 찌른다. 또는 검지를 구부려 밀착한 뒤 반회전 추법으로 밀어준다.

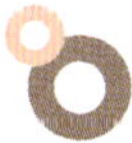 테크닉 **3**

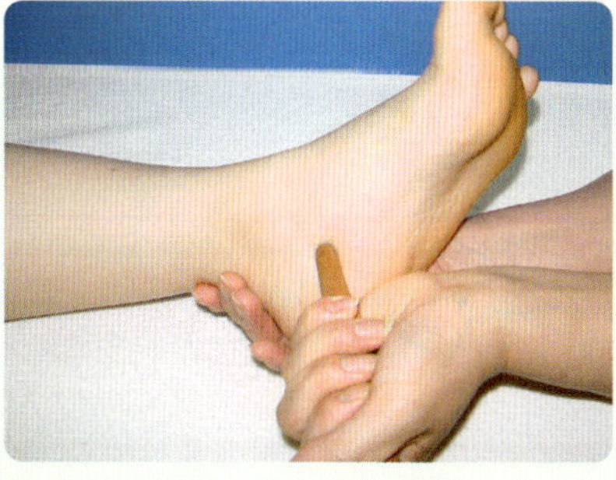 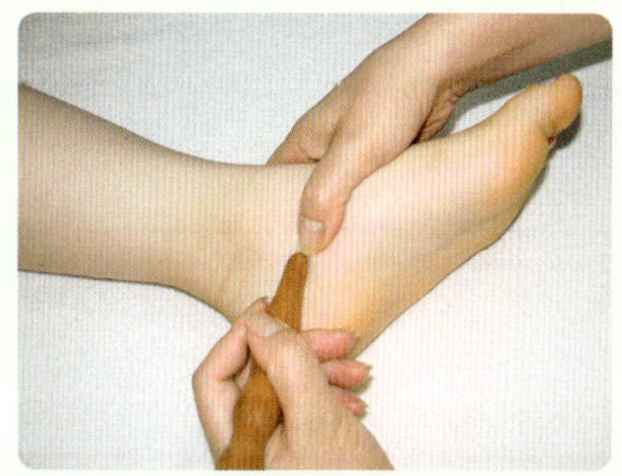

스틱의 끝 지점을 반사점에 접촉시킨 후, 위 아래로 움직여 주면서 약한 힘으로 누른 다음 치료 손의 엄지로 풀어준다.

40

내미골(內尾骨 : coccyx)

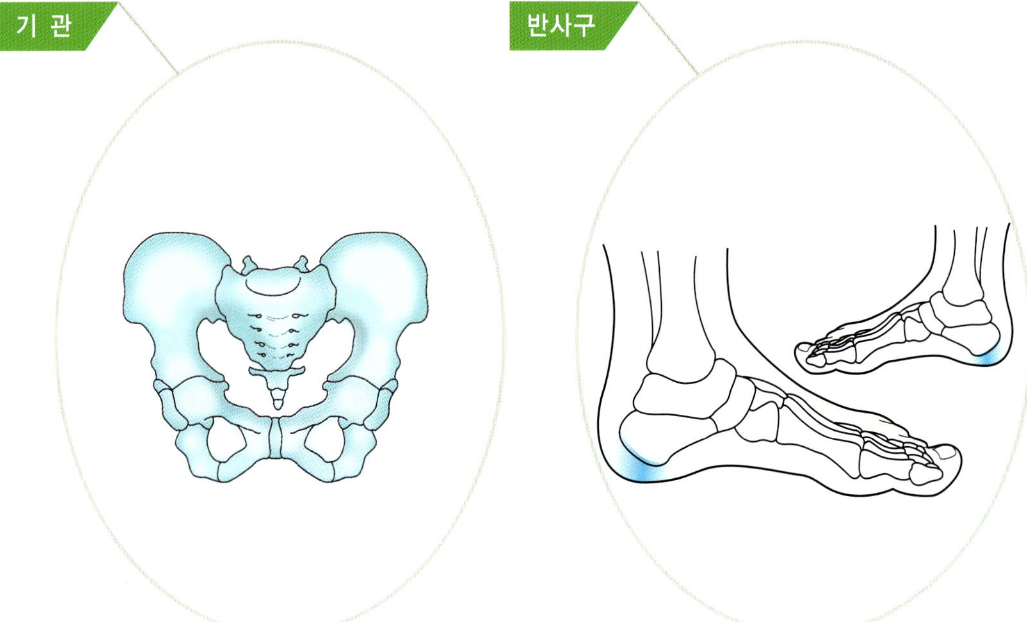

발꿈치 정중앙의 안쪽 부위

내미골 선골 또는 천골의 한 부분으로 안쪽 부분을 일컫는다. 꼬리뼈라고 하나 생리학적 기전은 없다. 등골뼈의 가장 끝에 위치하며 천골에 이어지는 작은 뼈 3~6개로 이루어져 있다. 전체로는 각기 유합하여 작은 구형 또는 약간 긴 뼈조각을 이룬다. 태생기에는 9개의 미추가 있으나 성장하면서 점차 소실된다.

효 과

좌골신경통, 생리불순, 수태 · 배란 촉진, 남녀 정기 증강, 다리 부종

테크닉

1

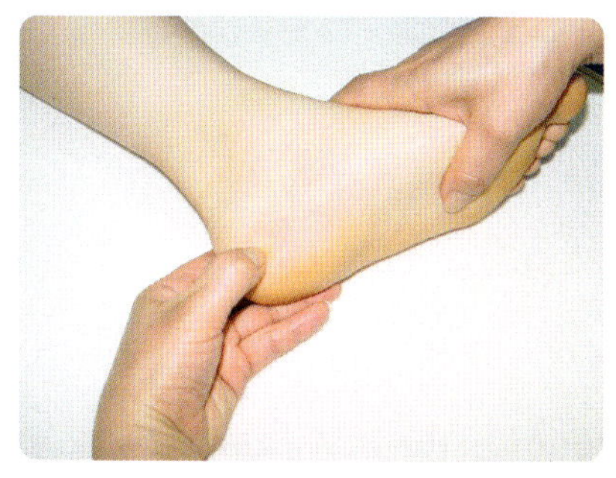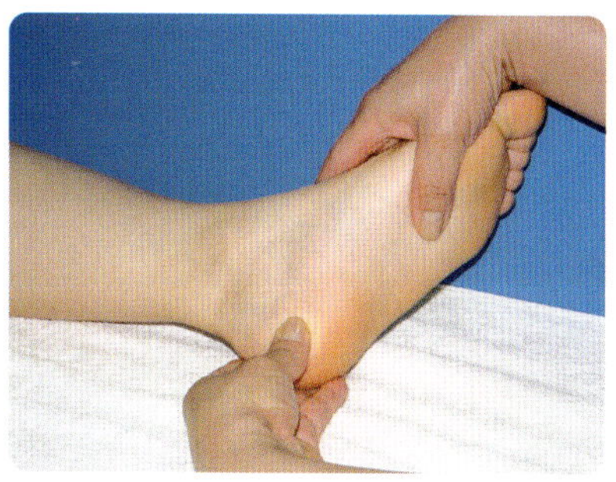

발꿈치 쪽에서 발가락 쪽 방향으로 밀기 또는 걷기법으로 자극한다.

2

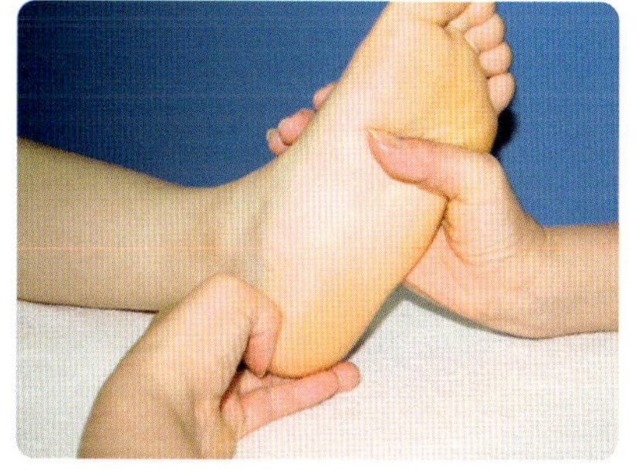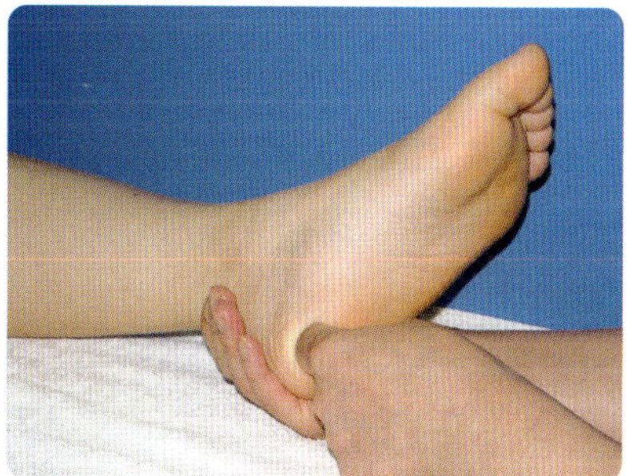

엄지를 구부려 반사점에 밀착시켜 안법으로 누른 뒤 유법으로 문지른다. 또는 검지를 구부려 관절의 끝 부위로 압착하여 점법의 반회전 기법으로 자극한다.

3

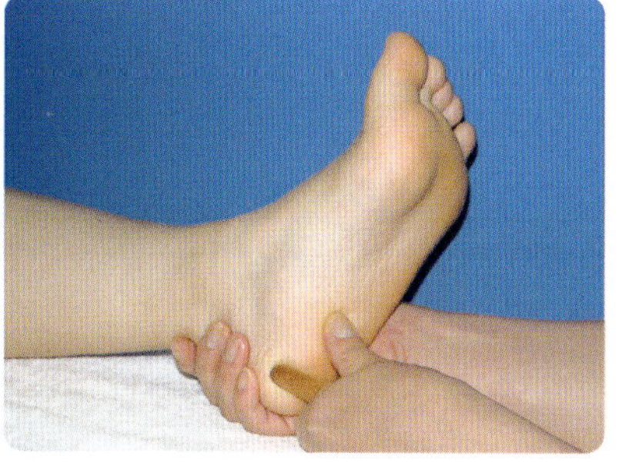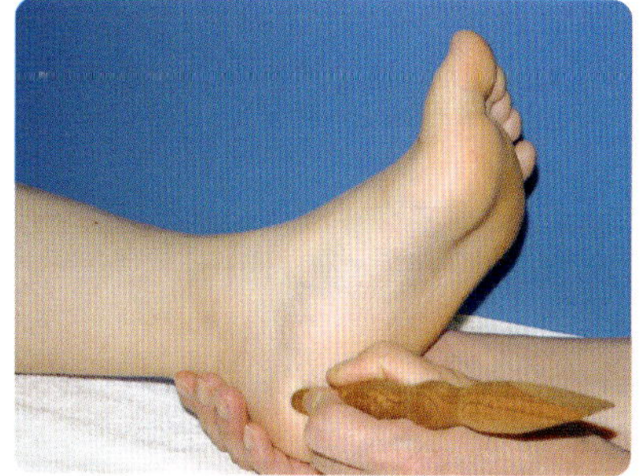

위에서 아래 방향 또는 아래에서 위 방향으로 끌듯이 반복적으로 밀어 올리거나 끌어 내려준다.

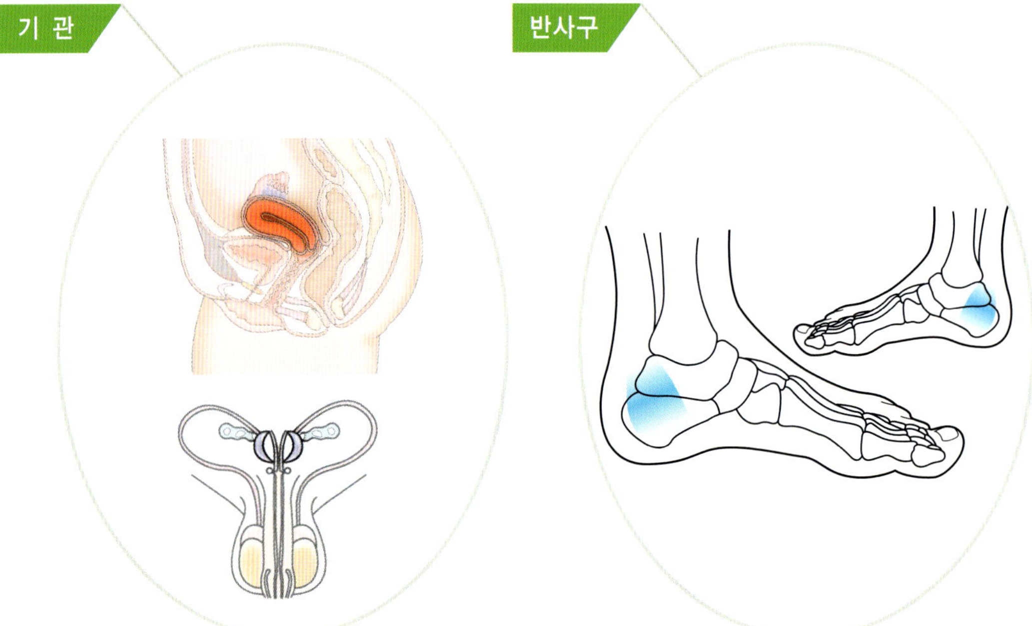

거골(발꿈치뼈) 안쪽 복사뼈 아랫부분의 대각선 구역

자궁과 전립선 자궁은 여성의 골반 중앙에 위치하며 한 쌍의 난소와 나팔관으로 구성되어 있다. 여성 생식 기관은 매우 정교하고 복잡하며, 난소, 난관, 자궁, 질, 외음부로 나누어진다. 임신은 난소에서 배출된 난자가 질을 통해 들어온 정자와 합류하여 분화되면서 자궁으로 이동하여 착상함으로써 이루어진다. 남성의 생식 기관은 음낭과 고환, 정관, 사정관, 음경 및 부속선(정낭선, 전립선, 요도구선)으로 구성된다. 전립선은 1회 사정 시 2억 이상의 정자가 질을 통해 수란관으로 안전하게 진입하도록 하는 중요한 역할을 한다.

효 과

전립선 이상, 자궁의 강화, 수태 · 배란 촉진, 남녀 정기 강화, 생리불순

테크닉 **1**

테크닉 **2**

테크닉 **3**

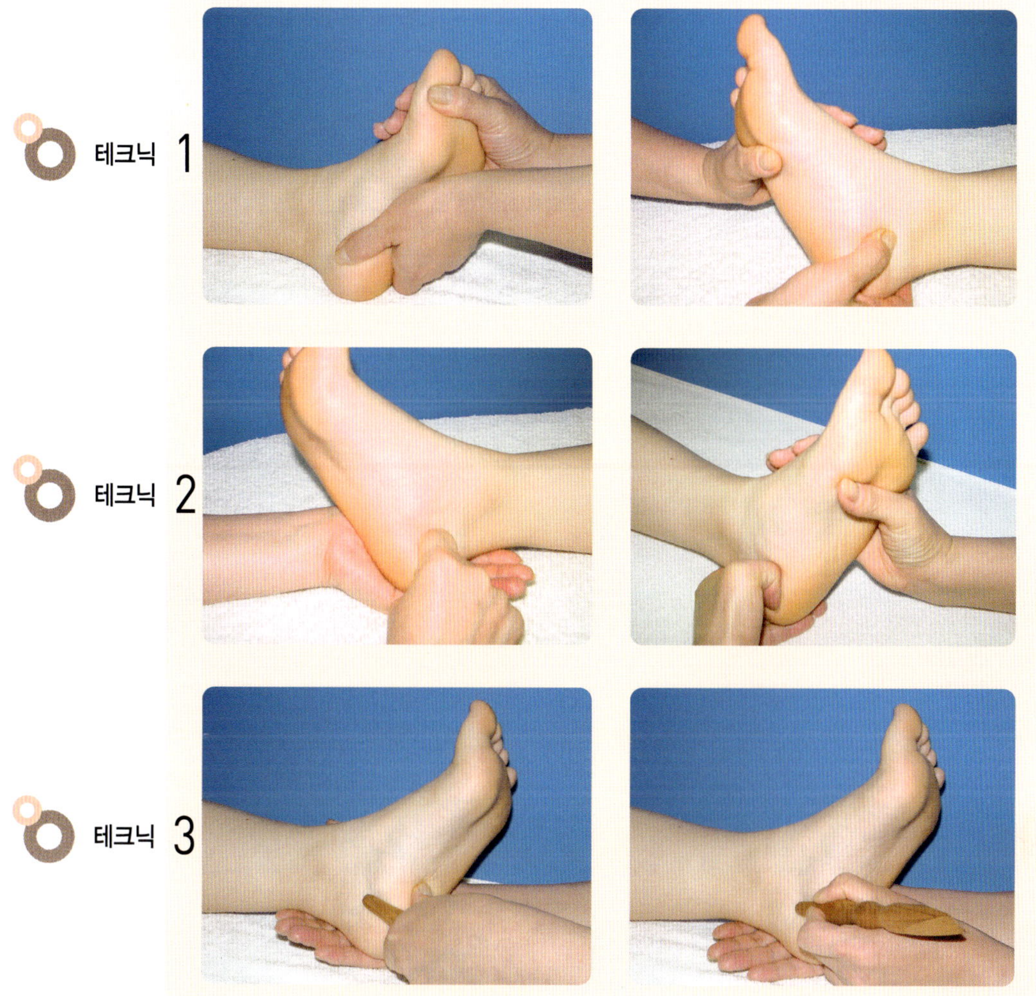

1. 발의 허리 또는 상단부를 잡고 치료 손의 엄지를 넓게 밀착한다. 포물선을 그리듯 아래 방향으로 밀기법으로 마사지한다.

2. 엄지 또는 검지를 구부려 관절의 끝 부위 측면을 반사 부위에 밀착한 뒤 안법으로 자극한다.

3. 보조 손의 장심으로 발꿈치를 그립하고 지압봉을 찌르듯이 반사구를 압박한 후 풀어주기를 반복한다.

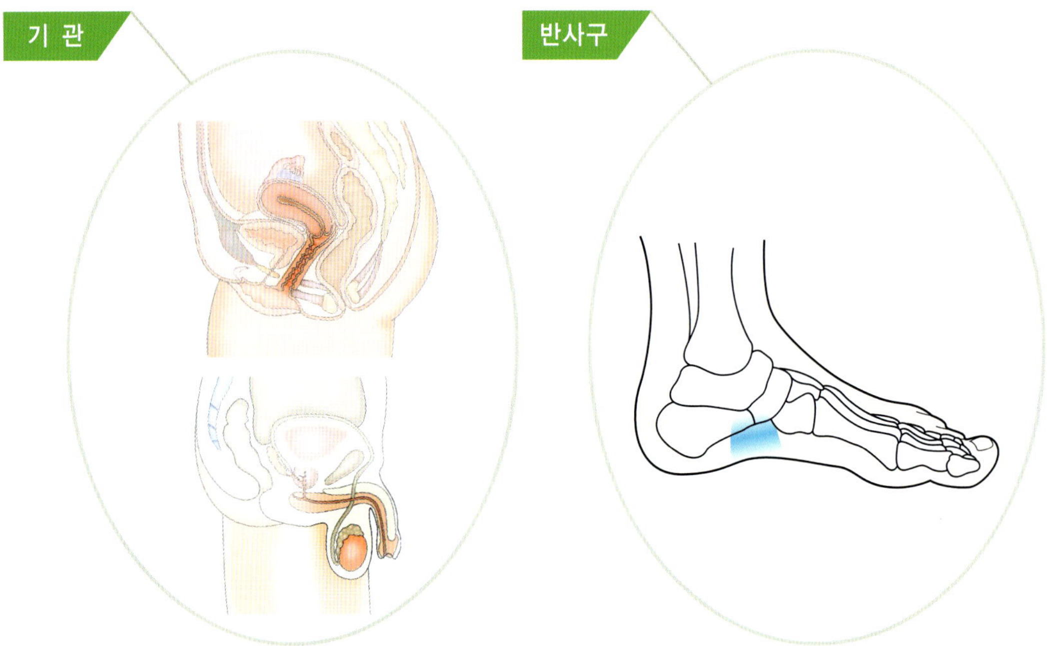

발목 관절(ankle) 안쪽 복사뼈 아랫부분을 누르면 통증이 나타나는 우묵한 지점

성기와 음도 음경(성기)은 요도와 해면체, 이를 둘러싼 표피로 구성된 남성의 생식기이다. 돌출된 부분은 음경체, 끝부분의 팽창부를 음경귀두, 귀추의 외면을 감싸는 피부를 음경표피라고 한다. 음도는 질이 자궁으로 통하는 7~8cm의 근육성 관으로 정자가 진입하는 입구 또는 출산 시의 산도의 역할과 기능을 가진다. 여성의 외음부는 치액, 대음순, 소음순, 질전경 등으로 구성되어 있다.

효 과

남녀 생식기 기능 강화(발기력, 사정, 수태, 정자 및 난자의 생성 촉진 등)

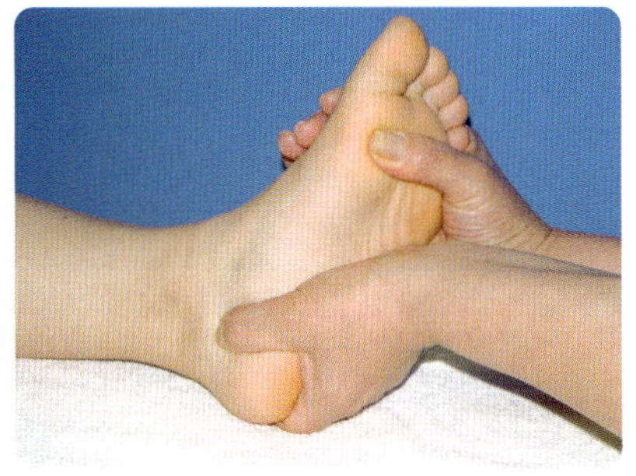 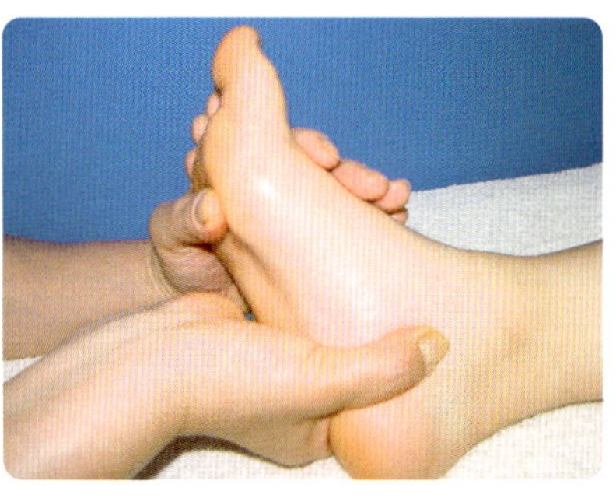

테크닉 1

발 내측 언저리에서 복사뼈 방향으로 강한 압력의 세기로 누르면서 밀어준다.

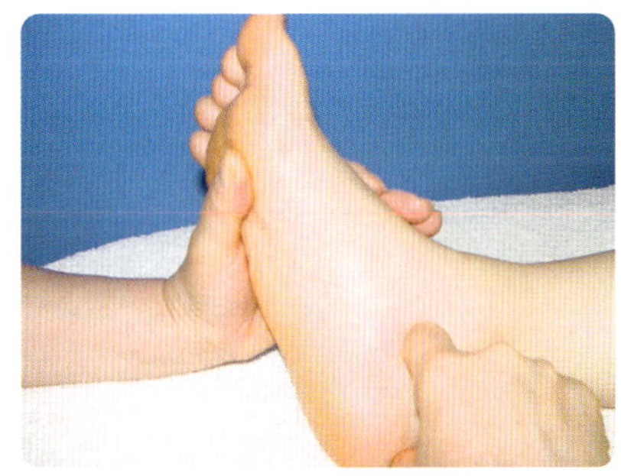 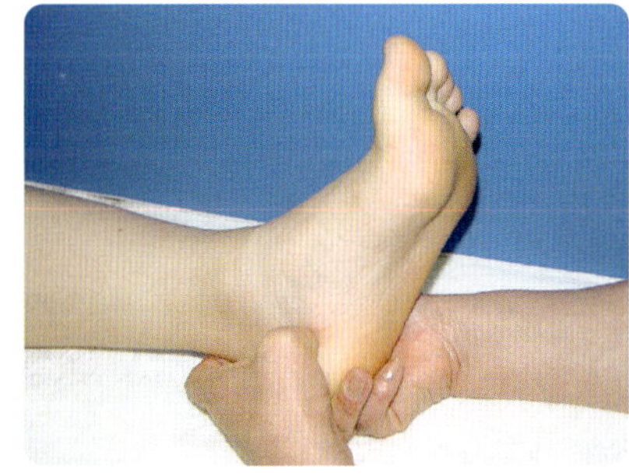

테크닉 2

엄지 또는 검지를 구부린 관절 끝 부위를 반사점에 밀착시켜 점법으로 강하게 누르거나 유법의 반회전 기법으로 자극한다.

테크닉 3

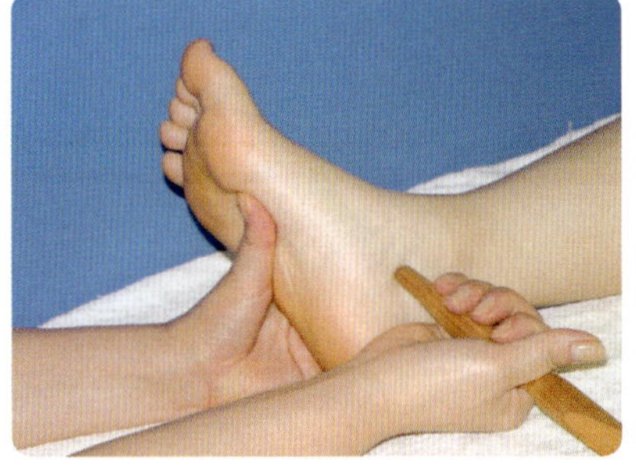 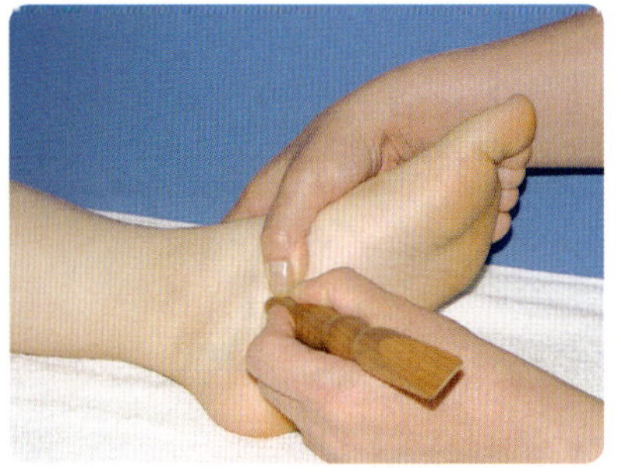

반사점에 스틱을 접촉하여 아주 약한 세기의 압력으로 누른 후 피보팅 기법으로 풀어준다.

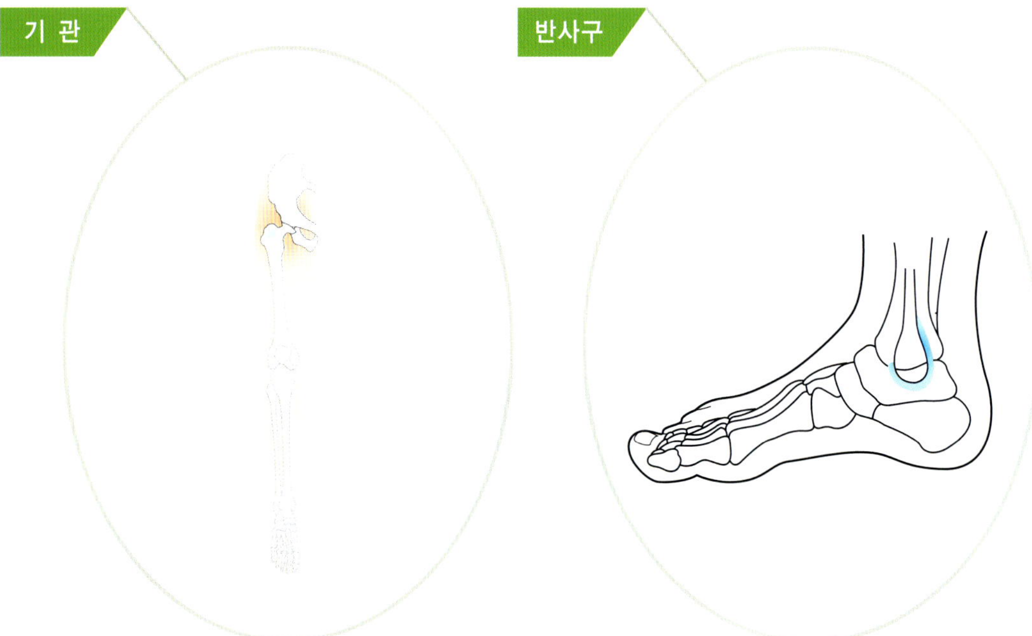

발목 관절(ankle) 양쪽 복사뼈 아랫부분

고관절 대퇴골과 골반을 잇는 관절로 엉덩이 관절이라고도 한다. 골반의 관골구와 대퇴골두 사이에 끼어 있는 관절로 팔의 어깨 관절에 해당한다. 둥근 대퇴골두가 관골구에 끼어 있는 구상 관절(한 면은 구형이고 또 한 면은 구형이 완전히 들어맞는 소켓 모양의 관절)이다. 고관절의 내외전 및 각도 이상은 보행과 발의 변형 또는 기형의 원인이 된다.

효 과

좌골신경통, 하지 마비감, 다리의 피로 회복

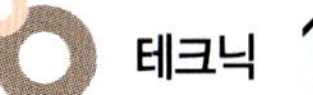 테크닉 1

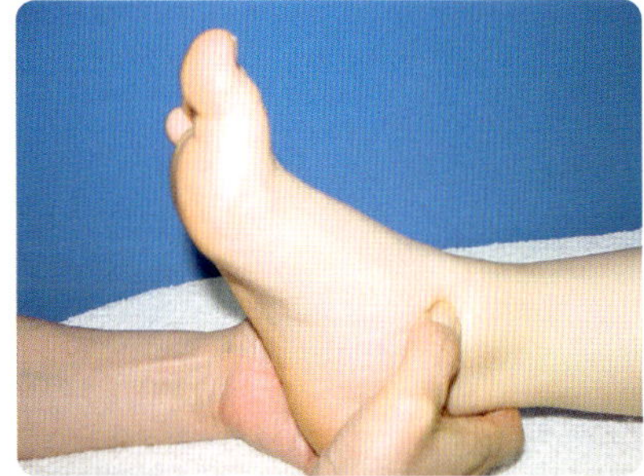 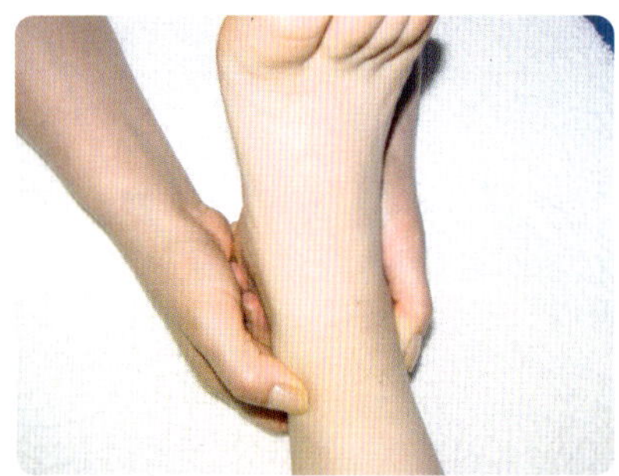

테크닉 2

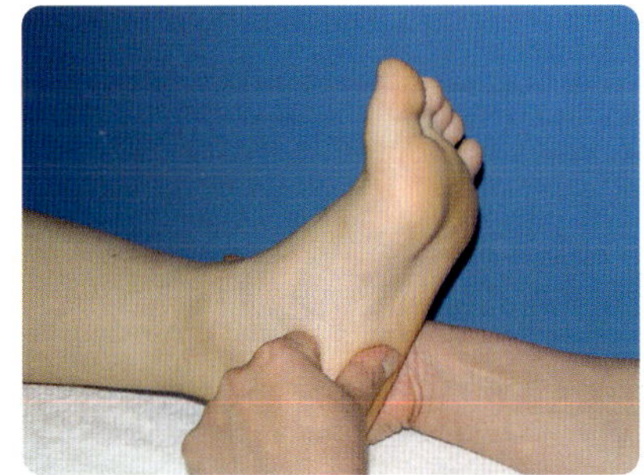 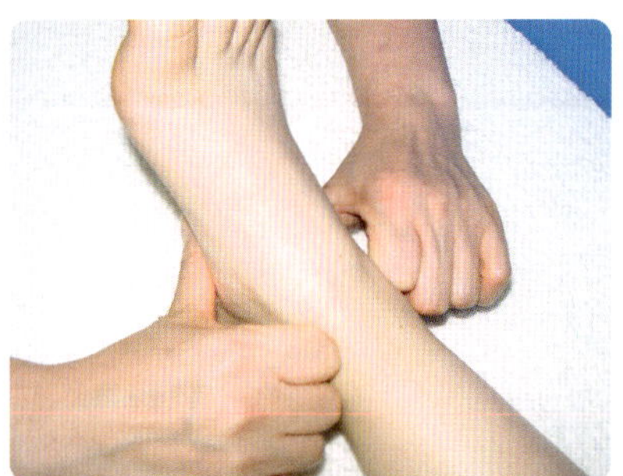

테크닉 3

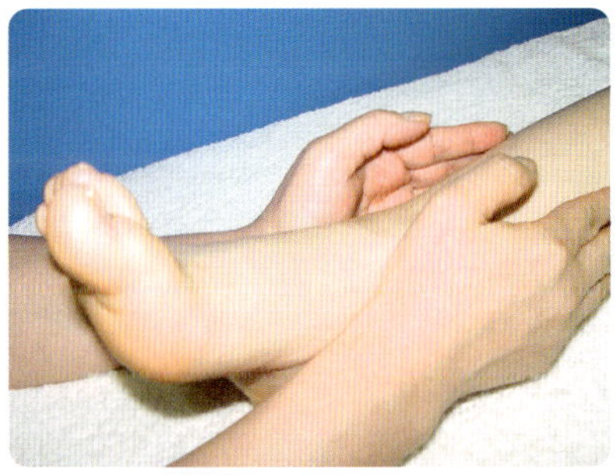 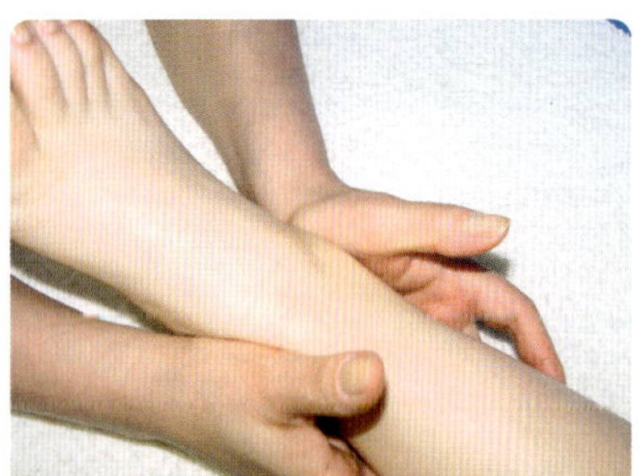

1. 보조 손으로 발꿈치를 지지하고 치료 손의 엄지로 밀기법으로 자극하거나 양손으로 발꿈치를 감싼 채 양 엄지로 좌우측의 반사구를 동시에 자극한다.
2. 각각 치료 손의 검지를 구부려 측면을 반사구에 밀착시켜 자극하거나 양손의 검지를 구부려 측면을 밀착하여 자극한다.
3. 스틱을 사용하지 않는다. 치료 손의 장심으로 반사점을 감싸 밀착, 압착하여 회전하듯이 마사지한다.

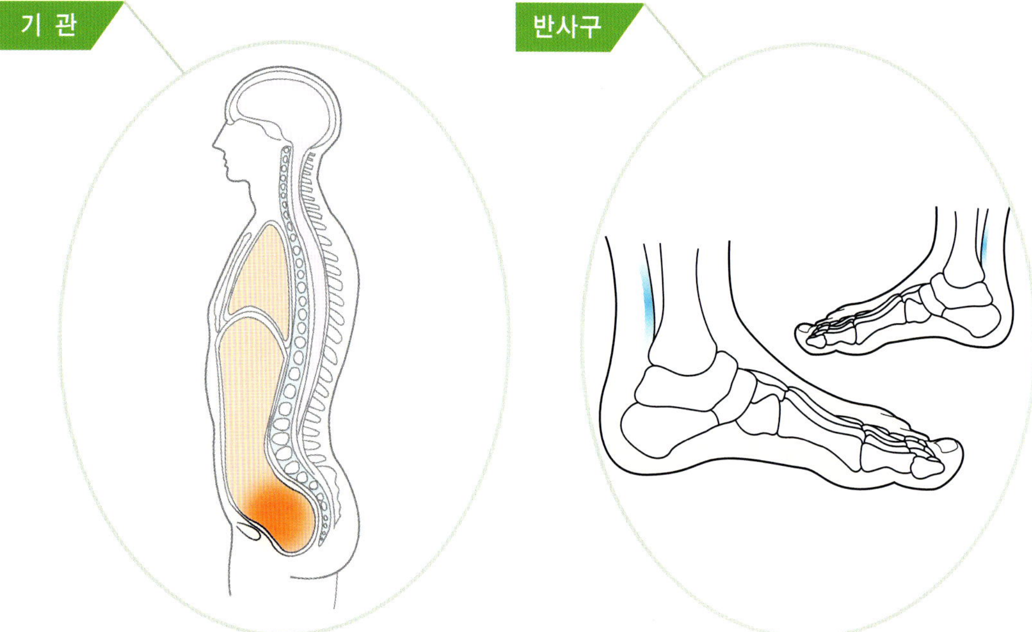

발목(ankle) 뒤쪽의 아킬레스건 바깥 측 움푹한 부위

하복부 배꼽 아래 주위를 기가 모이는 단전이라고 한다. 관원(關元)이라는 혈(穴)이 있어 특히 여성 생식기 계통에 관여하는 중요한 급소로 인식되어 있다. 항상 따뜻한 기운이 감돌고 있어야 두한족열(頭寒足熱)의 생체 균형을 유지시킬 수 있다. 해부학적 기전은 없는 지점이다.

효 과

치질, 생리불순, 생리통, 변비

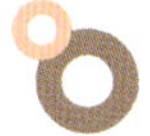

테크닉 1

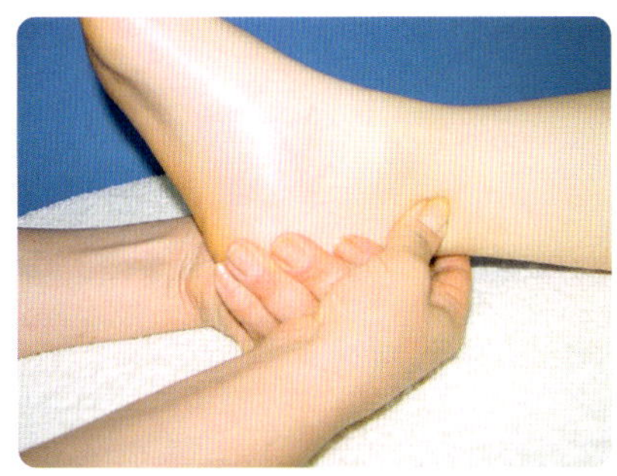 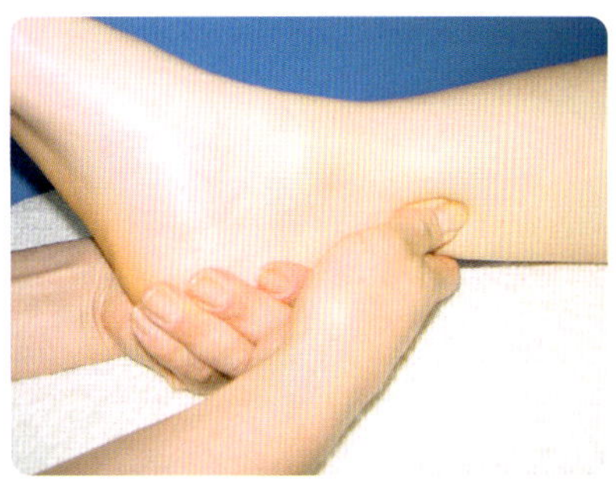

발꿈치를 그립 고정한 뒤 치료 손의 엄지를 반사점에 깊게 밀착한 뒤 누르면서 밀어 올린 다음 꼬집기로 풀어준다.

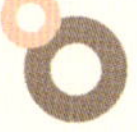

테크닉 2

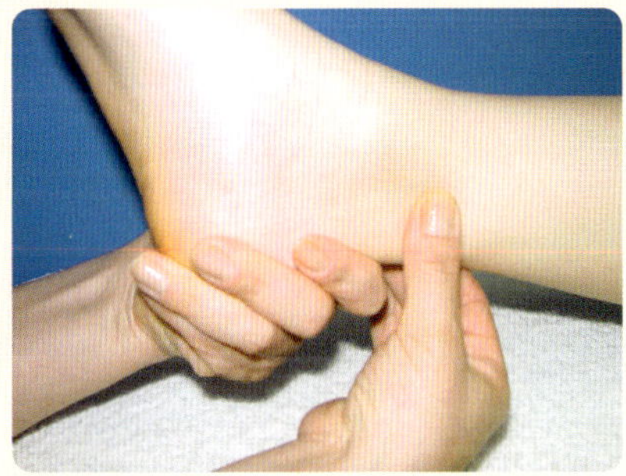 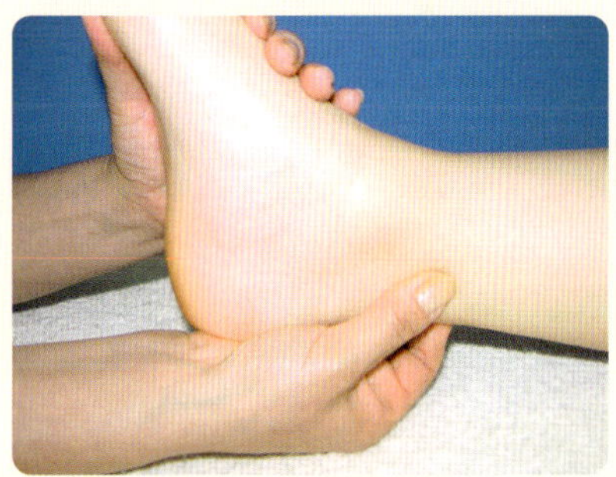

아킬레스건 양 측면의 반사 부위를 나법(주무르기)과 날법(꼬집기)을 병행하여 풀어준다.

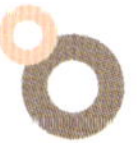

테크닉 3

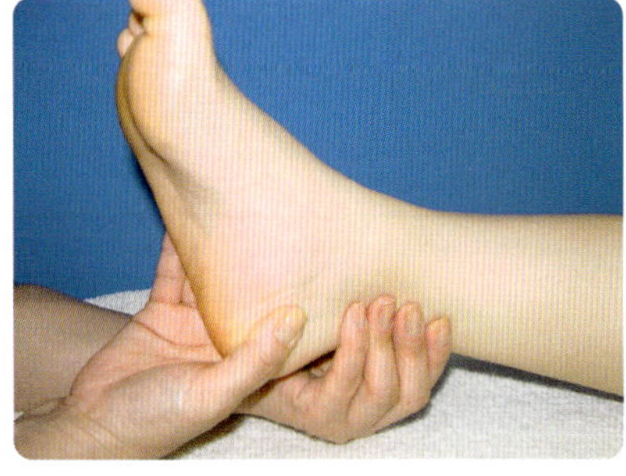 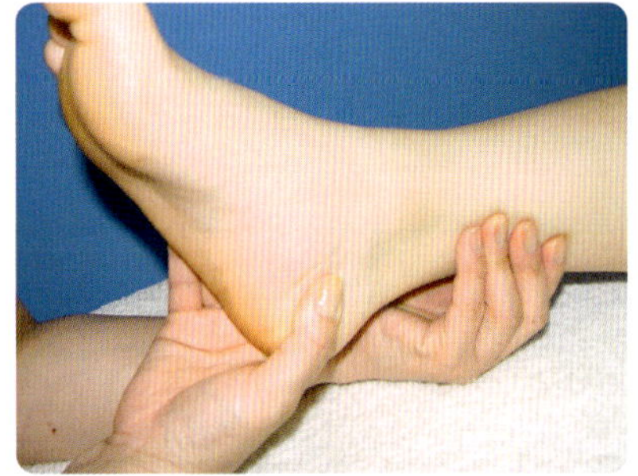

스틱을 사용하지 않는다. 치료 손의 엄지와 검지 또는 중지까지를 사용하여 유날법(잡아당기면서 밀어주는 법)으로 마사지한다.

45

서혜부(鼠蹊部 : inguinal region)

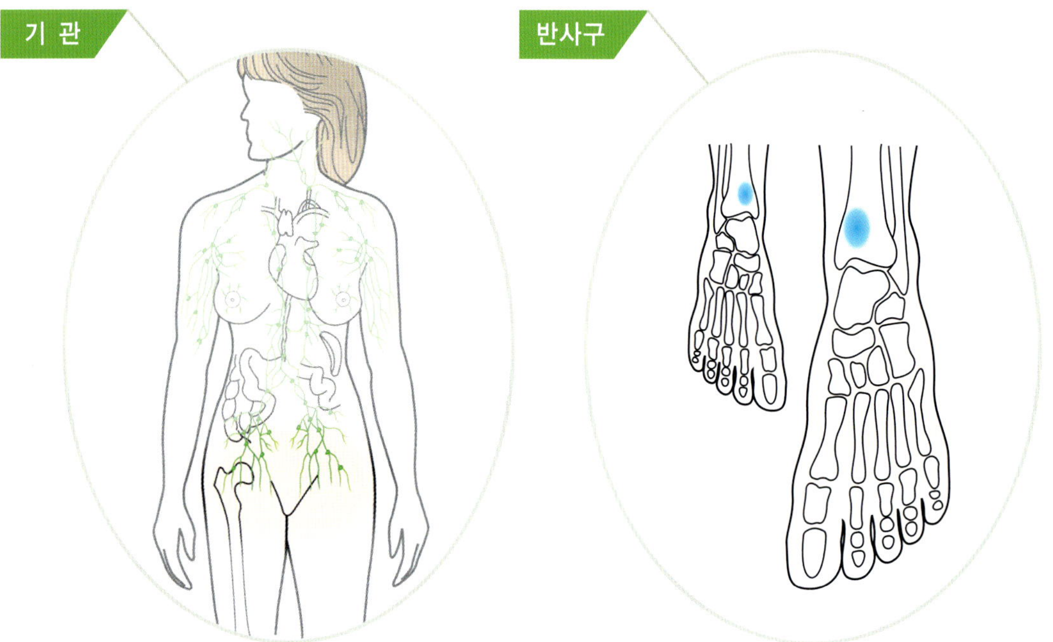

발목 안쪽 복사뼈 윗부분의 구역, 경골 아랫부분에 해당

서혜부 해부학에서 장골의 상전장골극과 치부 결합 부분을 잇는 다소 우묵한 선보다 상부에 있는 삼각형 부분을 이르는 말이다. 일반적으로는 대퇴부의 기부를 말한다. 움푹 들어간 심부에 서혜 인대가 있고 편도선, 상부임파, 하부임파와 함께 림프계의 중요한 시스템으로 작용한다. 림프선과 동맥, 정맥, 신경과 경락이 통과하는 지점이다.

효 과

생식기 계통의 기능 강화, 면역력 증강

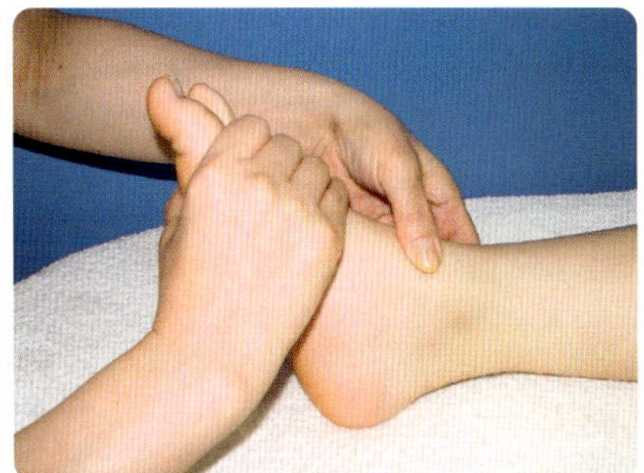
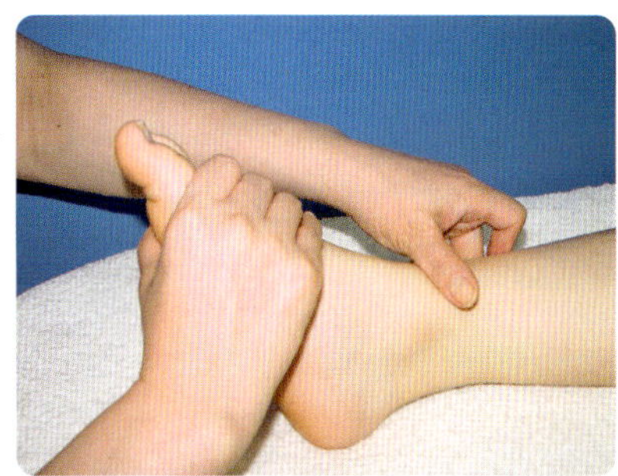

테크닉

1 발의 허리를 그립(grip)한다. 치료 손의 엄지를 가로로 접촉한 뒤 위 방향으로 밀어 올리듯이 자극한다.

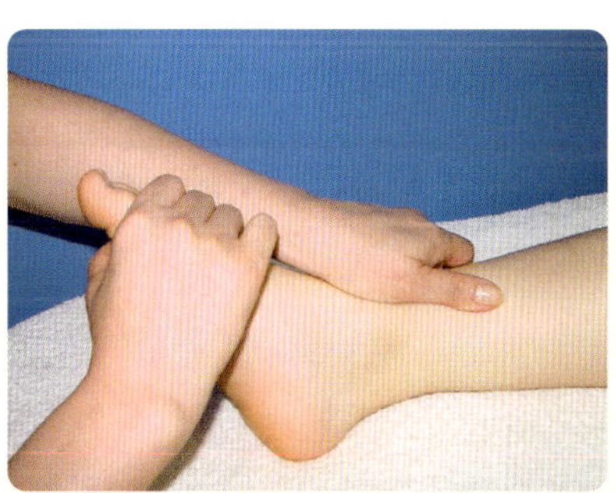

2 손바닥의 장심을 반사 부위에 넓게 밀착한 뒤 유법(문지르기)과 찰법(쓰다듬기)으로 자극한다.

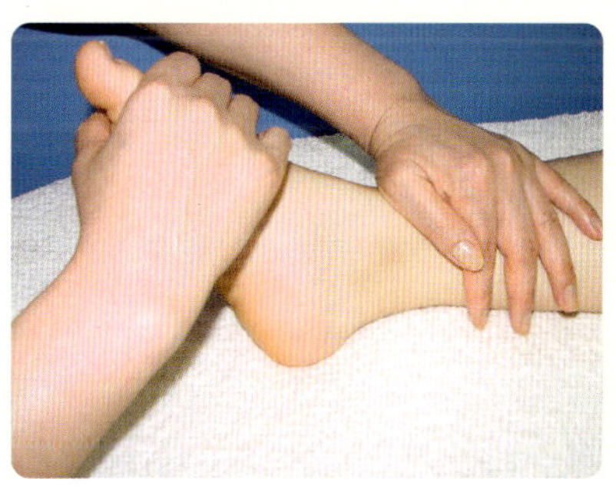

3 스틱의 측면을 반사점에 접촉한 다음 부드럽게 쓸어 올리듯이 마사지한다.

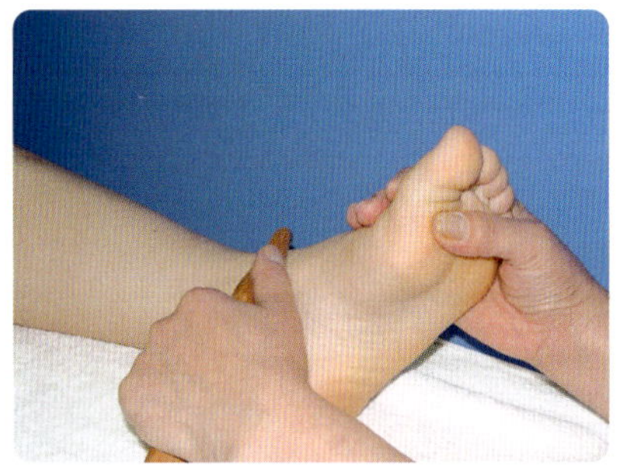
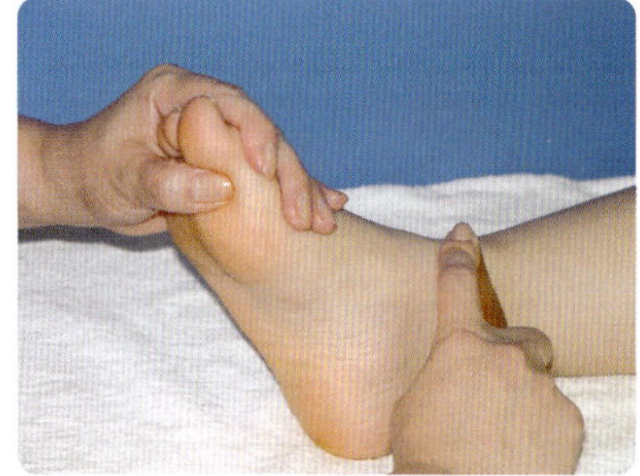

46

좌골신경(坐骨神經 : sciatic nerve)

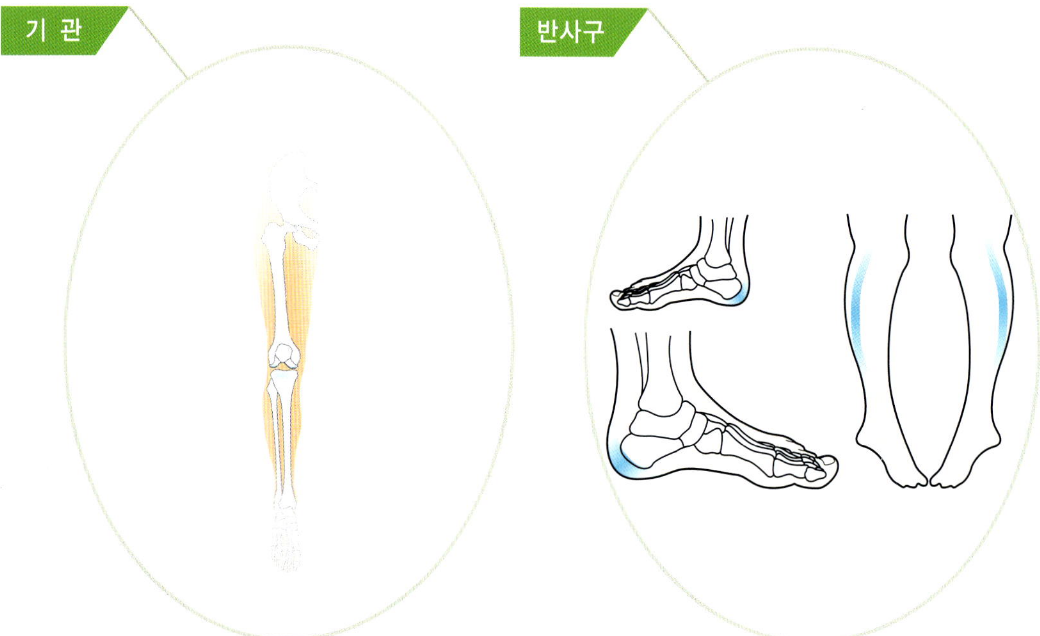

발꿈치 정중앙 뒷부분과 종아리의 바깥쪽 측면

좌골신경 천골신경총의 가지로서 다리를 지배하는 신경으로 궁둥뼈신경이라고도 한다. 지름이 2cm에 이르는 거대한 신경으로, 인체의 신경 중 가장 굵고 길다. 골반에서 나와 대둔근과 대퇴이두근에 싸여 대퇴 후편을 내려오면서 대퇴 후측편에 가지를 낸다. 무릎에서 경골신경과 총비골신경으로 갈라져 발에 이르게 된다.

효 과

당뇨발, 좌골신경통, 다리의 부종

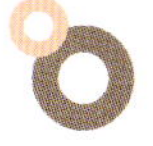 **테크닉 1**

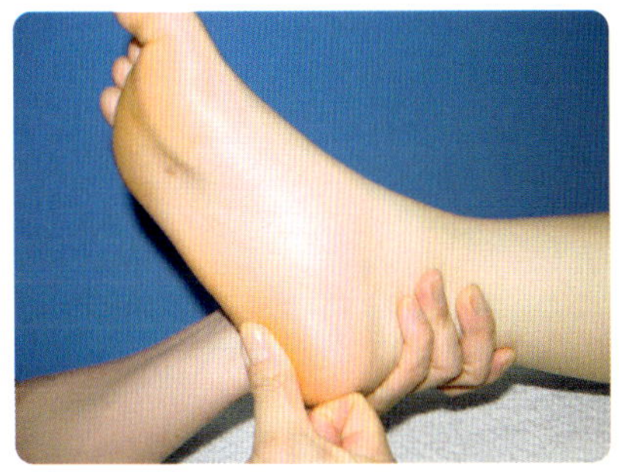 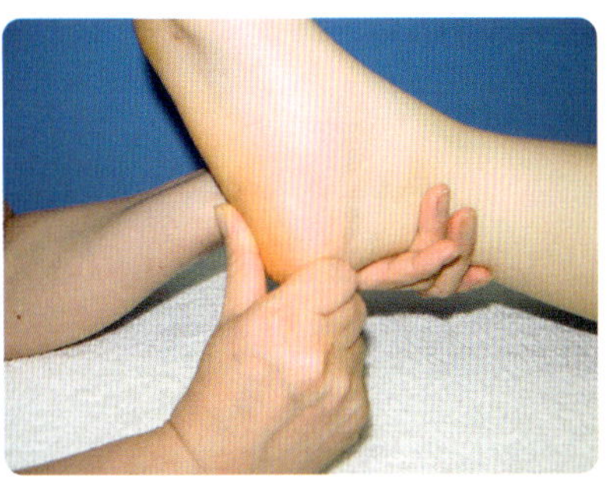

발꿈치를 감싸듯 고정한 뒤 검지를 구부린 안쪽 측면을 밀착시켜 반사 부위를 끌어내린다.

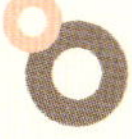 **테크닉 2**

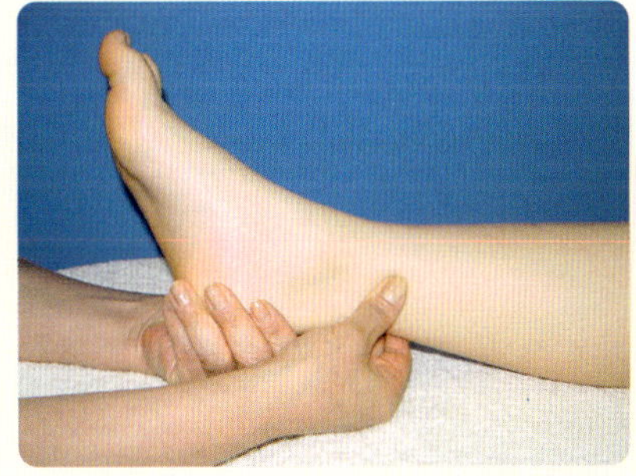 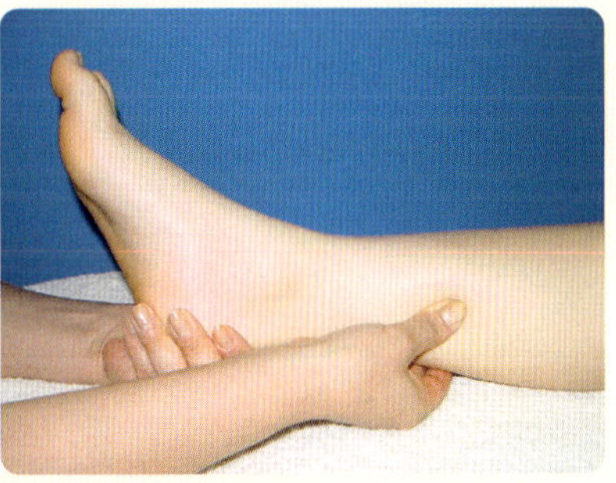

다리 양 측면의 반사대에 엄지의 평면을 밀착시켜 안법(누르기)과 추법(밀기), 찰법(쓰다듬기)을 병행한다.

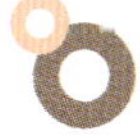 **테크닉 3**

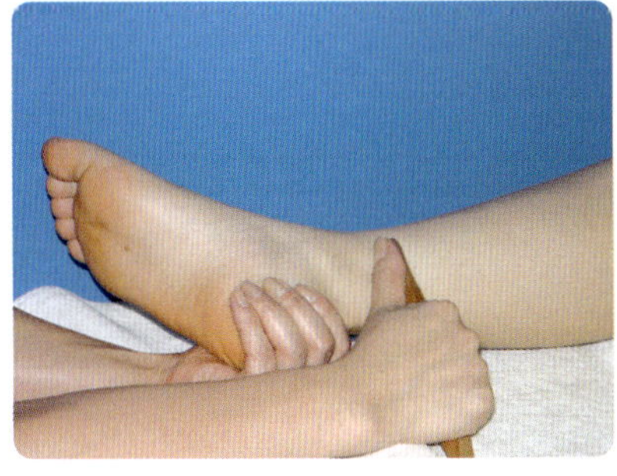 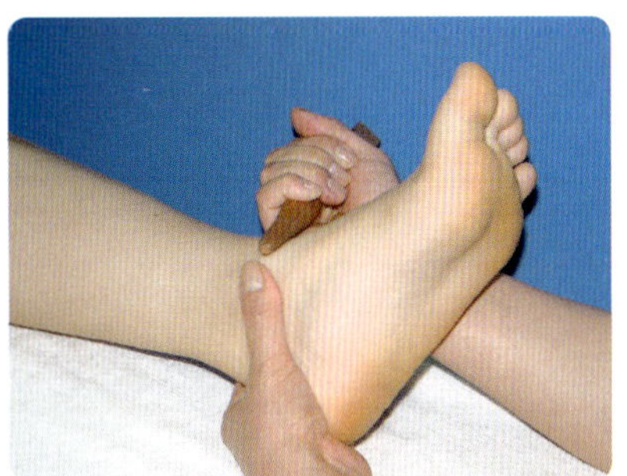

스틱의 측면을 다리의 반사 부위에 밀착한 뒤 부드럽게 밀어 올린다.

외미골(外尾骨 : lateral coccyx)

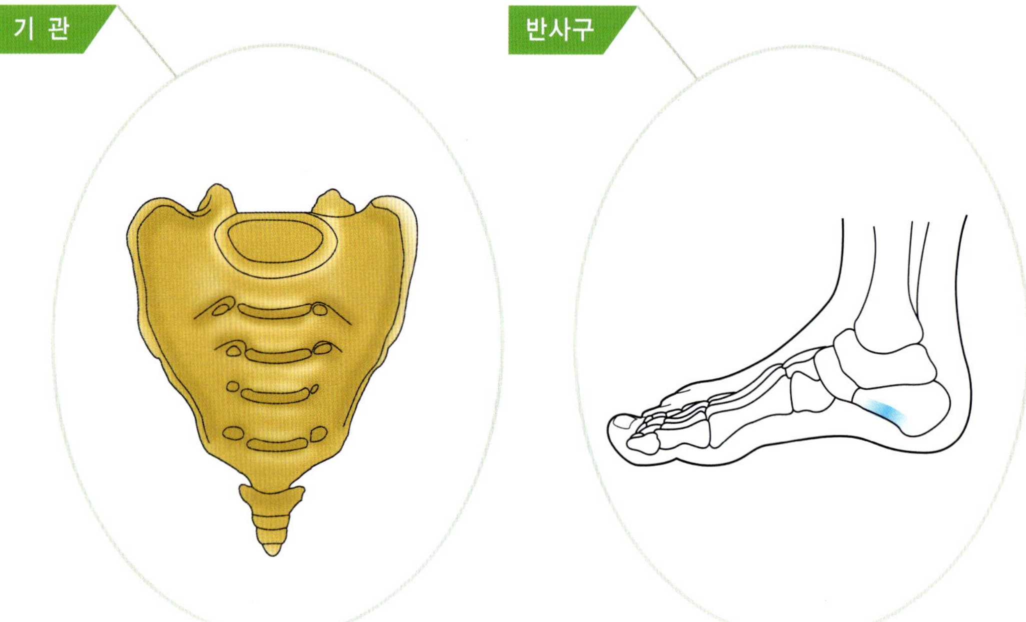

발꿈치 정중앙의 바깥측 부위

외미골 꼬리뼈로 불리는 미골의 바깥쪽 부위로 3~4개의 미추가 융합되어 1개의 미골을 형성한다. 제1추만이 추골의 일반적인 모습으로 선골 하단과 관절을 이루고 있으며 나머지는 거의 퇴화되어 있다.

외미골은 방광 또는 직장과 밀접한 관련을 가지고 있다.

효 과

생리불순, 수태·배란 촉진, 남녀 정기 증강, 다리 부종

1. 발꿈치를 받친 치료 손의 엄지로 반사 부위를 직접 밀어 올린다.
2. 보조 손으로 발의 허리를 그립하고 치료 손의 검지로 추법으로 끌어준다. 또
   는 엄지를 구부려 관절 끝 부위로 안법(누르기)으로 자극하기도 한다.
3. 스틱을 쥐는 방법에 유의하고, 스틱(일자봉)을 사용한다. 위에서 아래 방향으
   로 스크럽(문지르기) 또는 끌기법으로 자극한다.

테크닉 1

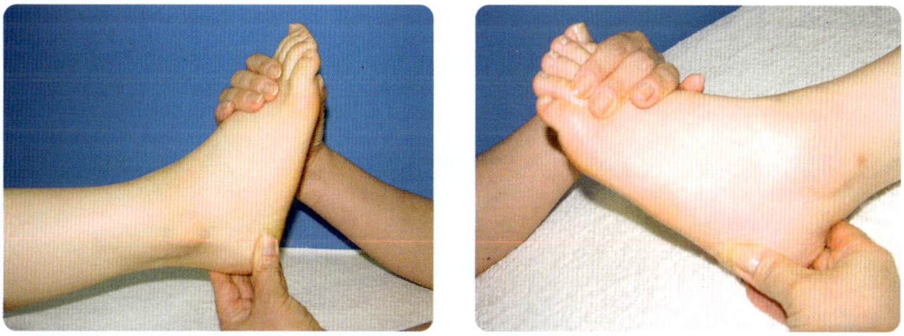

테크닉 2

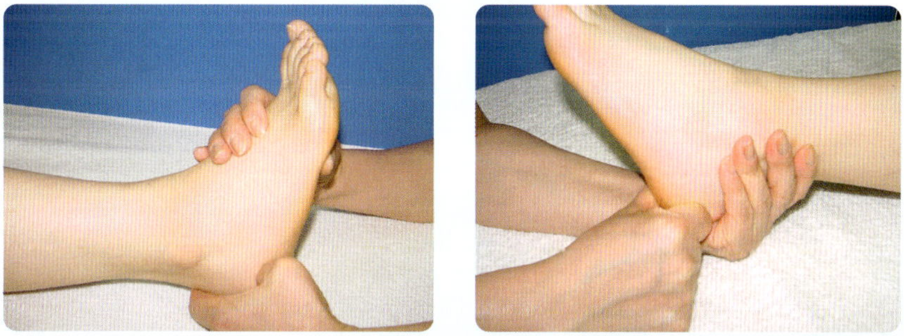

테크닉 3

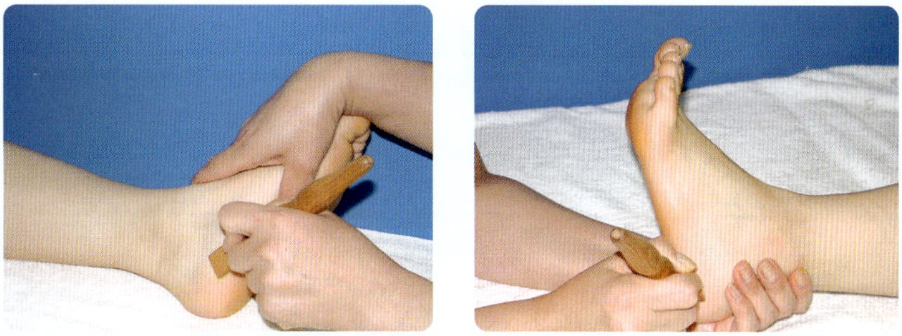

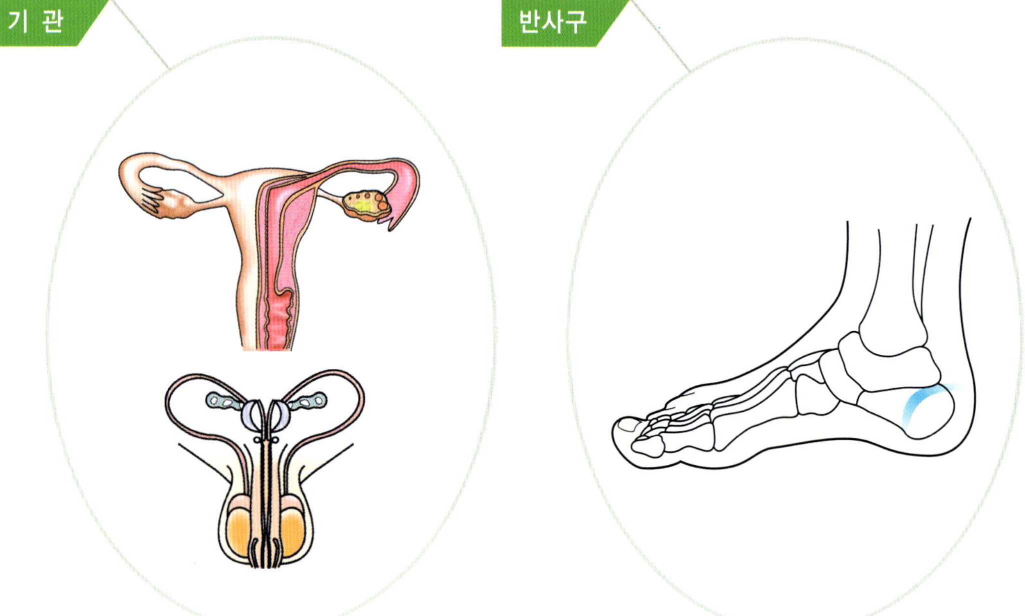

제2의 생식선 반사구로 난소와 정소의 반사구에 해당하며 발목뼈(복사뼈)의 바깥측 하단 부위를 눌렀을 때 아픈 곳에 해당한다.

난소 난자의 생산과 배란을 일으키면서 활력을 증강시키는 에스트로겐을 분비한다. 성인의 난소는 아몬드 모양으로, 길이가 약 4cm, 폭 2cm, 두께 1.5cm 정도이며 난소 2개의 무게는 4~8g 정도 된다.

정소 고환이라고도 하며 정액과 정자를 생산하고 활력을 지배하는 테스토스테론을 분비한다. 1쌍의 타원형 기관으로, 각 고환의 무게는 약 2~5g 정도, 길이는 4~5cm, 지름은 2~3cm이다.

효 과

수태 · 배란 촉진, 여성 호르몬 증강, 피부 미용, 불감증

테크닉

1

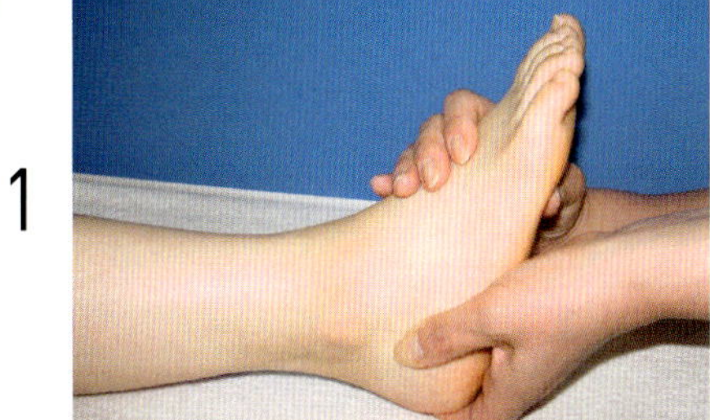

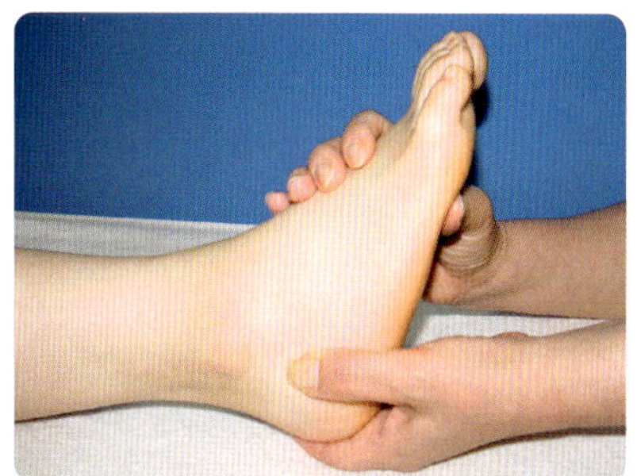

2

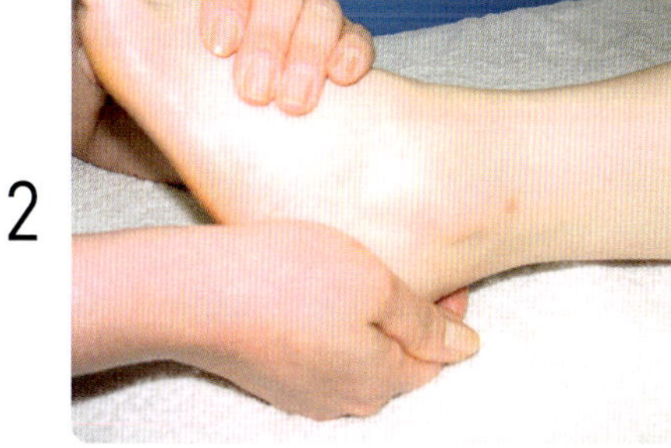

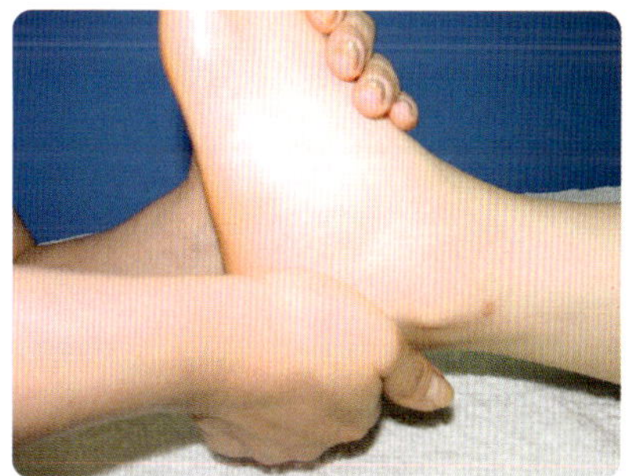

3

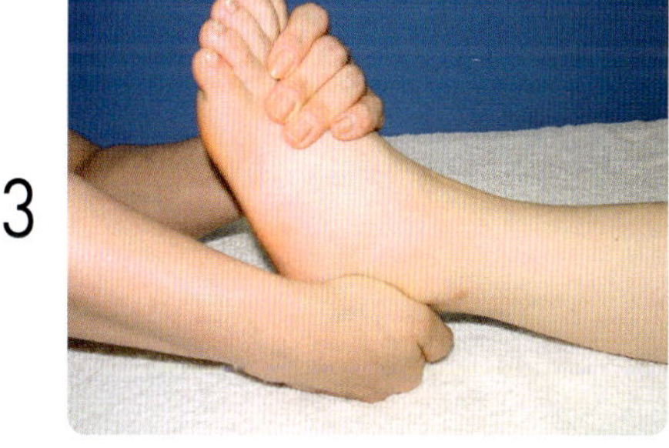

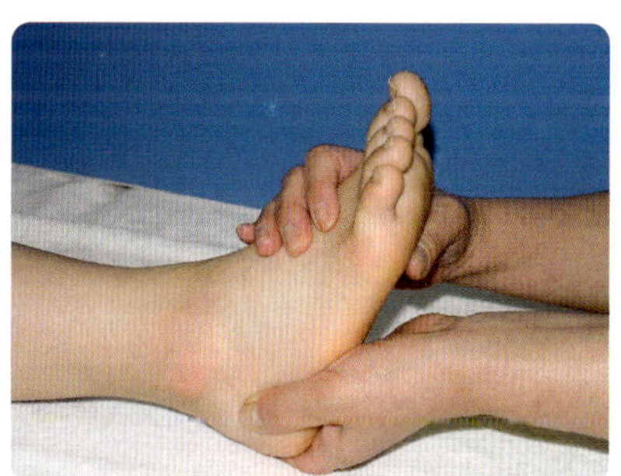

1. 엄지를 평면되게 접촉시킨 뒤 강한 압력의 세기로 밀기로 자극한다.

2. 엄지의 모지근을 반사점에 넓게 밀착하여 회전 유법으로 자극한다.

3. 스틱을 사용하지 못하는 반사구이다. 치료 손의 장심(손바닥)이나 엄지로 반사 부위를 누르듯이 마사지한다.

슬관절(膝關節 : knee joint)

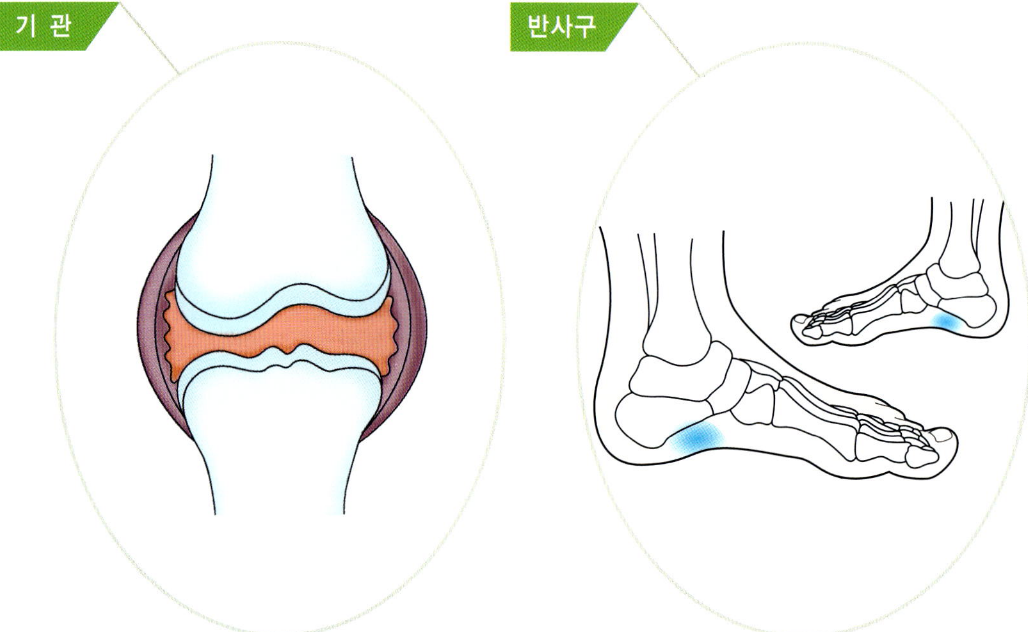

제5번 중족골과 입방골의 관절 지점에서 뒷꿈치 방향에까지 이르는 구역

슬관절 대퇴골 하단과 경골 상단 및 슬개골(무릎뼈)의 후면 사이에 있는 관절로 다리를 무릎에서 뒤쪽으로 굽히는 기능이 있다. 무릎을 펴면 측부인대가 긴장하여 하퇴는 대퇴와 일직선을 이루어 고정되나 무릎을 구부리면 인대가 늘어나 하퇴는 어느 정도 좌우로 동요하는 가능성이 생긴다.

효 과

무릎의 통증, 관절염

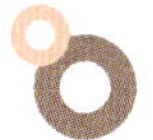

테크닉 **1**

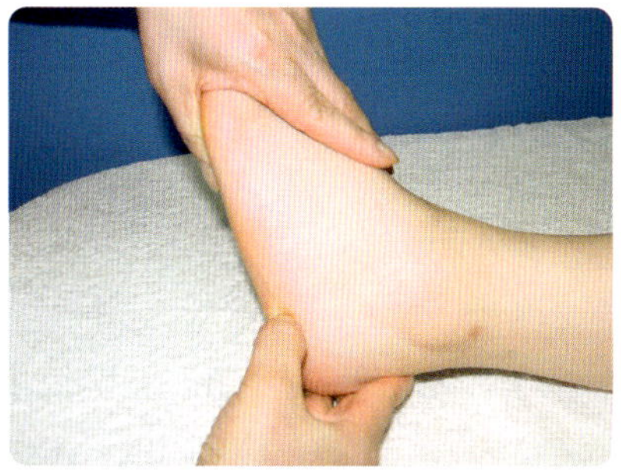
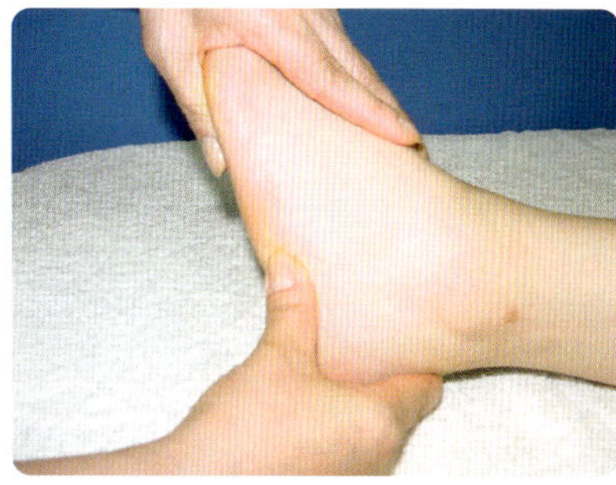

엄지를 구부려 관절의 끝 부분을 반사구에 밀착시켜 끌어주거나 엄지의 평면을 밀착시켜 밀기법 또는 걷기법으로 자극한다.

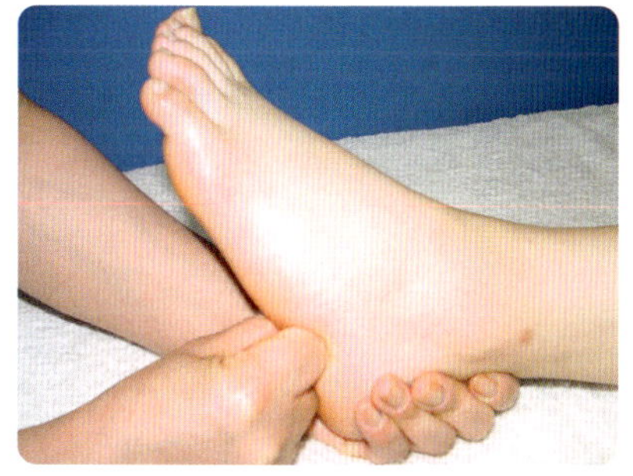
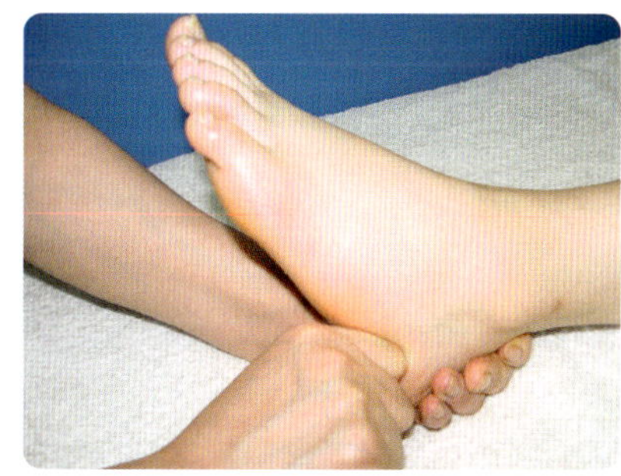

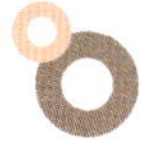

테크닉 **2**

검지를 구부려 그 관절 부위를 반사점에 밀착하고 안법으로 누르면서 추법으로 밀어주거나 회전시킨다.

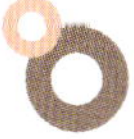

테크닉 **3**

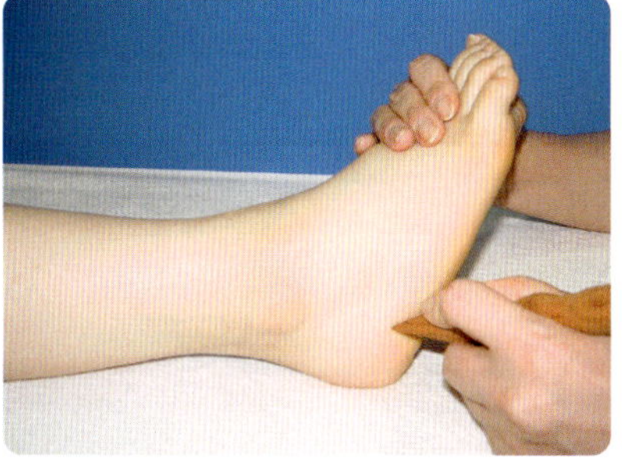
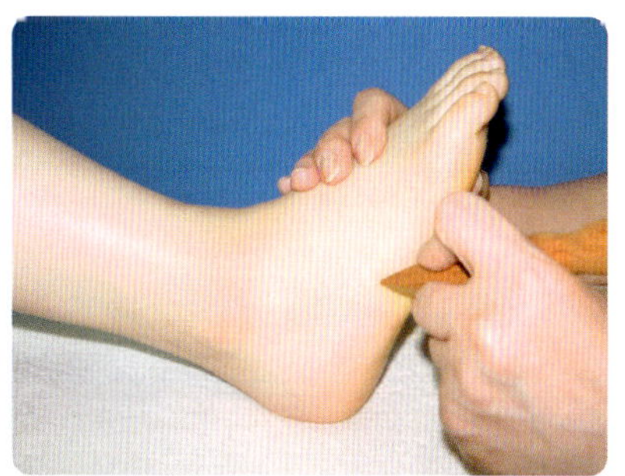

스틱(일자봉)을 사용하여 위에서 아래쪽을 향해 스크럽(끌기)한다.

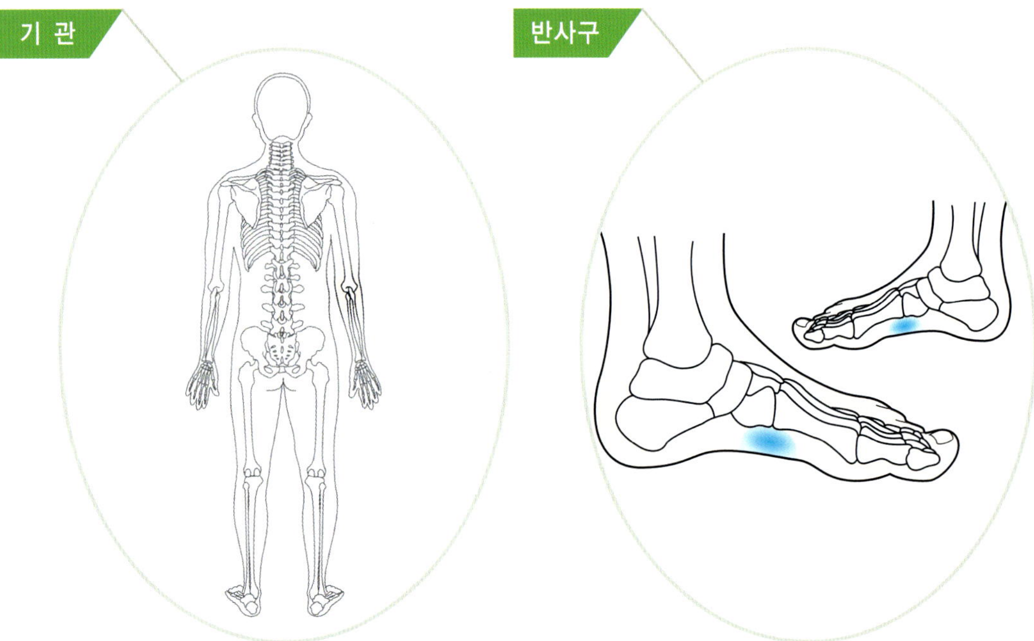

제5번 중족골 뿌리와 입방골이 접합된 돌출 부위, 발의 바깥측에 해당됨.

주관절(팔과 손) 팔이 꺾어지는 팔꿈치에서 위를 상완(上腕), 아래를 전완이라고 하고 상완은 1개의 상완골이 축이 되고 전완은 요골과 척골이 평행되게 축을 이룬다. 인체 사지(四肢)를 상지와 하지로 구분할 때, 상지를 손이라고 하는 경우도 있으나 통상 상지는 팔과 손으로 구별한다. 해부학적으로 손목의 앞쪽 부분을 손이라고 한다.

효 과

팔과 손의 피로 회복, 운동 장애

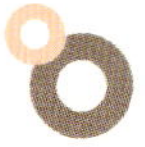 테크닉 1

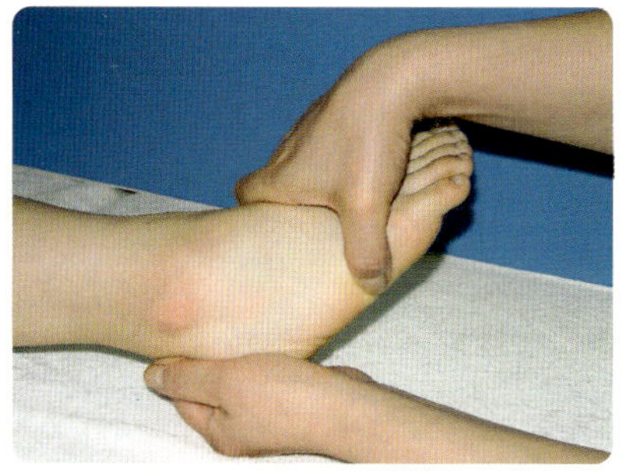 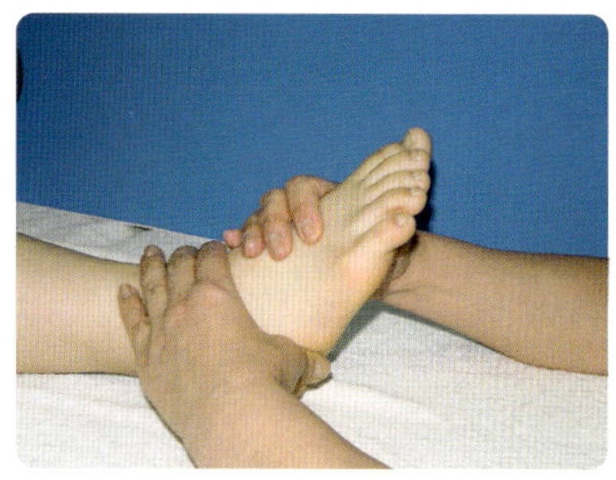

발의 발꿈치 또는 중앙이나 허리를 잡고 치료 손의 엄지를 가로 방향으로 반사구에 밀착한 뒤 밀기법으로 자극한다.

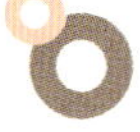 테크닉 2

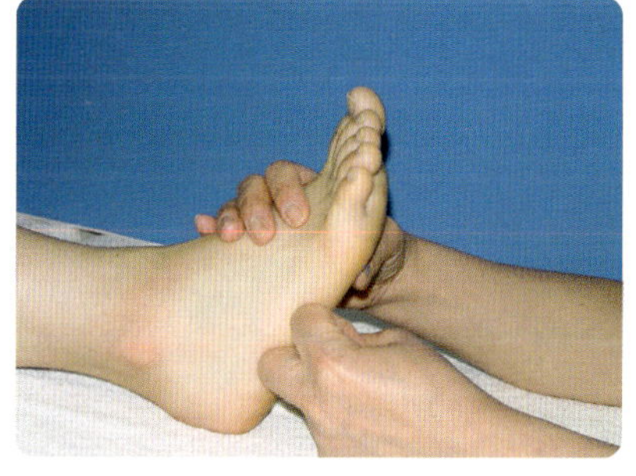 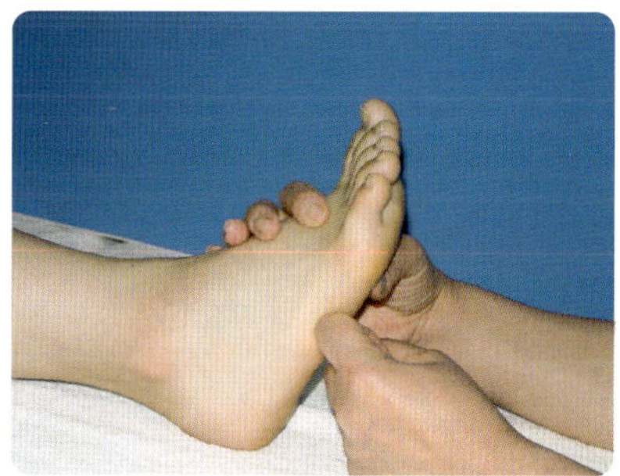

검지와 중지를 구부려 반사점에 밀착시킨 뒤, 점법으로 누르면서 유법을 사용하여 적절한 압력으로 문지르면서 회전시켜 준다.

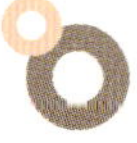 테크닉 3

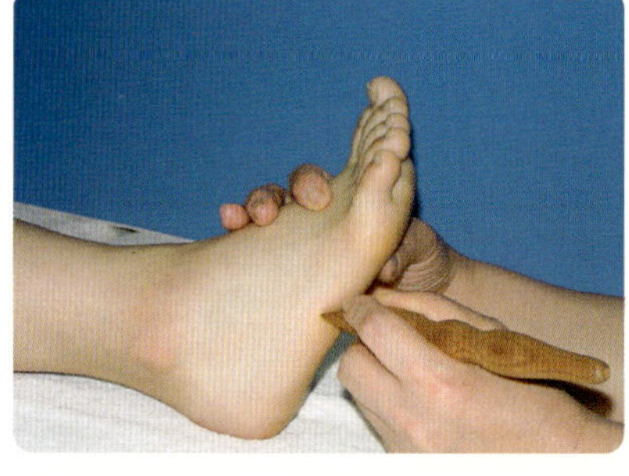 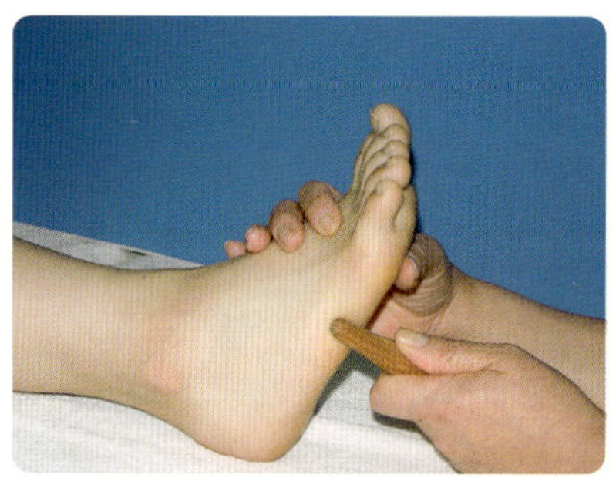

지압봉의 측면을 사용한다. 보조 손과 함께 봉을 반사 부위에 접촉한 뒤 밀거나 굴리는 기법을 활용한다.

51

견관절(肩關節 : shoulder joint)

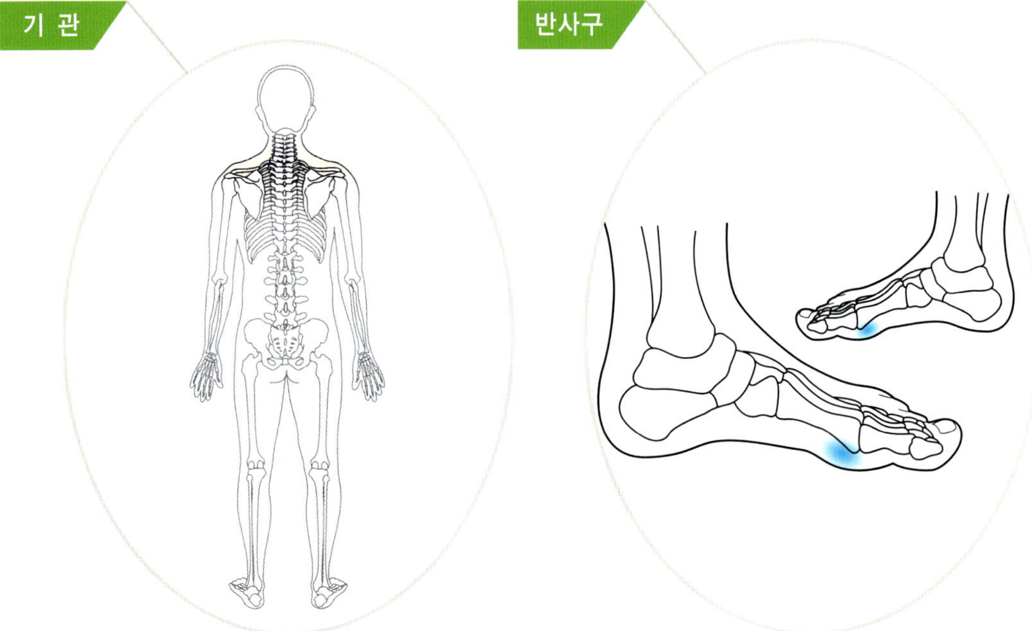

중족골 5번 머리뼈 부위 (발 외측 부분에 해당함)

견관절 견갑골과 상박골 사이에 있는 전형적인 구관절을 말하는데, 그 운동은 다축성이어서 인체 중 가동성이 가장 큰 관절이다. 하지의 고관절에 상당하는데, 그보다는 관절와가 얕기 때문에 운동성은 크지만 탈구되기 쉽다.

효 과

어깨 운동 장애, 피로 회복

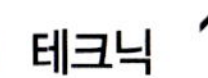 테크닉 1

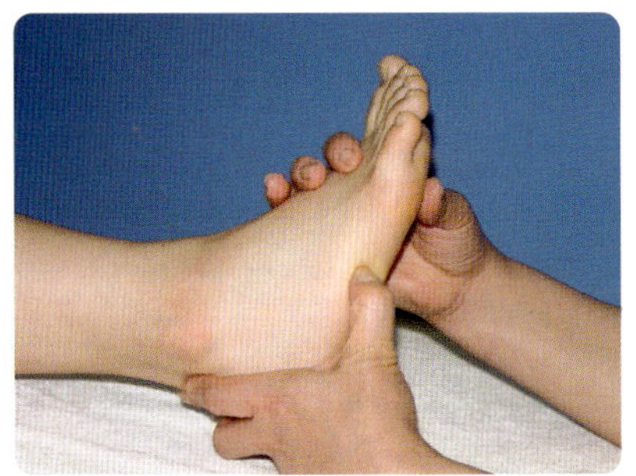 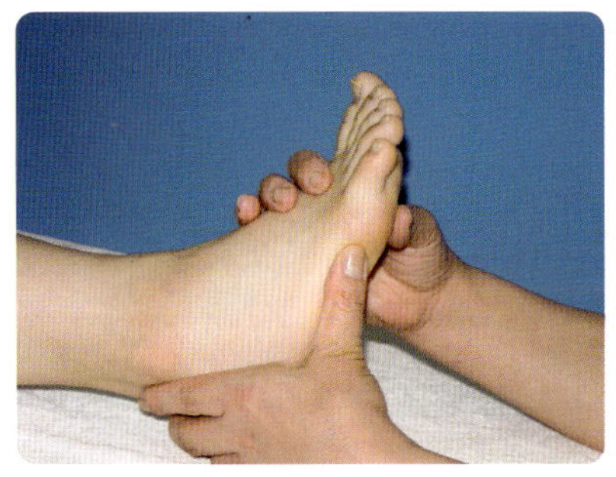

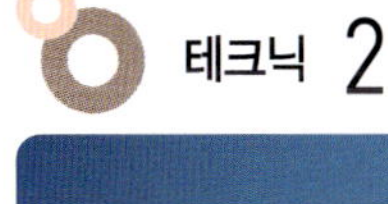 테크닉 2

1. 45°로 구부린 엄지의 끝 부분을 반사점에 접촉한 뒤 걷기법으로 자극한 다음 밀기로 풀어준다.

2. 검지를 구부린 단식지구권법(관절 끝부위)으로 반사구에 접촉시킨뒤 점법과 마법으로 자극한다.

3. 반사 부위를 안정되게 그립(grip)하고 위에서 아래 방향으로 끌기법으로 쓸어 내려준다.

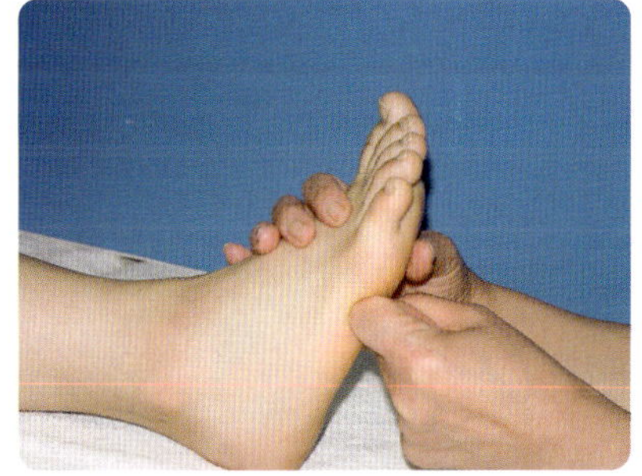

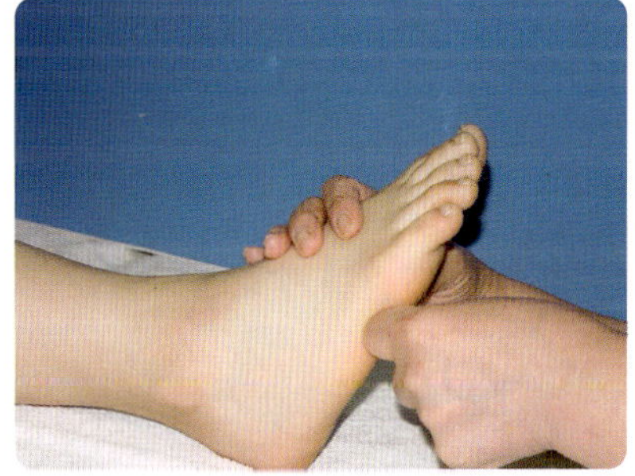

테크닉 3 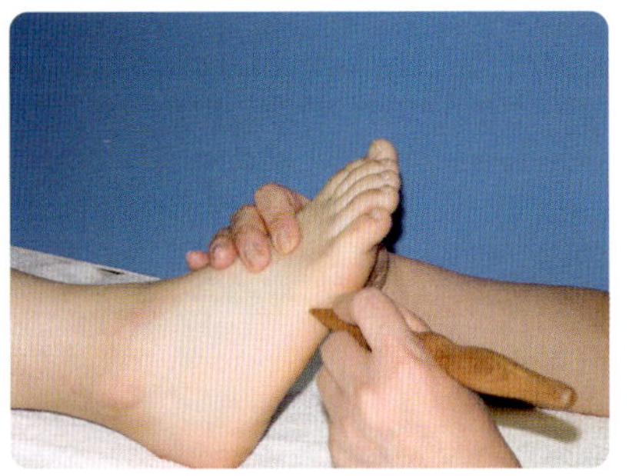 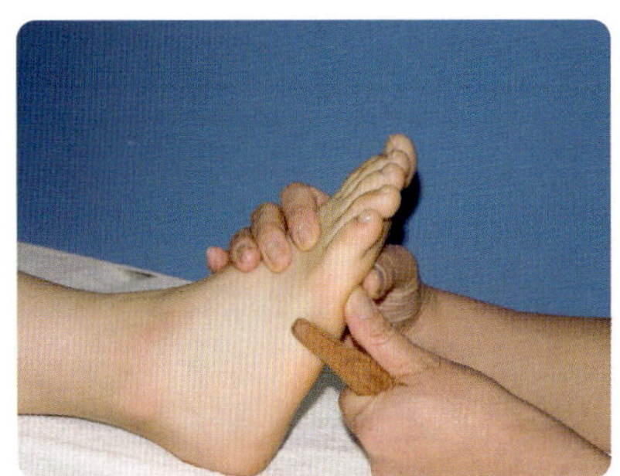

52

견갑골(肩胛骨 : scapula)

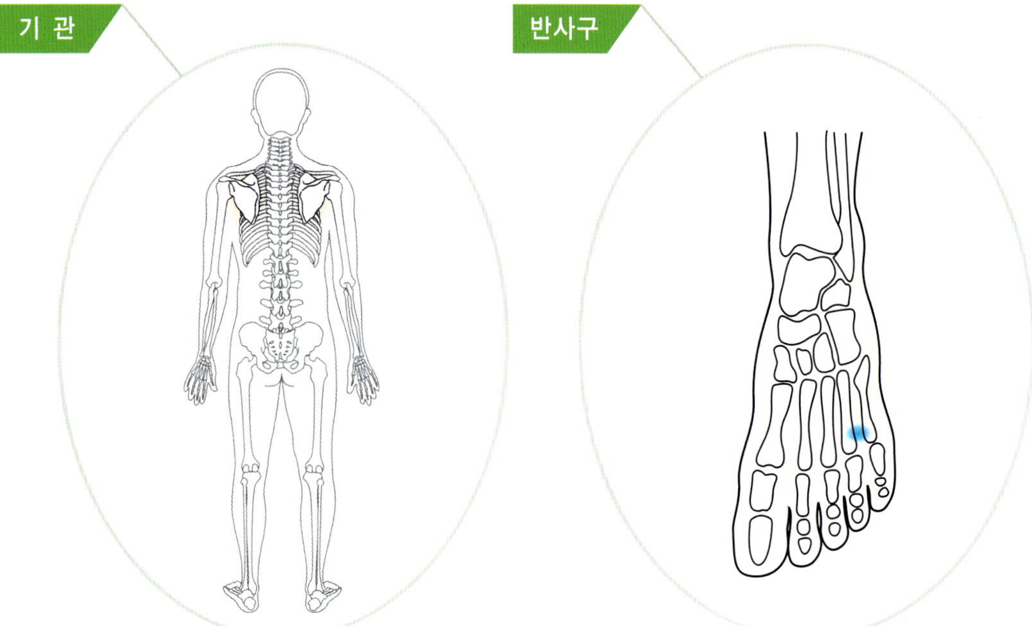

중족골 제4번, 5번의 머리 부분

견갑골 두 팔이 체간에 연결되는 골격의 일부를 이루는 뼈로, 쟁기 · 방패 · 귀갑 · 날개 등과 모양이 비슷한데, 흉곽(胸廓) 뒷면에 좌우 대칭으로 제2~7 늑골에 걸쳐 형성되며, 길이 9~10cm의 넓적한 삼각형 모양이다. 팔과 손의 운동에 관여하고 승모근과 연결된다.

효 과

오십견, 사십견, 견주염, 어깨 운동 장애 등의 보조요법

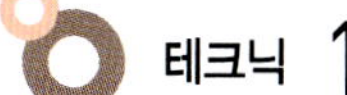 테크닉 **1**

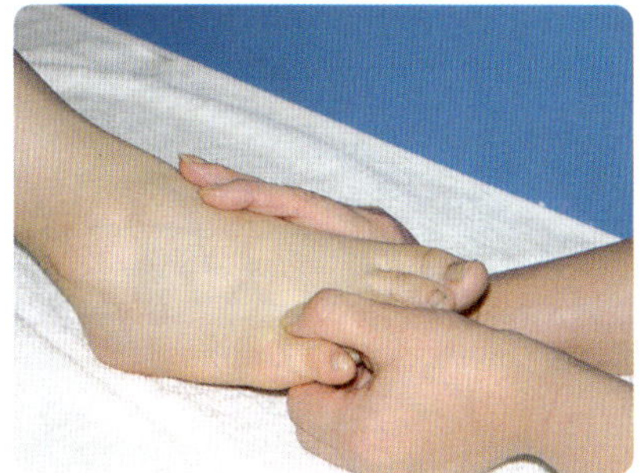 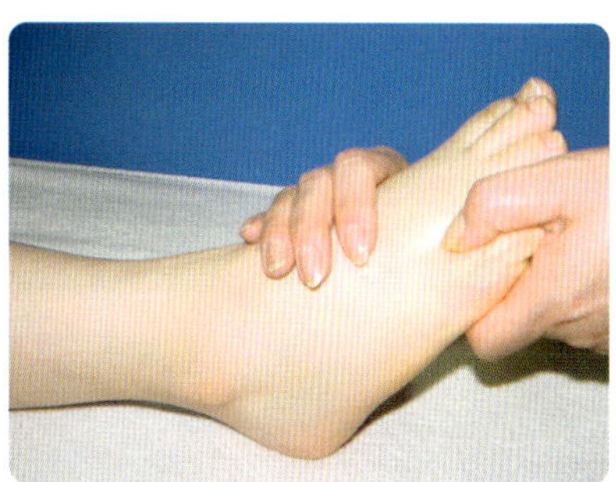

테크닉 **2**

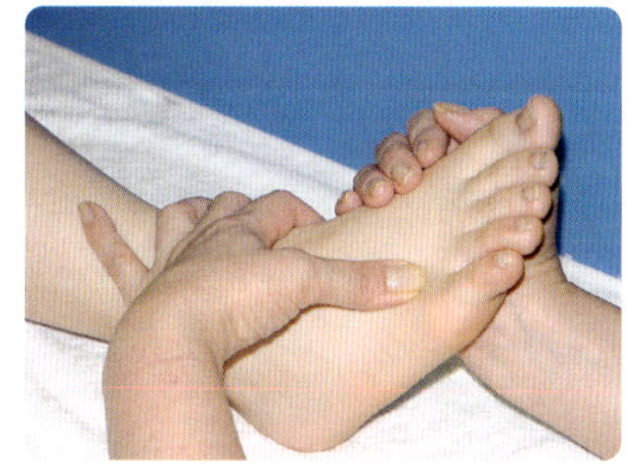 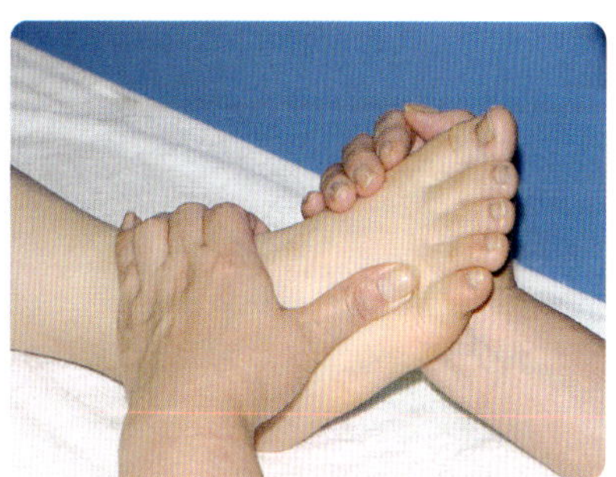

테크닉 **3**

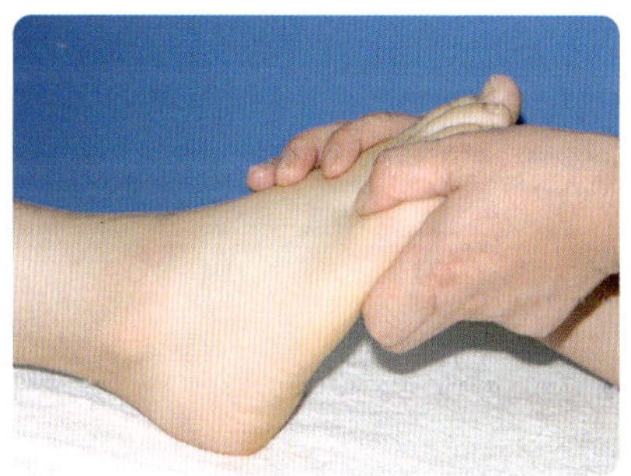 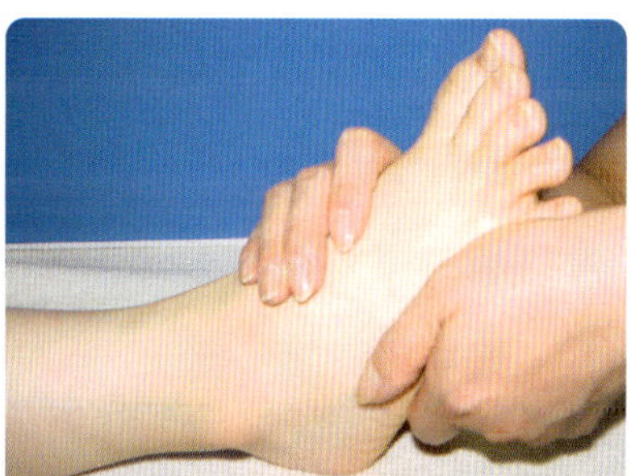

1. 엄지와 검지로 반사 부위를 동시에 밀착한 뒤 반복적으로 밀기법으로 자극한다.
2. 엄지를 반사 부위에 접촉시켜 추법(밀기)으로 밀어 올려준다.
3. 스틱을 사용하지 않는다. 엄지를 반사 부위에 넓게 접촉시켜 밀어준 다음 모지근으로 풀어준다.

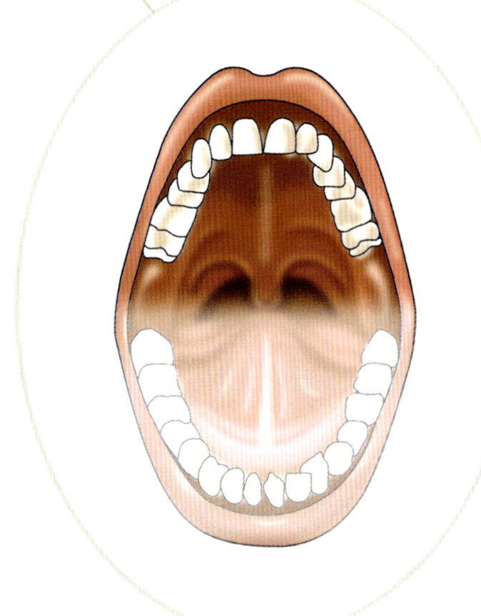

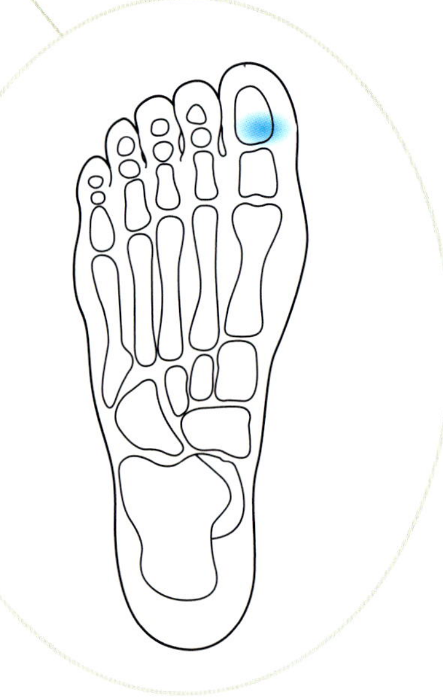

제1번 발가락 윗부분

얼굴(상악) 위턱 부분에 있는 1쌍의 뼈로, 위턱뼈라고도 한다. 얼굴의 중앙을 체라고 하며, 내부의 비어 있는 공간을 상악동이라고 한다. 아래쪽의 치조돌기에는 위 치아가 박혀 있다. 상악(위턱)은 안면 중앙에 좌우 1쌍씩 아래턱과 결합된다.

효과

치통, 구강염, 안면근육 긴장, 치과 치료 시 보조요법

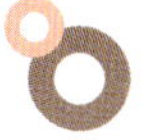 테크닉 **1**

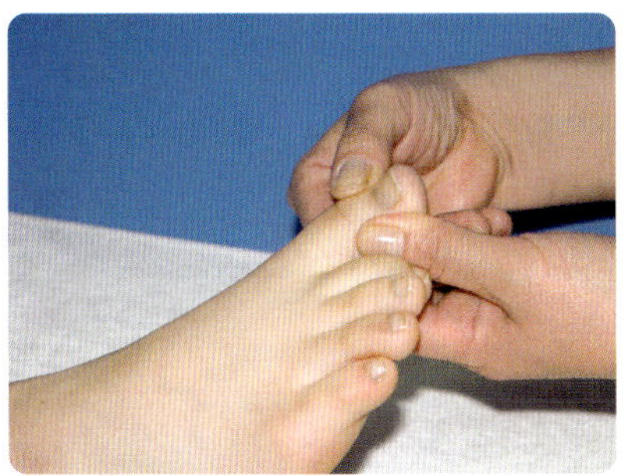 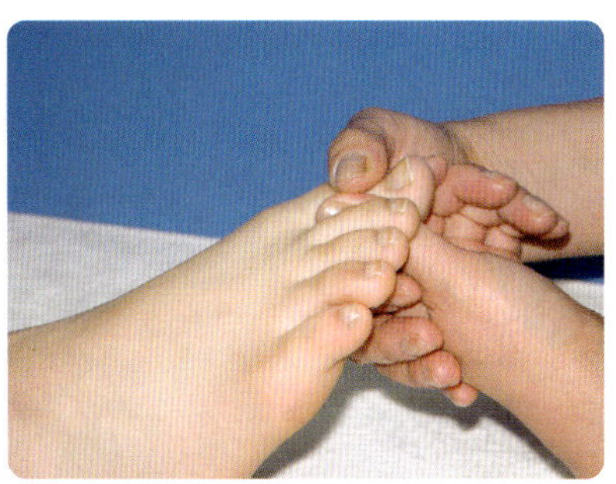

엄지를 평평하게 접촉시켜 조금 세기의 압력으로 밀기법을 사용한다.

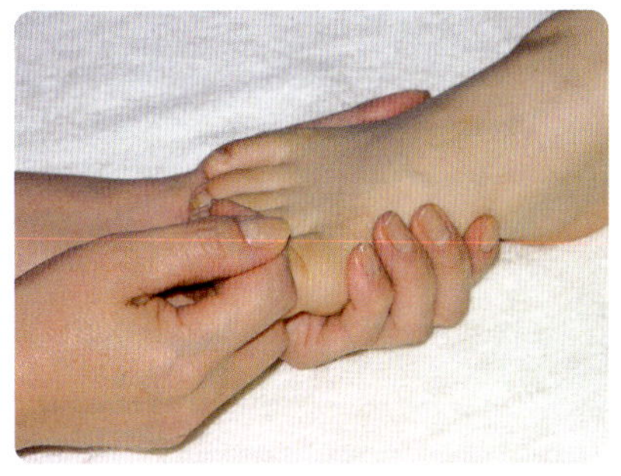 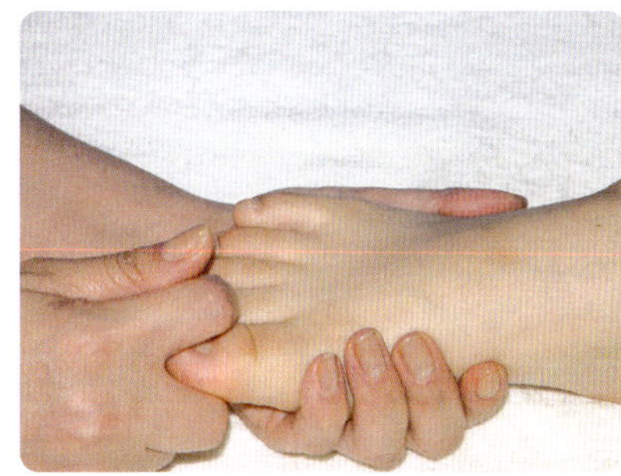

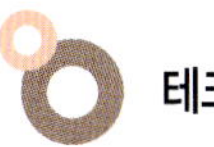 테크닉 **2**

검지와 중지를 발가락 사이에 끼워 압박하면서 좌우 방향으로 움직여 주는 반법
(비틀기)으로 자극한다.

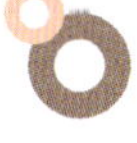 테크닉 **3**

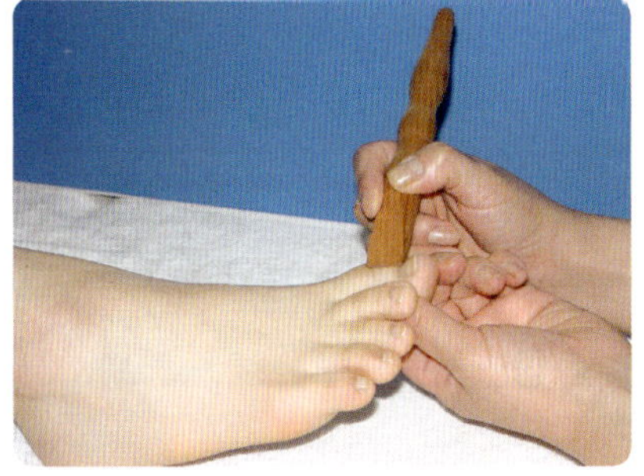 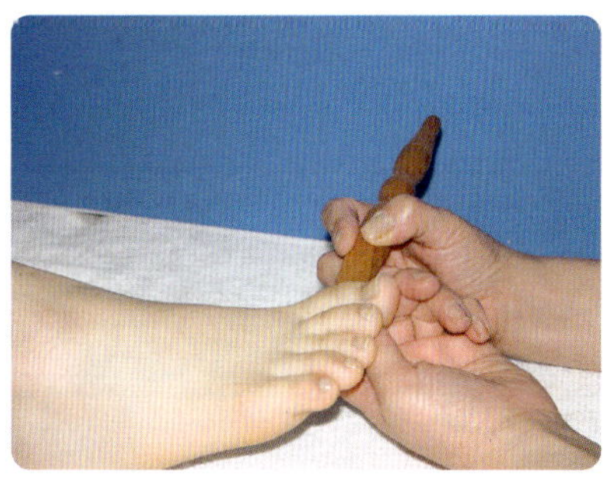

지압봉(일자 스틱)을 사용한다. 옆 방향으로 끌기식으로 민다.

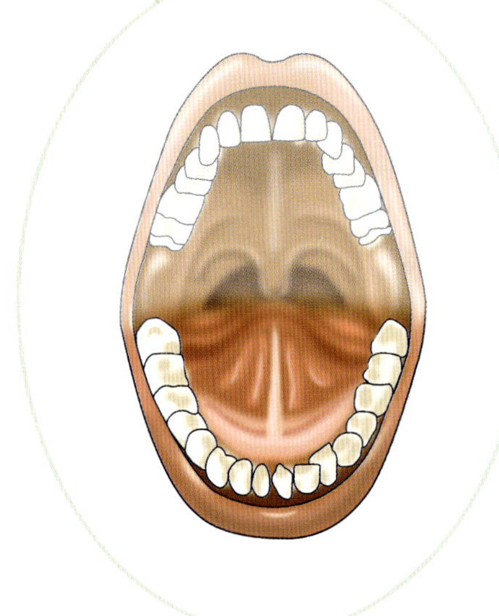

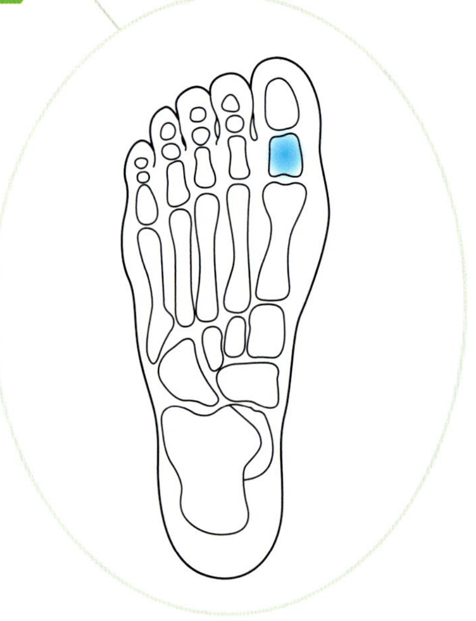

제1번 발가락의 아랫부분

얼굴(하악) 안면의 전하부에 있는 아치형의 **뼈**로, 아래턱**뼈**라고도 한다. 우리 몸에서 가장 강한 단일 골로서, 다른 두개골과는 달리 좌우 악관절에서 두개골 양측의 측두골두가 가동적으로 결합한다. 유아기에는 좌우 2개의 **뼈**로 되어 있으나, 후에 중앙부에서 유합하여 1개의 **뼈**로 된다.

효 과

안면 근육의 긴장 해소, 두통이나 치통, 잇몸병

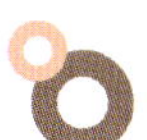

테크닉

1

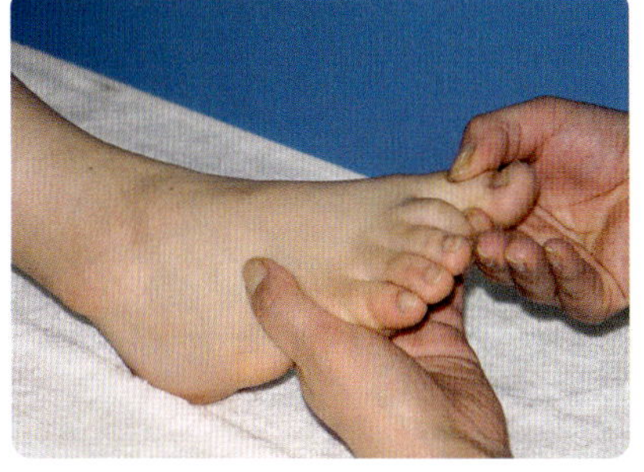
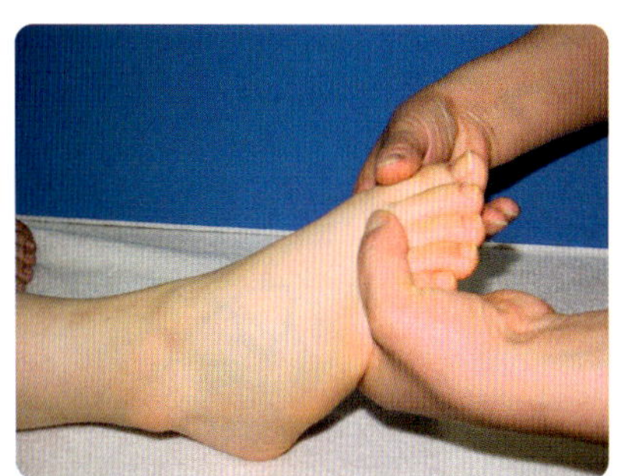

2

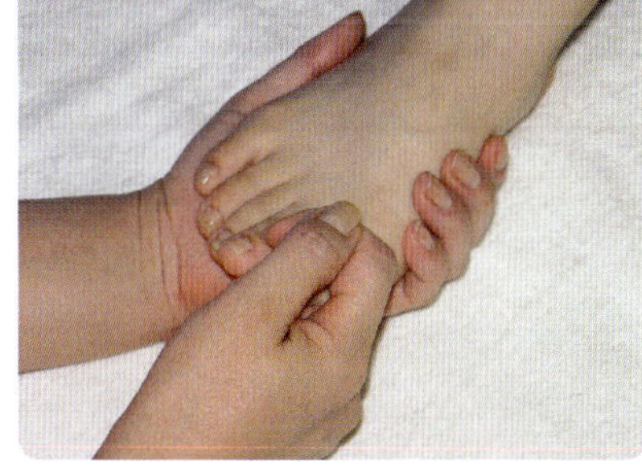
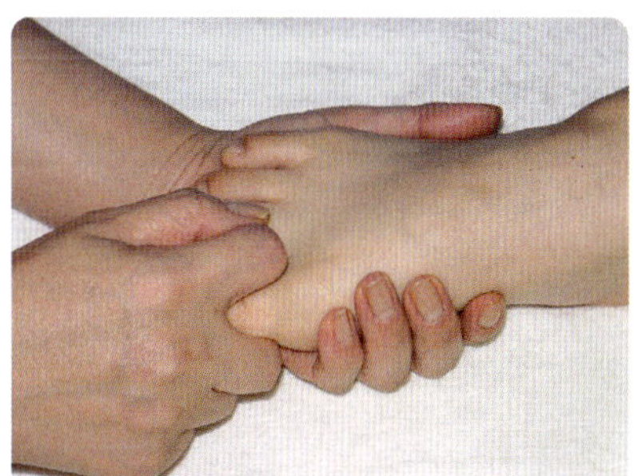

3

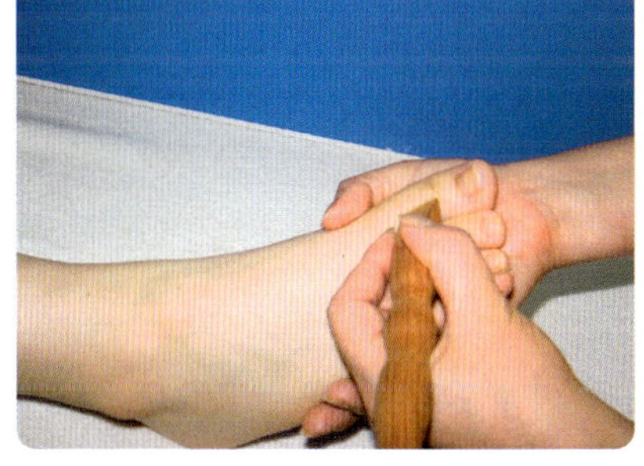
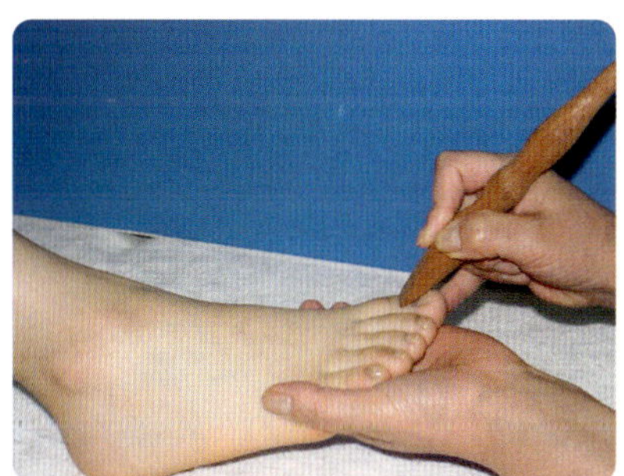

1. 서로 다른 쪽 방향에서 상반되게 밀기법을 사용하며, 압력의 세기는 보통으로 한다.
2. 검지와 중지로 반사구를 압박 자극한다.
3. 상악과 마찬가지로 옆 방향으로 끌기법으로 스크럽한다.

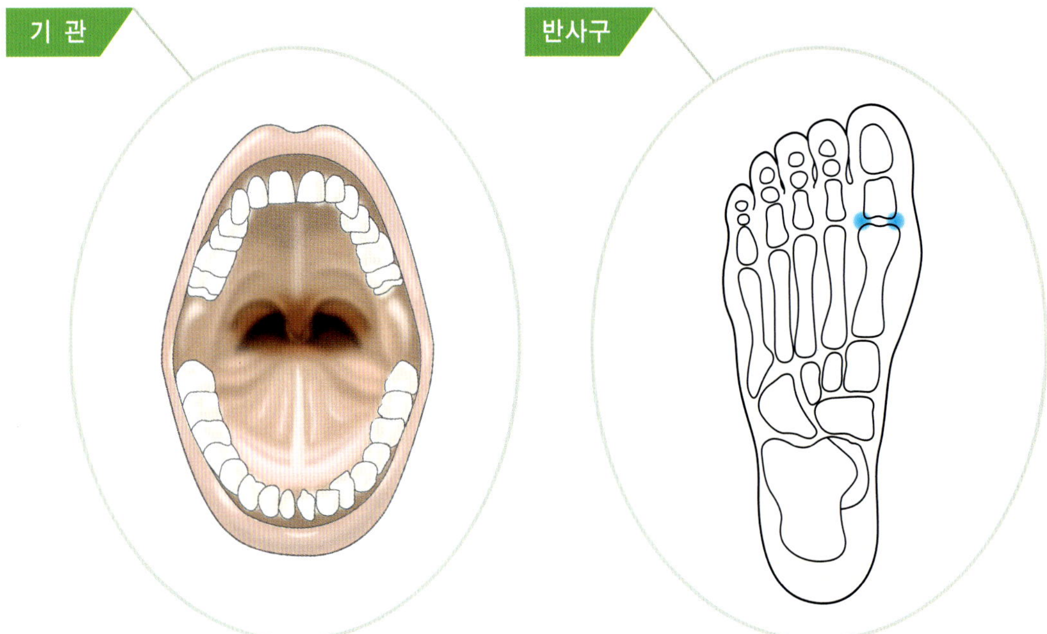

제1번 발가락(엄지) 두 번째 마디 관절 부분, 1번 중족골 머리 부분에 해당함.

편도선 림프절의 집합체로 림프절을 림프선이라고 하듯 편도선이라고 명칭한다. 존재하는 위치에 따라 설(舌)편도, 구개(口蓋)편도, 인두(咽頭)편도, 이관(耳管)편도의 4종류로 분류된다. 생체 외부로부터의 1차 방어선이면서 림프계, 면역계의 센터이다.

효 과 --

편도선 이상, 기침, 호흡 곤란, 면역력 증강

1. 양손의 엄지로 압박하며 누른 뒤 밀기로 풀어준다.
2. 엄지 끝을 사용하여 안법(按法)으로 누르면서 유법으로 풀어준다.
3. 시술자 방향으로 끌어내린다. 보조 손으로 하여금 반사 부위를 안정되게 지지
   할 수 있도록 해야 한다.

테크닉 **1**

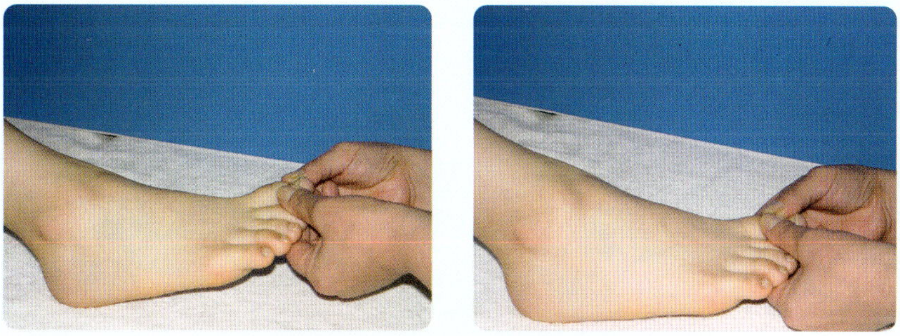

테크닉 **2**

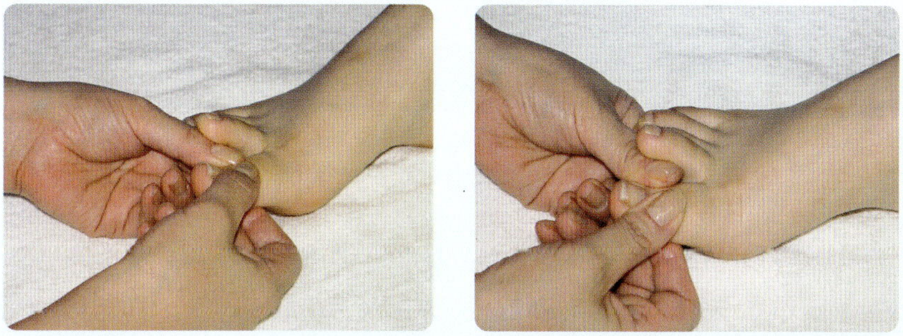

테크닉 **3**

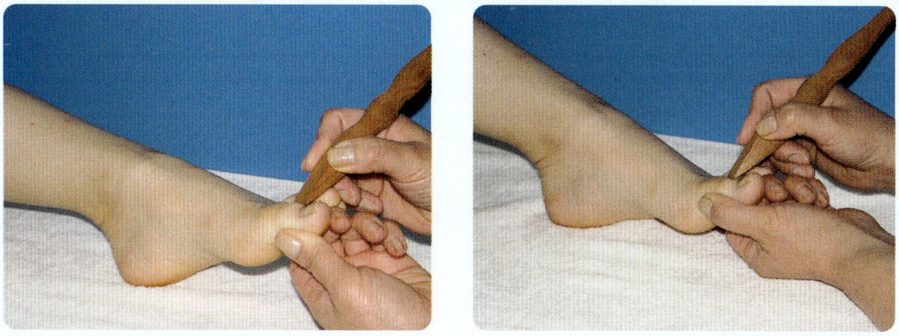

56

식도(食道 : esophagus)

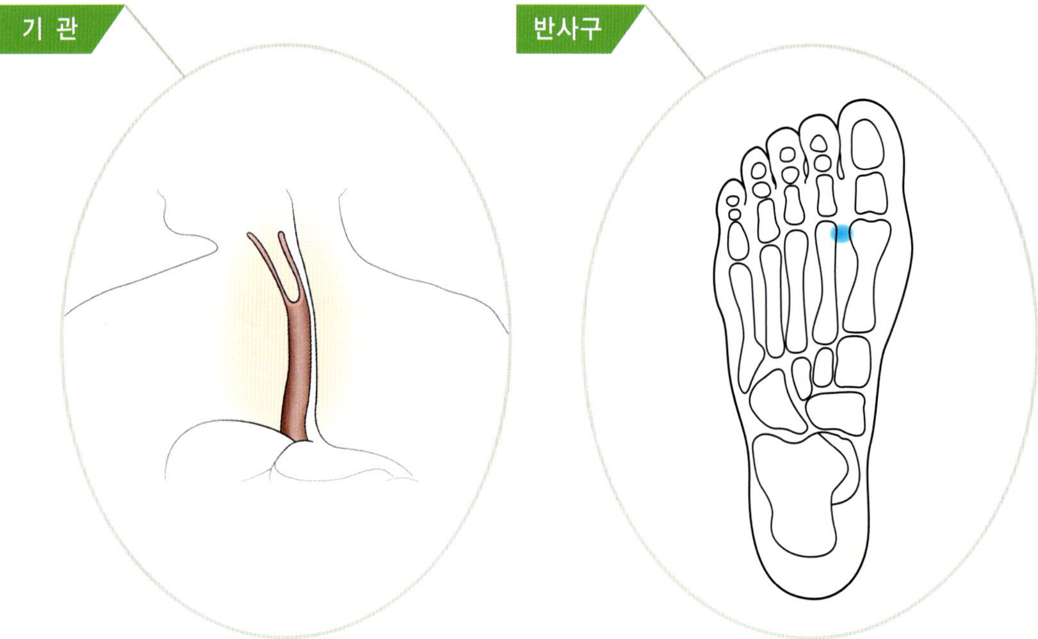

중족골 제1번과 2번 머리 부분과 일치, 길게 움푹 들어간 전체 구역에 해당함.

식도 인두와 위 사이의 관상부를 말한다. 대략 제6경추의 높이이며, 위쪽은 인두에 계속되고, 아래쪽은 제11흉추의 높이에서 횡격막을 뚫고, 위의 분문에 이어지는 길이 25cm 정도인 근육성 관이다. 음식물을 위장으로 이동시키는 통로관으로서 연하작용을 일으킨다. 음식물이 통과하지 않을 때는 전후로 평압된 원통상을 이룬다.

효과

천식 해소, 기관지 계통의 이상, 식도의 이상, 음성 변화, 면역력과 임파액 증강

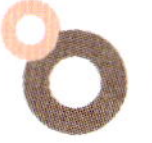

테크닉 1

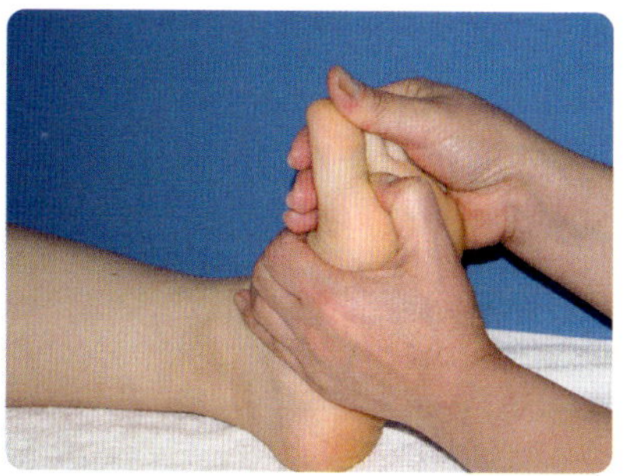 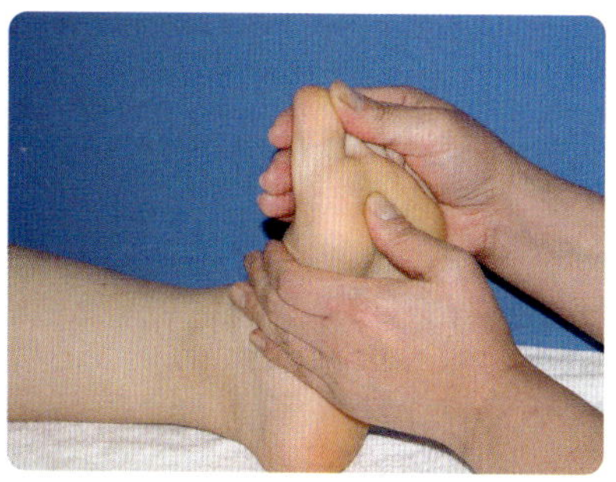

걷기법 또는 밀기법으로 마사지한다. 위에서 아래 방향으로 자극한다.

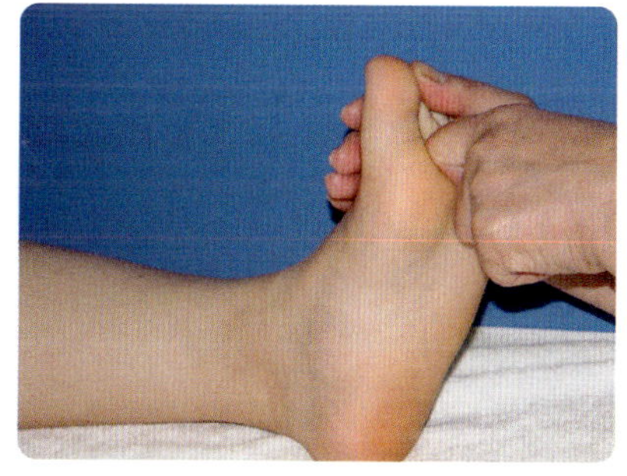 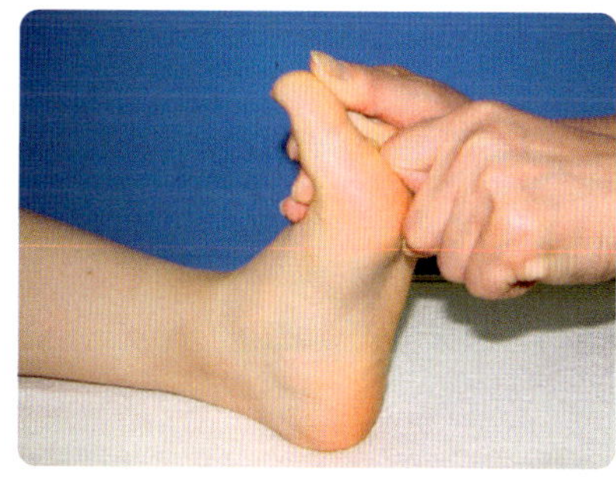

테크닉 2

검지 관절의 끝지점을 반사점에 접촉시켜 안법으로 누르면서 유안법(누르면서 문질러 풀어주기)으로 이완시킨다.

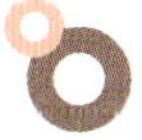

테크닉 3

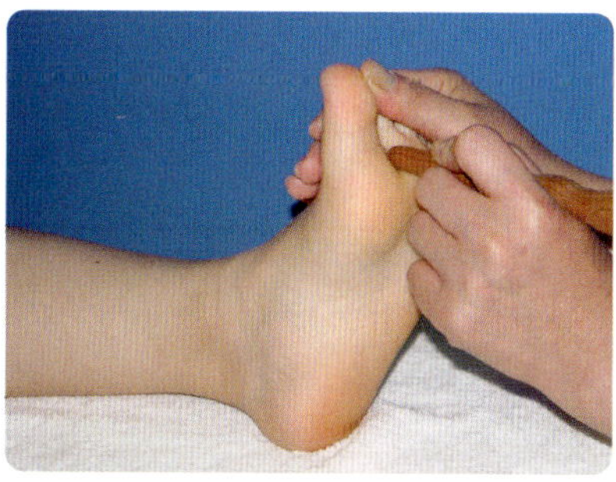 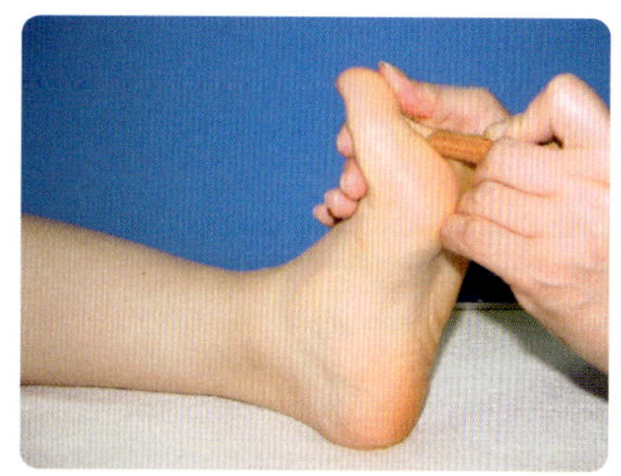

식도의 반사구는 발등과 발바닥 양쪽 모두에 존재하는 표리반사구이다. 발바닥 쪽 반사점은 발등 쪽의 반사구보다 강한 압력의 세기가 필요하다.

57

흉부임파계(胸部淋巴系 : lymphatic system)

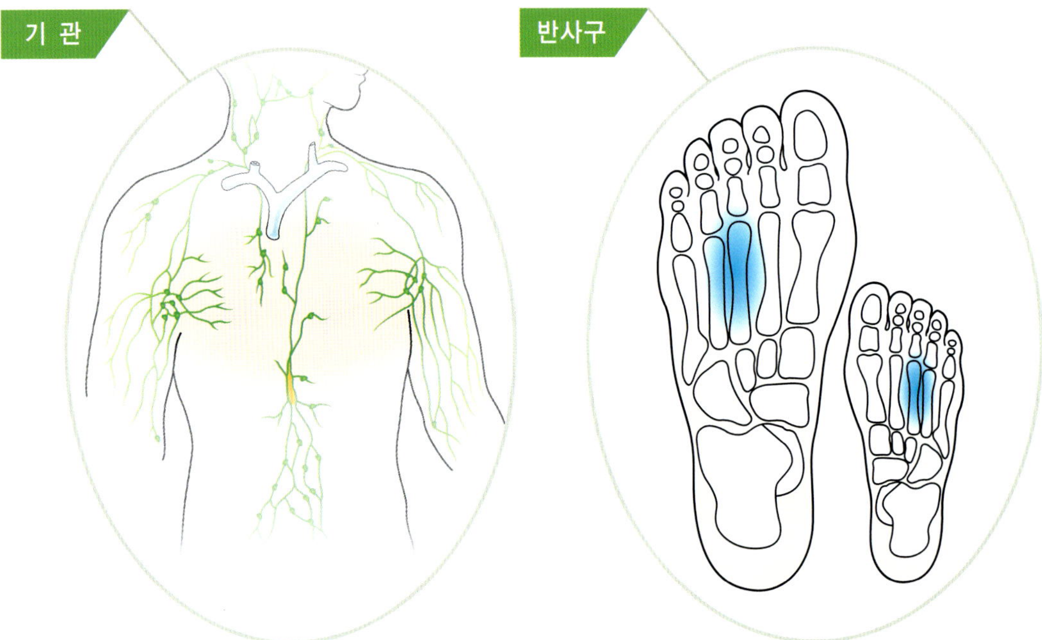

발 태충혈이 위치하는 부위, 중족골 제1번과 2번 뼈의 머리 지점

흉부임파계 편도선, 림프선, 상부임파, 하부임파를 연결하는 면역계의 요충이다. 임파조직은 혈관으로 침입한 바이러스로부터 생체를 방어하고 임파구를 생산하며 항체를 형성시킨다. 임파망은 목과 겨드랑이, 유방, 복부, 양쪽 서혜부 등 전역에 분포한다.

효과

안정피로, 감기몸살, 만성피로증후근, 월경통, 현훈증(눈이 어지럽고 귀에서 소리가 남), 면역력 증강

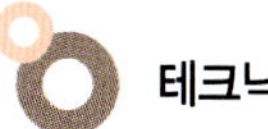 테크닉

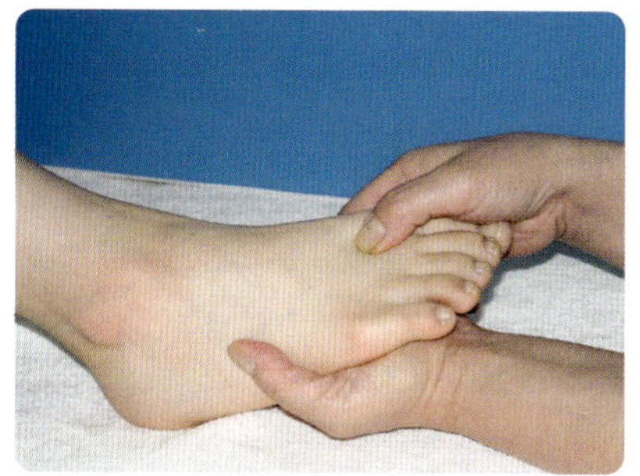 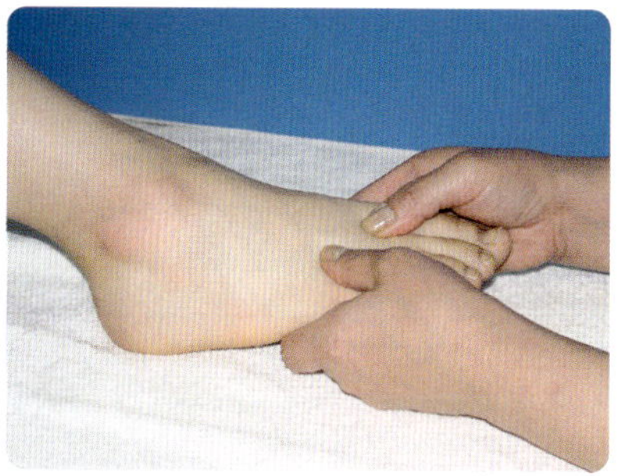

1 한 손의 엄지와 검지로 젖을 짜는 기법이나 양손의 엄지를 사용한 밀기법으로 자극한다.

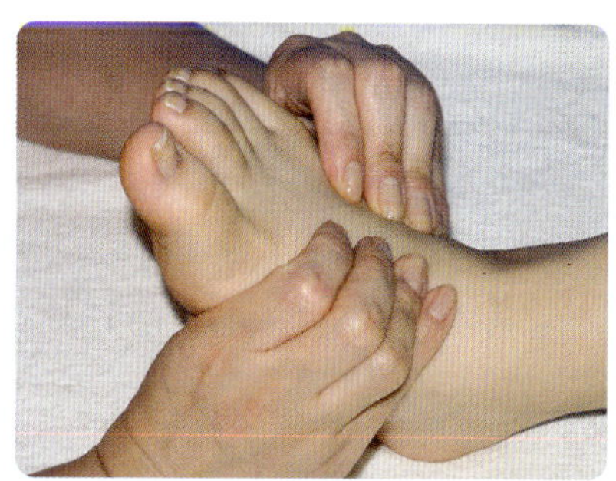

2 엄지를 제외한 손가락 4개를 구부려 그 끝으로 강한 추법으로 끌어올린다. 양손을 동시에 사용하거나 각각 한 손을 치료 손으로 쓰기도 한다.

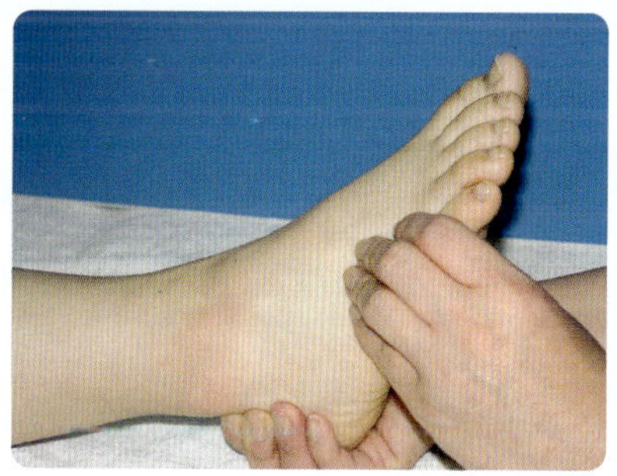

3 봉을 사용할 수 없으므로 엄지의 모지근을 반사구에 밀착시켜 회전기법으로 마사지한다.

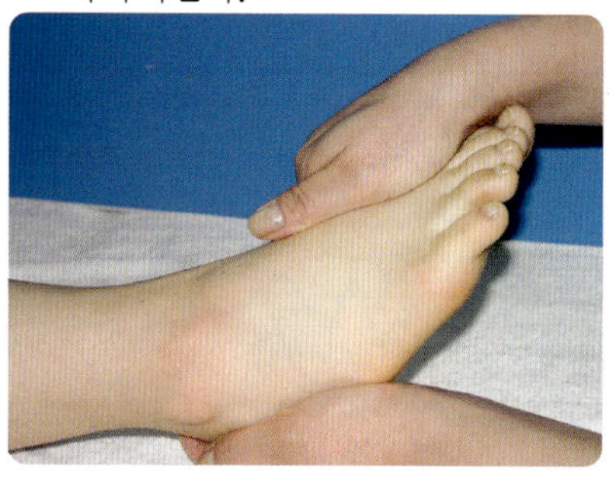 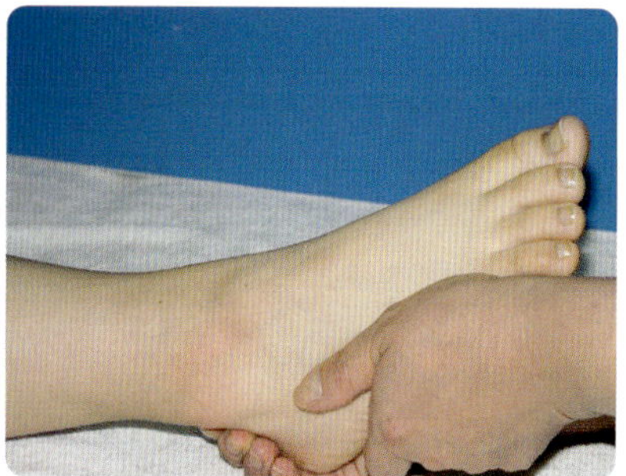

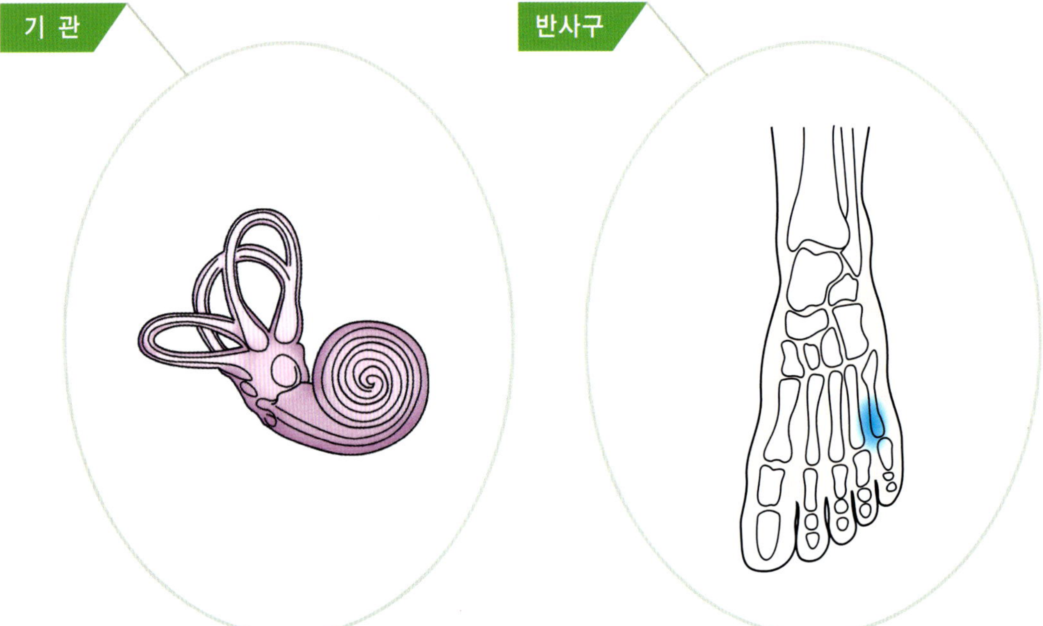

제4번, 5번 발가락 아래 족임읍혈이 위치한 곳, 즉 제4번, 5번 중족골 머리 부위와 일치한다.

내이미로 귀는 외이, 내이, 중이로 구분된다. 내이는 신체의 평형 유지에 관여하는 전정기관, 반고리관, 달팽이관 등으로 이루어져 있는데, 이와 같은 내이기관 전체를 내이미로라고 지칭한다. 달팽이관은 청각기로서, 전정의 구형낭과 난형낭은 위치 감각기로서, 또 반고리관과 그 팽대부는 운동 감각기로서 각각 평형 감각을 관장한다.

효과

이명 또는 귀의 병, 어지럼증, 저혈압증, 멀미구토증

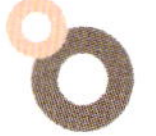 테크닉 1

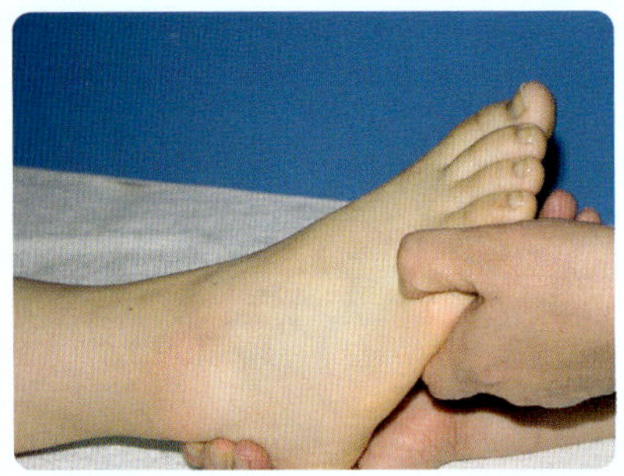 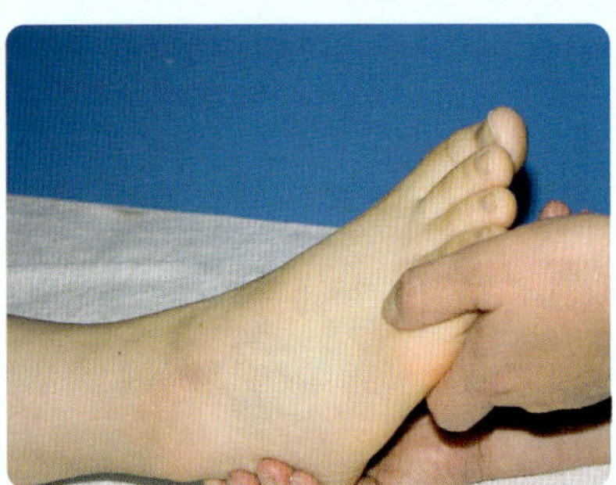

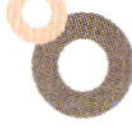 테크닉 2

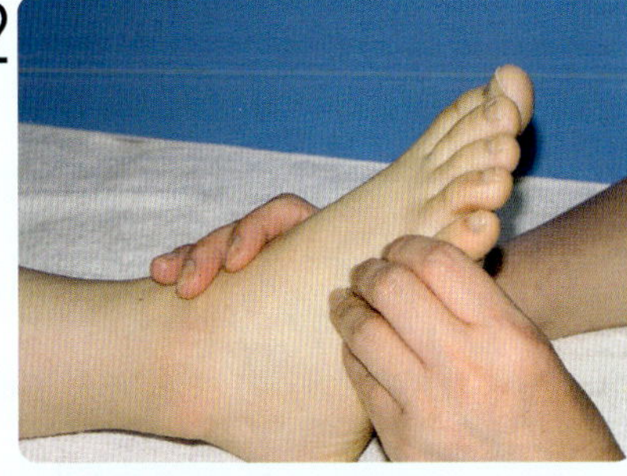 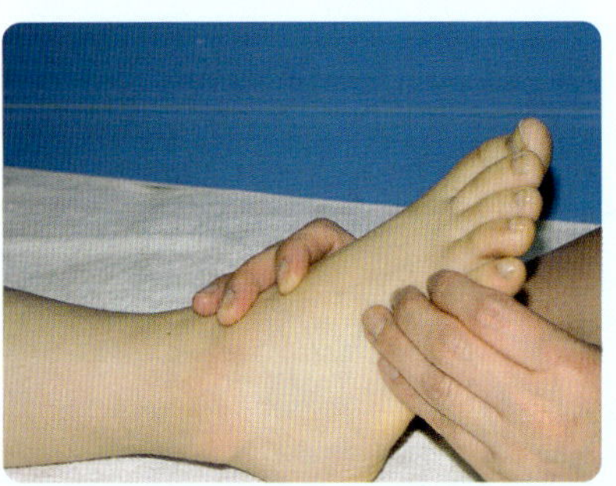

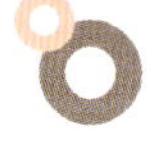 테크닉 3

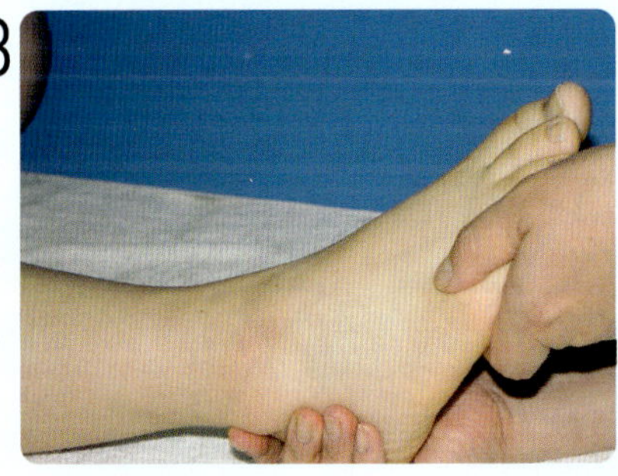 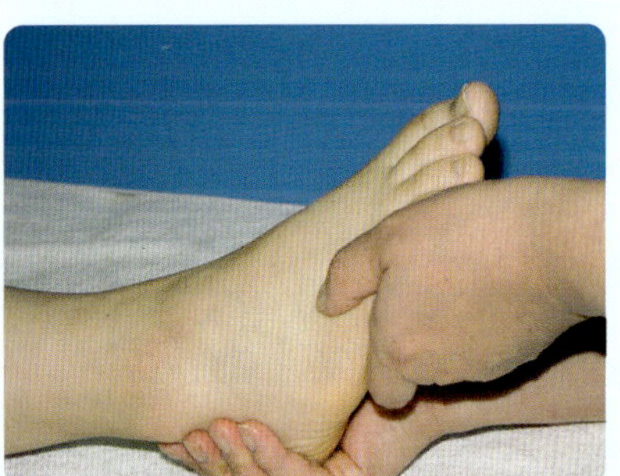

1. 엄지와 검지를 사용한 젖 짜는 동작 또는 엄지만을 사용한 밀기법을 사용 한다.

2. 네 손가락 끝 부분을 반사구에 밀착시켜 날법(꼬집기)과 추법(밀기)으로 끌어 올린다.

3. 스틱을 사용할 수 없다. 치료 손의 엄지로 아래 또는 위 방향으로 밀거나 당 겨 자극한다.

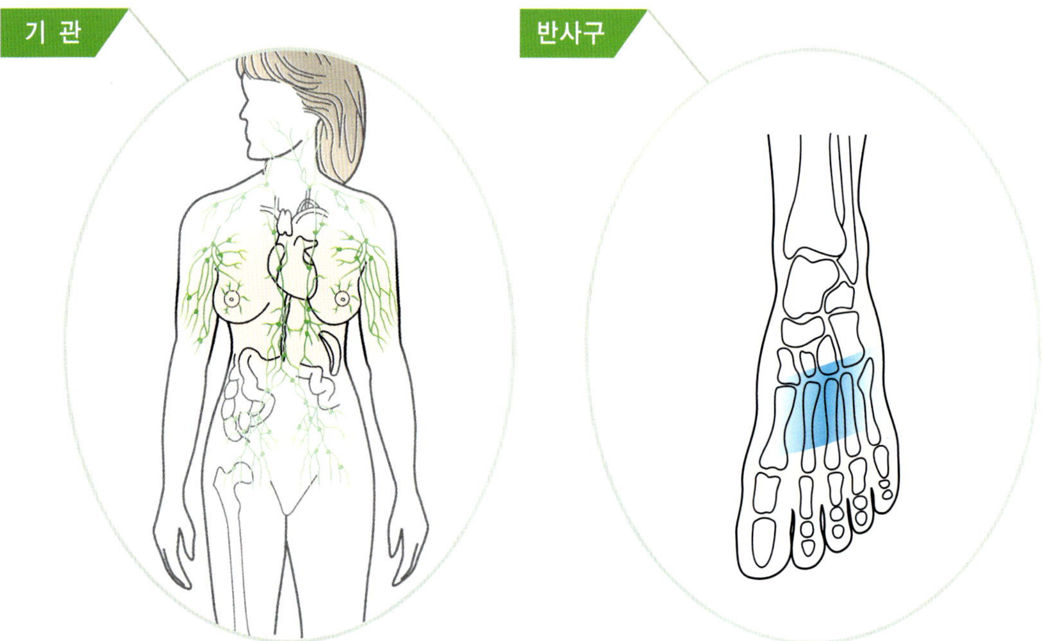

발등 앞 하단부 중족골 1번에서 5번까지 잇는 넓은 구역

흉부 가슴부로서 늑골이 흉추 · 흉골과 연결되어 바구니 모양의 뼈대를 형성한다. 폐 · 심장 · 기관지 · 식도 등을 보호하는 동시에 호흡 작용에 관여한다. 흉곽은 흉벽의 지주를 이루어 중요한 내장기관을 보호하고, 호흡 운동 때에 흉강의 용적을 증감시켜 폐의 공기 출입을 원활하게 한다.

효 과

유방 발육 부진, 젖샘 분비 이상, 산모의 유방 관리

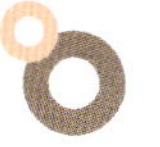 테크닉 **1**

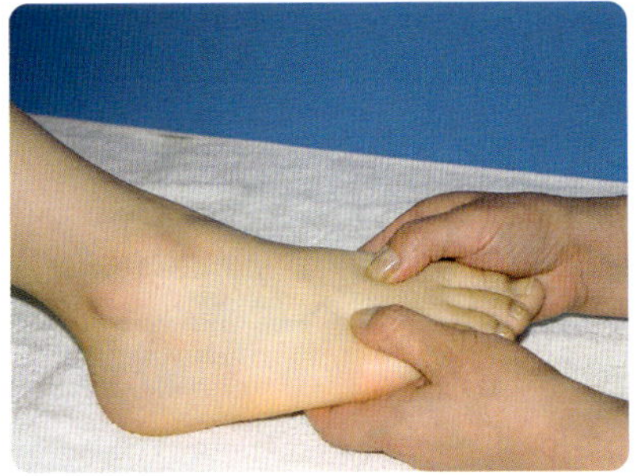 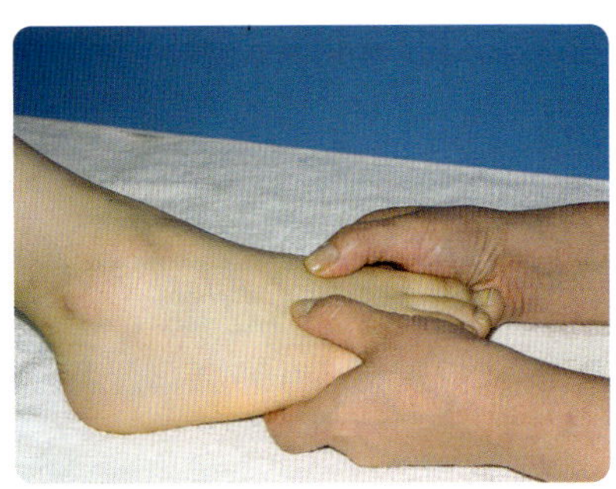

두 손의 엄지를 반사 부위와 평형되게 접촉한 뒤 밀기법 또는 포물선을 그리는 듯 한 양날개식 회전법을 사용한다.

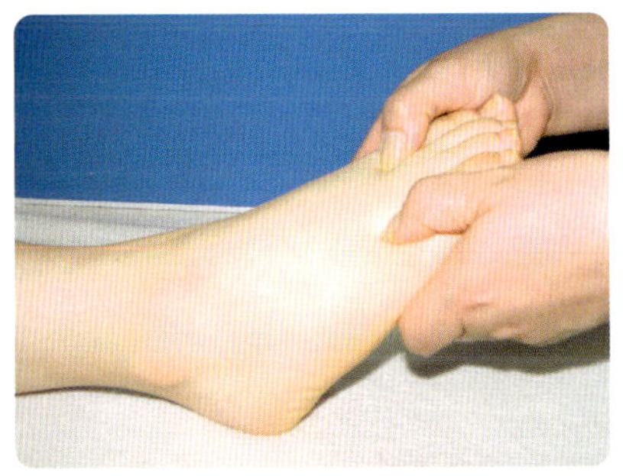 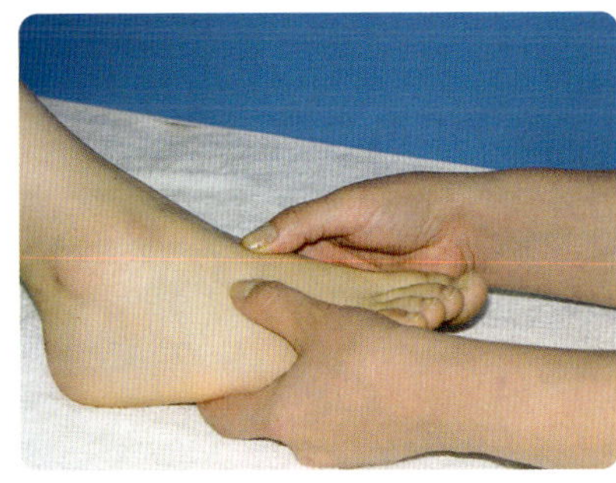 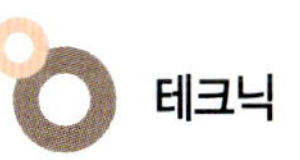 테크닉 **2**

양손의 엄지를 반사구에 밀착시켜 추법으로 밀거나 안법을 병행하여 누르기도 한다.

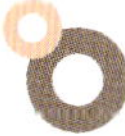 테크닉 **3**

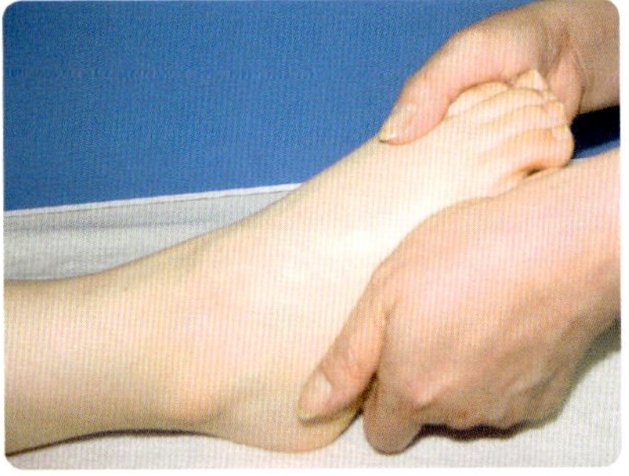 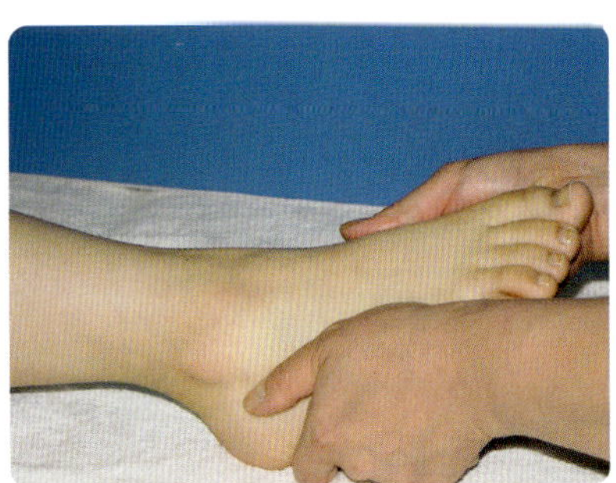

스틱을 사용하지 않는다. 치료 손의 엄지 근육(모지근)을 반사 부위에 밀착시켜 압박과 회전기법으로 마사지한다.

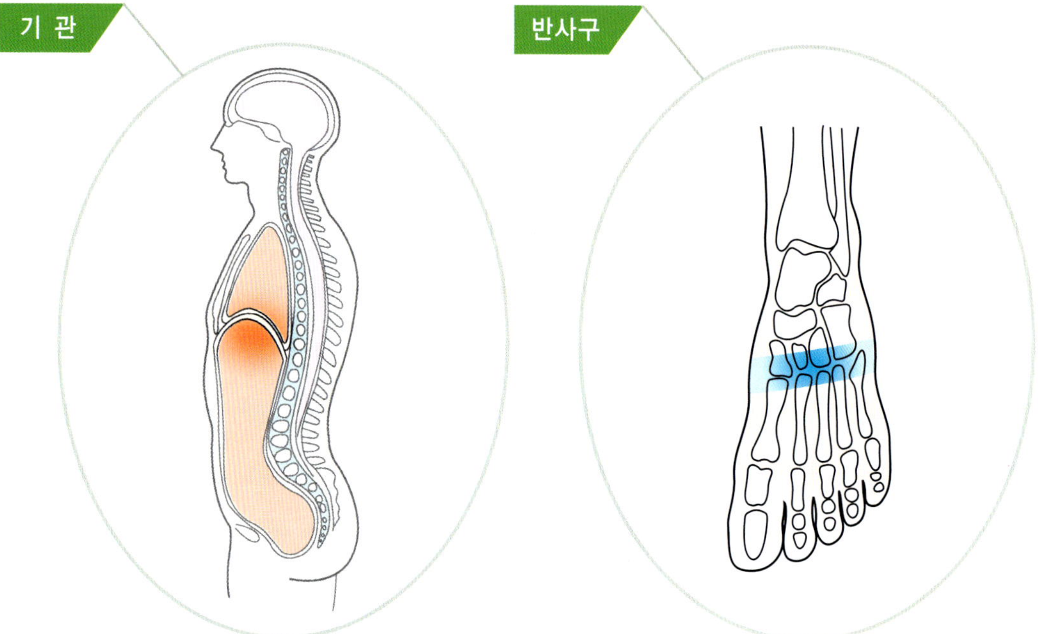

발등 앞(발등 중간부), 즉 중족골 1번부터 5번까지의 연결선 뿌리 부분

횡격막 가슴과 배를 나누는 근육으로 된 막으로 횡격막의 위쪽은 가슴, 아래쪽은 배로 구분이 되며, 가로막이라고도 한다. 횡격막은 호흡 중추에 의해 수축을 반복함으로써 흉강을 넓혀 1분간 15~16회의 호흡 운동을 지속시킨다. 딸꾹질은 횡격막이 무의식적으로 수축이 되는 현상으로 횡격막이 수축하면 공기가 계속 들어오면서 목구멍 뒤쪽에 있는 성대 사이의 간격이 갑자기 닫히면서 독특한 소리를 내게 된다.

효 과

폐의 기능 강화, 심장, 딸꾹질, 복부 팽만감, 흉통

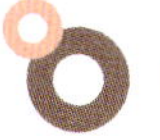

테크닉

1

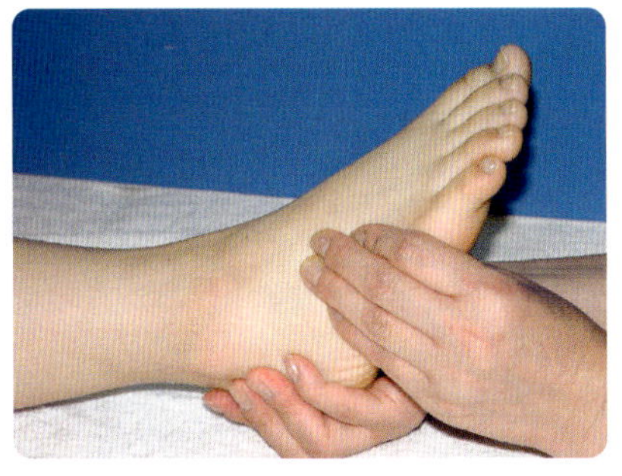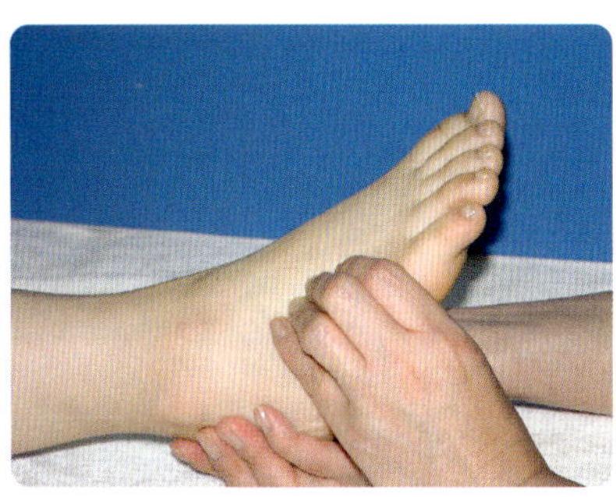

치료 손의 엄지는 발바닥에 대어 지지하고, 네 개의 손가락을 발등의 반사 부위에 밀착한 다음 가로 방향으로 쓸어준다.

2

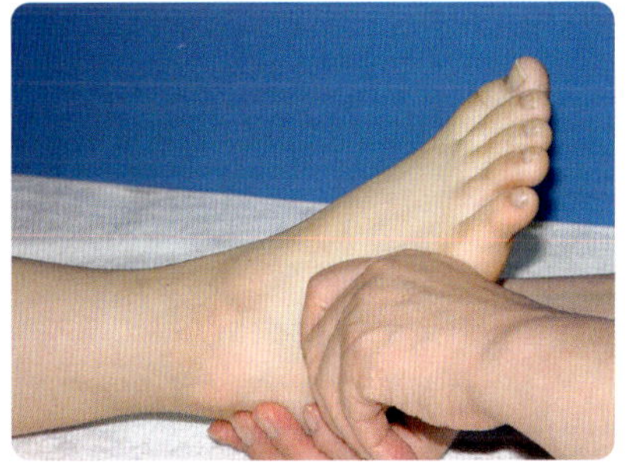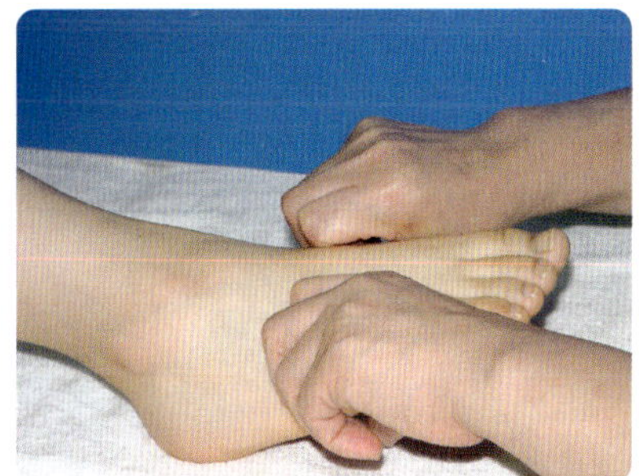

한 손의 검지 측면이나 양손의 검지와 엄지로 반사 부위를 고정, 지지한 뒤 유안법으로 누르거나 문질러 준다.

3

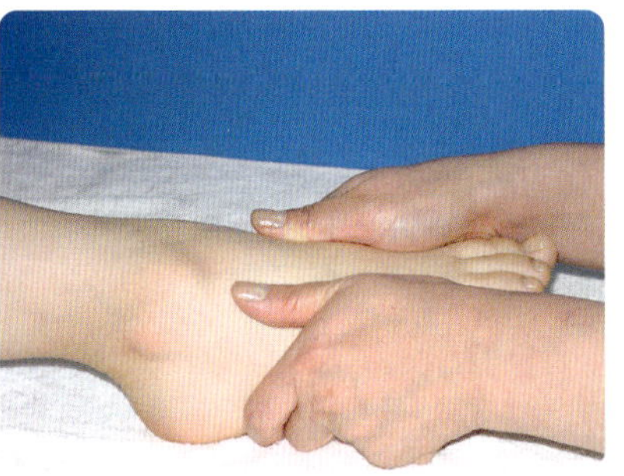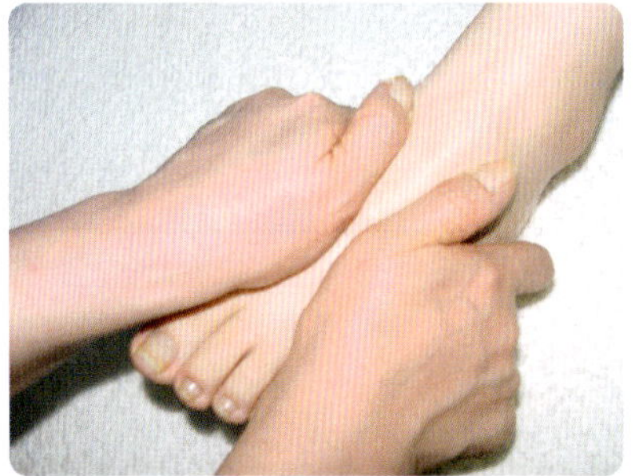

스틱을 사용하지 않는다. 치료 손의 장심 또는 엄지의 근육(모지근)을 반사점에 밀착시켜 쥐어 짜듯이 스크럽 해 준다.

61

늑골(肋骨 : rib)

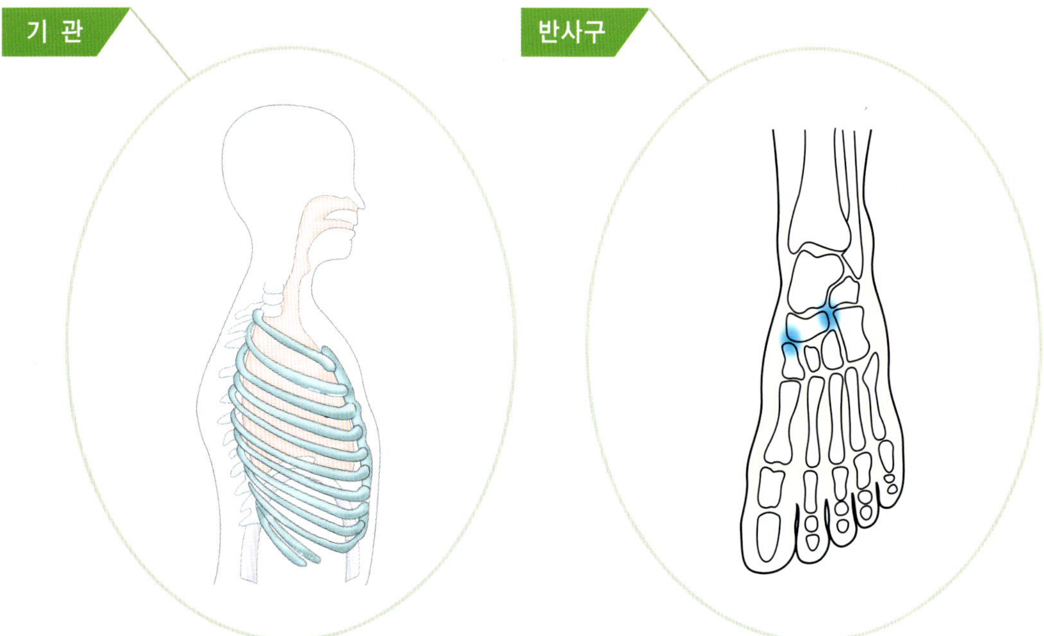

발목 앞(앞등 상단부) 주상골, 설상골 간의 오목한 두 지점

늑골 흉추와 흉골을 결합하여 흉곽을 이루는 활 모양의 뼈로, 갈비뼈라고 한다. 좌우 12쌍으로 되어 있으며 폐, 심장 등 가슴 부위의 내장기관들을 보호한다. 흉곽은 12개의 흉추와 1개의 흉골, 12쌍의 늑골로 이루어진다. 12쌍의 늑골 중 흉골과 직접 연결된 7쌍은 진늑골, 간접 연결된 나머지 5쌍은 가늑골이라고 한다.

효 과

늑간신경통, 옆구리 결림, 흉통

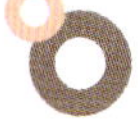 테크닉 **1**

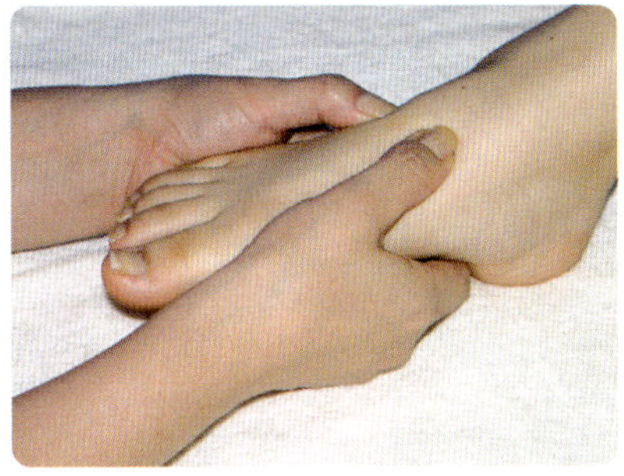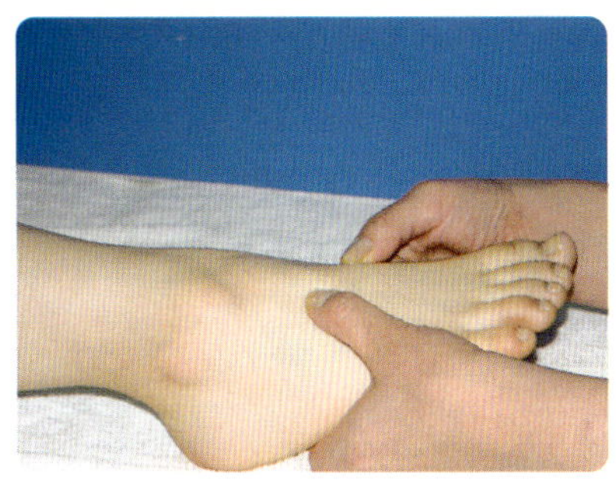

두 손의 엄지를 반사점에 접촉하여, 위 아래 방향으로 밀기법을 사용한다.

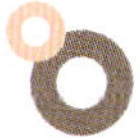 테크닉 **2**

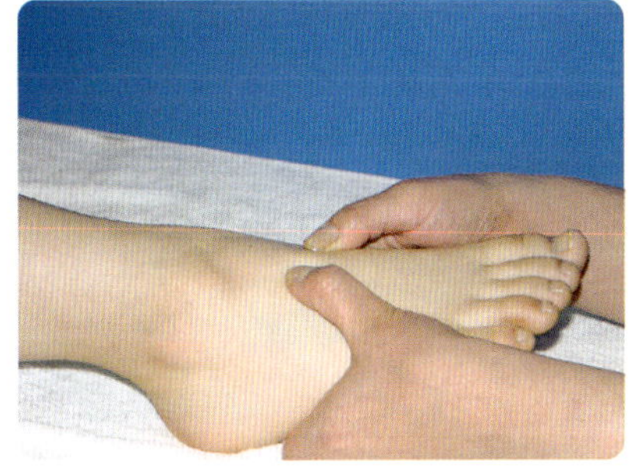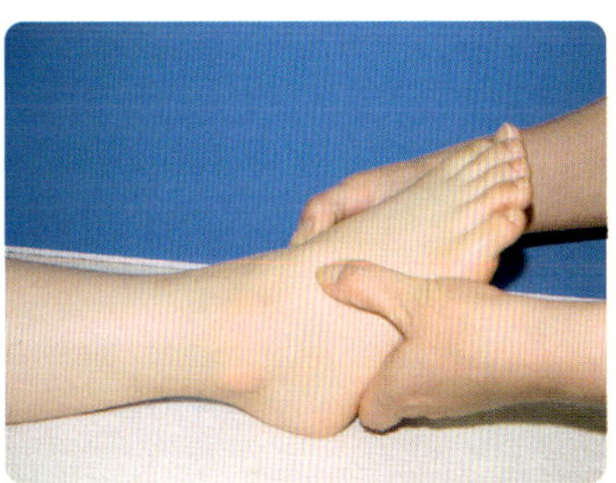

양손의 엄지를 반사 부위에 접촉시켜 안법으로 누르면서 유법으로 또는 회전기법과 함께 문지르면서 풀어준다.

테크닉 **3**

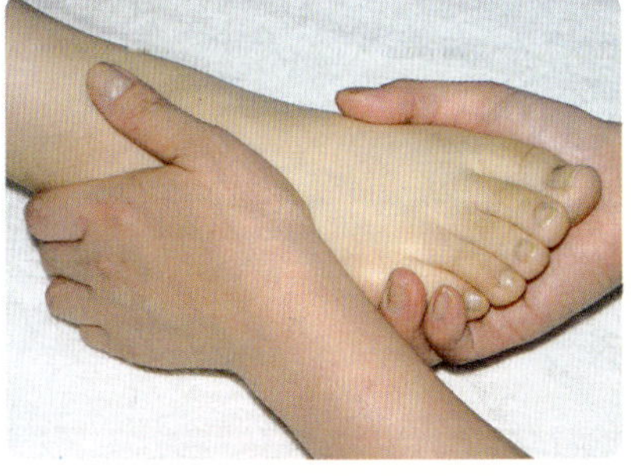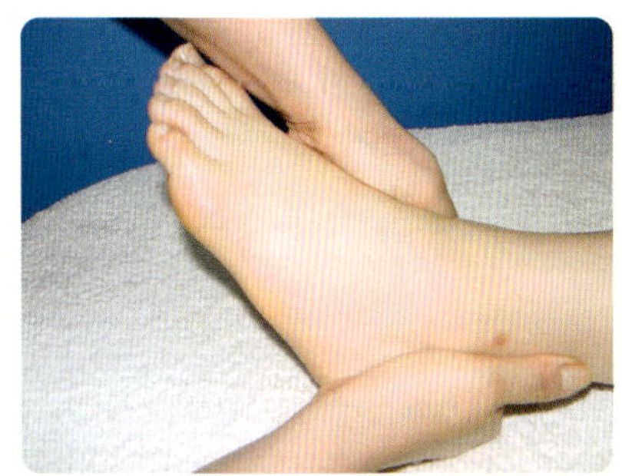

스틱을 사용하지 않는다. 치료 손의 엄지 근육(모지근) 또는 장심(손바닥 근육)으로 스크럽한다.

62

상부임파(上部淋巴 : lymph)

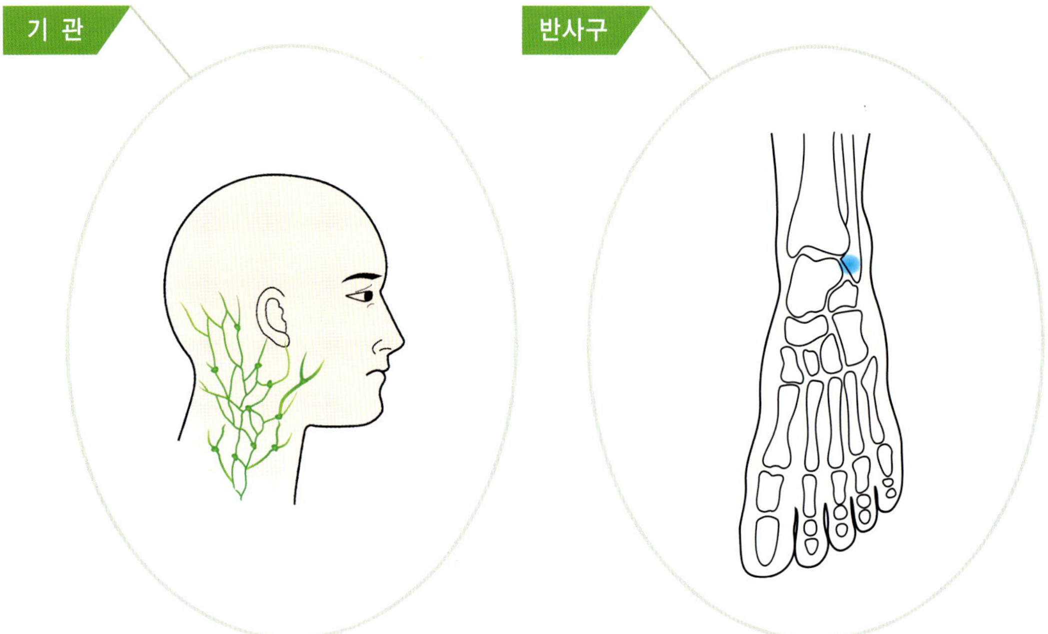

발목(족관절 : ankle) 바깥쪽 복사뼈 아래 비골, 거골, 입방골의 접합부 관절 부분

상부임파 림프구를 생성하고 면역계를 유지시키는 작용을 지배하며, 전신의 임파망을 통해 개체를 방어하고 보호한다. 임파액은 혈액순환과는 다른 계통을 통해 전신을 흐르면서 항체 생성과 면역에 관계한다. 인체 중요 지점에는 거미줄과 같은 임파망이 형성되어 있다.

효 과 -

생체 면역력 증강, 감기, 몸살, 암 등의 대항력

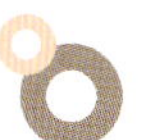 테크닉 1

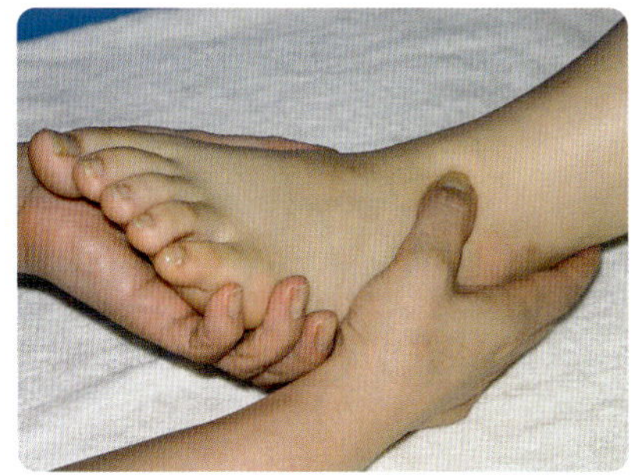 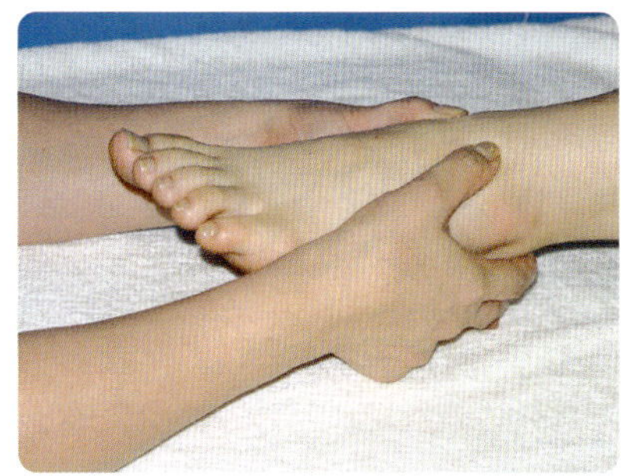

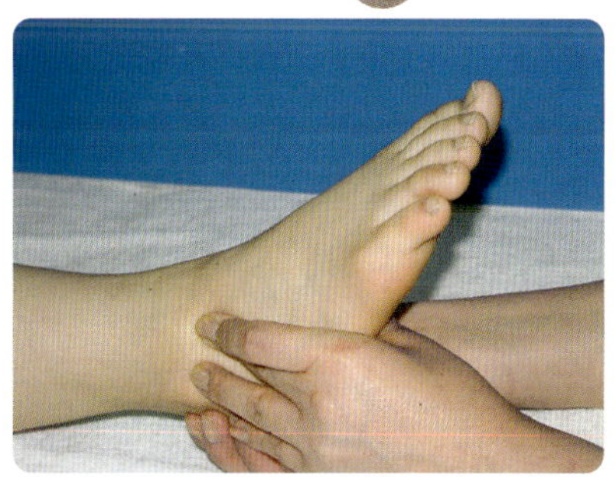 테크닉 2

1. 한 손의 엄지 평면을 반사구에 밀착시켜 회전시키거나 두 손의 엄지를 상부, 하부임파 두 지점의 반사구에 동시 밀착한 뒤 누르기법, 회전법을 사용한다.

2. 검지와 중지를 오버랩시켜 유안법(누르면서 회전시켜 풀어주기)이나 삽법으로 자극한다.

3. 스틱을 사용하지 않는다. 치료 손의 엄지 근육(모지근)을 반사구에 밀착시켜 회전법으로 마사지한다.

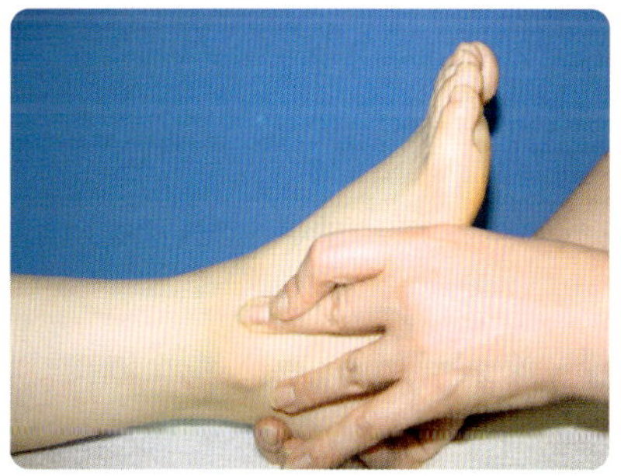

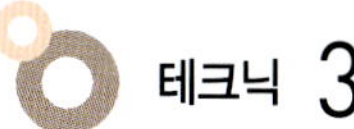 테크닉 3

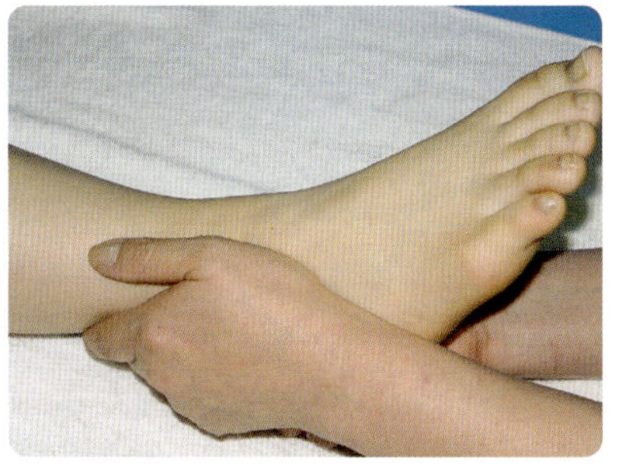 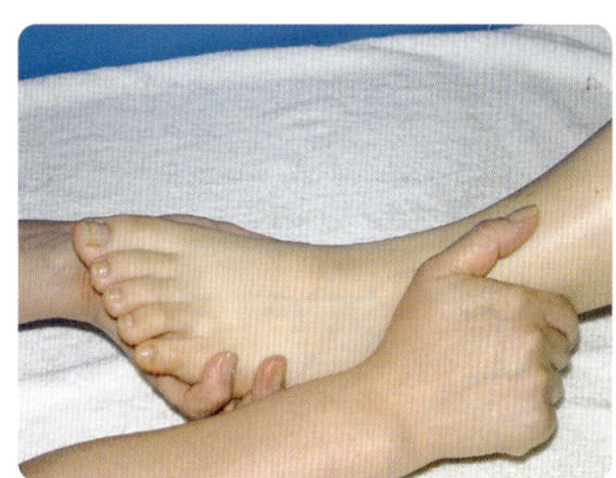

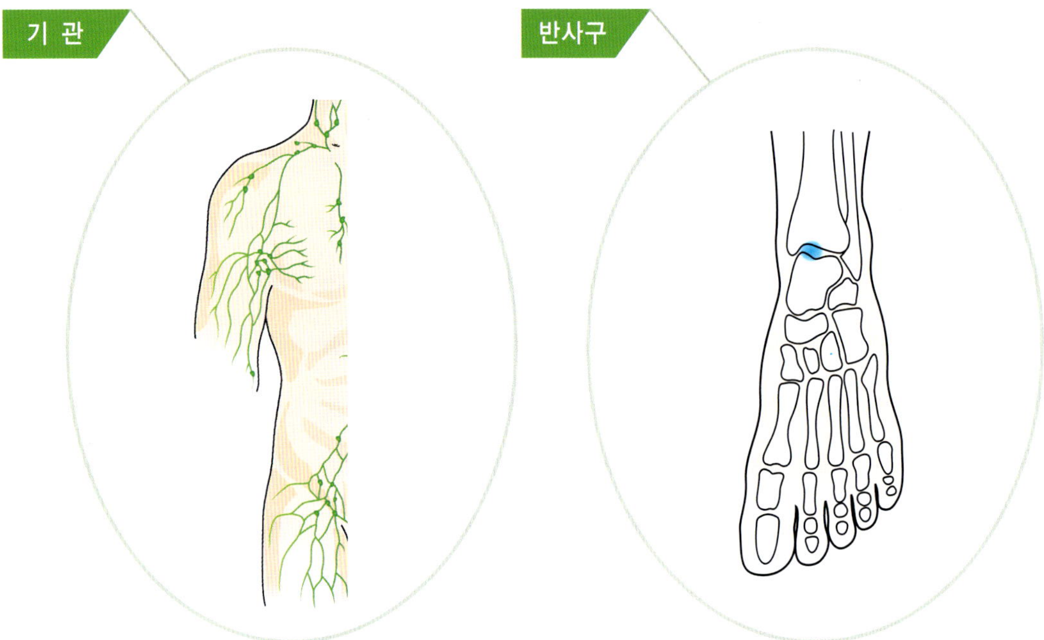

발목, 즉 족관절(ankle) 내측의 복사뼈 아래 거골과의 관절 지점

하부서혜부임파 세균이나 바이러스에 감염되면 생체는 면역을 획득한다. 이는 혈청 내에 항체가 만들어져 바이러스의 증식과 활동을 방어하거나 학살시키기 때문이다. 이와 같이 면역을 일으키는 체계를 항원(면역원)이라고 하고, 임파구는 항원의 중요한 요소 중 하나이다.

효 과

자연학살세포의 증강, 면역력 강화, 편도선 계통의 이상, 갑상선 계통 이상, 성기능 강화

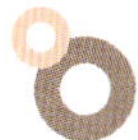

테크닉

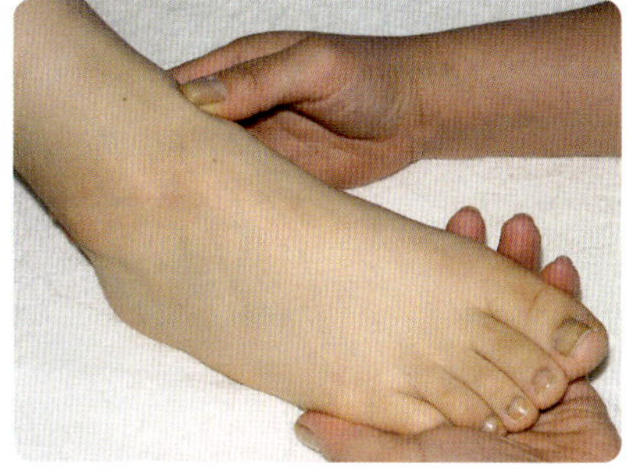
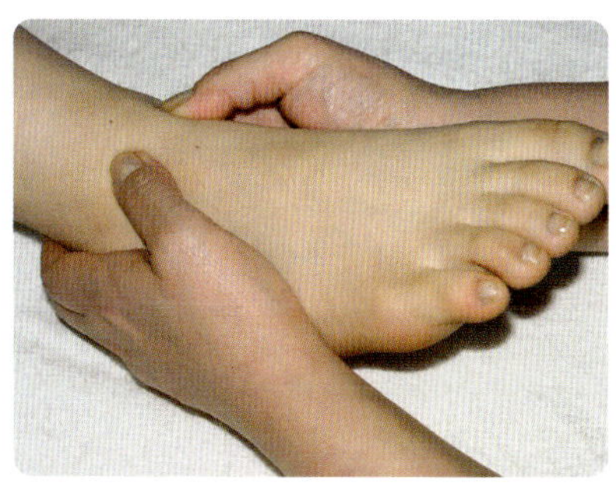

1

한쪽 손의 엄지만을 사용하여 반사구에 밀착시켜 회전시키거나 양손의 엄지를 동시에 상부임파와 하부임파, 양 반사구에 밀착시켜 회전기법을 사용한다.

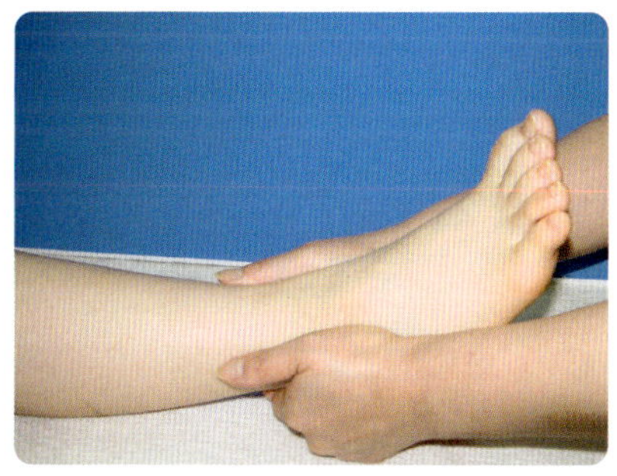
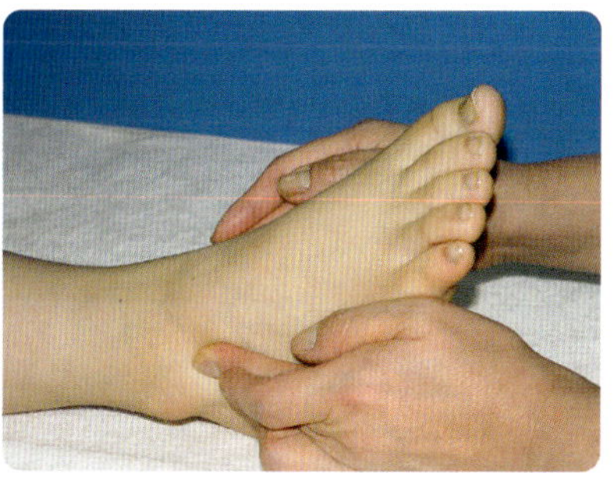

2

상부와 하부, 양 임파반사구를 양손을 이용하여 동시에 자극하는 방법을 활용한다. 모지근을 사용하거나 검지와 중지를 오버랩한 뒤 반사 부위에 접촉시켜 유안법(누르면서 회전시킴)으로 풀어준다.

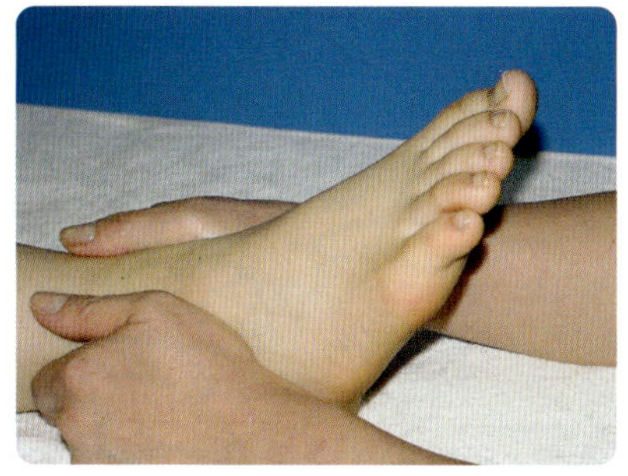
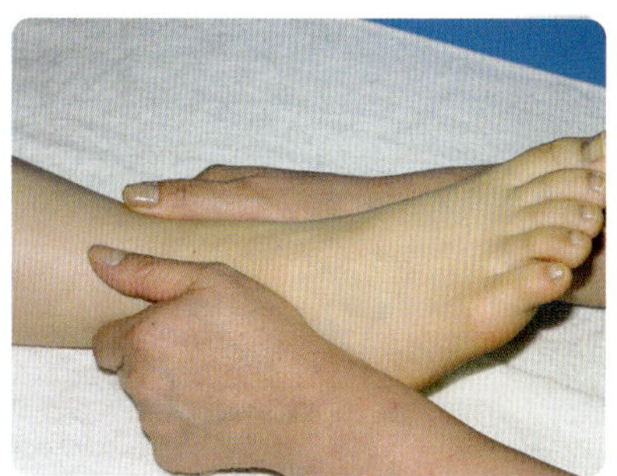

3

치료 손의 엄지 근육(모지근)을 반사점에 밀착하여 스크럽 또는 회전기법으로 마사지한다.

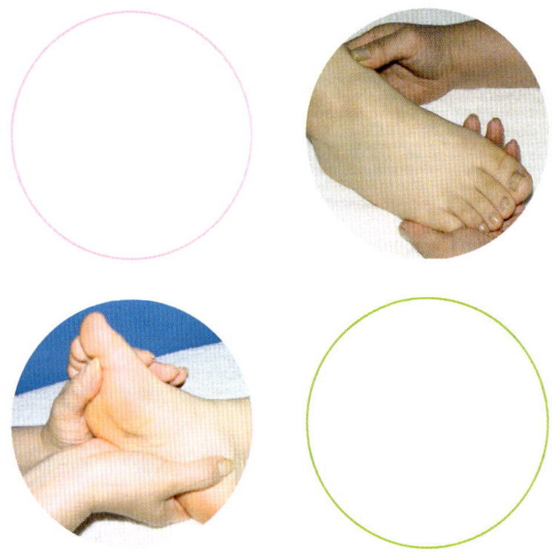

Index

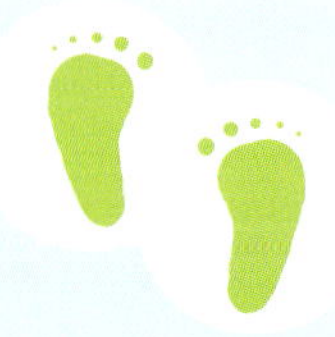

발반사학

2009년 9월 10일 인쇄
2009년 9월 15일 발행

저자 : 정현모
펴낸이 : 이정일

펴낸곳 : 도서출판 **일진사**
www.iljinsa.com

140-896 서울시 용산구 효창동 5-104
전화 : 704-1616 / 팩스 : 715-3536
등록 : 1979. 4. 2, 제3- 40호

값 15,000원

ISBN : 978-89-429-1120-2

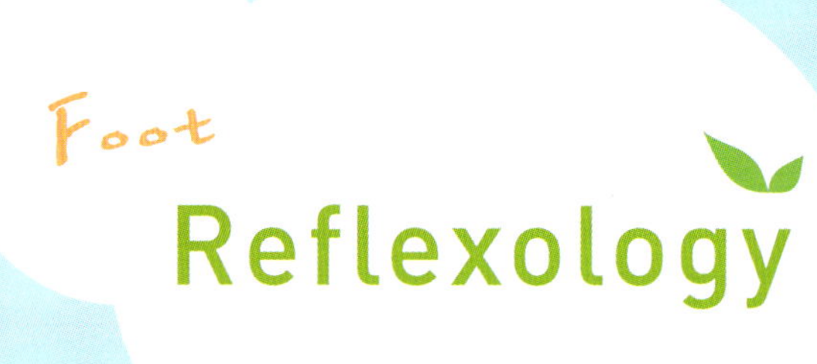
Foot
Reflexology